数 理 医 学

孔德兴 等 著

科学出版社
北 京

内 容 简 介

本书是数理医学这个新领域的导引性著作，不仅介绍了数理医学的基本概念、基本方法，还围绕临床实践中的一些重要问题介绍了数理医学的前沿研究。读者通过阅读本书，可以初步了解数理医学，并体会数理医学的重要研究价值。读者还可以根据不同的临床应用，使用本书提供的知识和范例来选择合适的研究方法解决实际临床问题。

本书可供数学、计算机、生物医学工程、医学影像等相关理工类专业本科生、研究生使用，也适合不具备很强数学、机器学习或医学图像分析背景，但是想要快速补充相关方面的知识，以便在医疗产品或平台中应用的工程师或技术人员。

图书在版编目（CIP）数据

数理医学/孔德兴等著. —北京：科学出版社，2020.9
ISBN 978-7-03-065939-2

Ⅰ.①数… Ⅱ.①孔… Ⅲ.①医用数学 Ⅳ.①R311

中国版本图书馆 CIP 数据核字（2020）第 161442 号

责任编辑：王丽平 李香叶／责任校对：严 娜
责任印制：赵 博／封面设计：无极书装

*科学出版社*出版
北京东黄城根北街 16 号
邮政编码：100717
http://www.sciencep.com

北京建宏印刷有限公司印刷
科学出版社发行 各地新华书店经销

*

2020 年 9 月第 一 版 开本：720×1000 B5
2024 年 9 月第四次印刷 印张：16 1/2
字数：320 000
定价：128.00 元
（如有印装质量问题，我社负责调换）

前　言

医学与现代数学相交叉是今后科学发展的一个重要研究方向，它具有十分重要的科学意义和广泛的应用价值。这一崭新的交叉学科不妨称为"数理医学"(Mathematical Medicine)。严格地讲，数理医学不仅是一门关于数学与医学的交叉学科，同时它还涉及计算机科学、物理学、信息论及数据科学等。其目的不仅是重构人体内部组织器官、病灶区等的几何形状，定位各种组织、血管等的相对位置，以及生成各种解剖信息的定量描述，而且可预测各种疾病的发生与演化，刻画疾病的发生机制，揭示医学学科的内在规律，从而帮助医生制定准确的医疗方案，实现为患者造福的终极目标，对实现人民健康具有重要意义。

人民健康是国计民生的大事，是经济、社会发展的基础。实现国民健康长寿，是国家富强、民族振兴、大众幸福的重要标志，是实现"中国梦"和"健康中国"的重要组成部分。党的十九大报告中提出，推进实施健康中国战略。习近平总书记指出要推进"互联网＋医疗"[1]等，要"把人民健康放在优先发展的战略地位"[2]。2018年4月国务院审议并原则通过了《关于促进"互联网＋医疗健康"发展的意见》[3]。在此之前，中共中央、国务院印发了《"健康中国2030"规划纲要》[4]。随着社会经济的发展和生活水平的提高，人民对健康的需求与日俱增，当今科学技术的巨大进步使得智能诊疗应运而生。智能诊疗的目标是使诊断治疗精准、高效、低损害、低成本，主要是通过高端精准医疗设备和手段，尽可能地减小临床实践的不确定性，实现智能诊断和治疗，同时尽量将损伤控制到最低程度。因此，根据国家重大战略需求，深入开展智能诊疗领域的基础研究以及关键技术研发，提升我国相关领域自主创新能力，构建和完善适合我国国情的智能诊疗体系，保证在涉及国计民生领域不受制于人，具有十分重大的意义。

智能诊疗是一种多学科交叉的高尖科技，需要医学、信息、大数据、统计学和数学等学科协同合作和推进。医学影像的高效精准分析是智能诊疗的核心，高效精准的医学影像分析有助于及时准确预测和识别疾病，科学规划治疗方案，适时实施手术导航和量化评估治疗效果。由于是特定成像设备对人体器官和组织的信息进行采集和反馈成像，医学影像高效精准分析需要处理反演、非刚性、小样本、多模

---

[1] 出现在2017年12月8日中共中央政治局就实施国家大数据战略进行第二次集体学习的讲话中。
[2] 出现在2016年8月19日至20日习近平总书记在全国卫生与健康大会的讲话中。
[3] 国办发〔2018〕26号文件。
[4] 2016年12月25日中央文件。

态、多序列等问题,因此数学在其中起着不可替代的基础性作用。对于当今国际关注的医学影像分析与疾病智能诊疗,已有的相关方法和技术面临着巨大挑战,人们需要新的思想、理论、方法和技术才能获得更加清晰的图像、更加丰富精准的信息和更加快速的处理能力,这也是数理医学所关注的一个重要内容。

宏观上来讲,数理医学一方面为精准诊疗提供了理论基础,另一方面,也为精准诊疗提供了方法论。事实上,精准诊疗包括两方面:精准诊断和精准治疗,它可以通过现代医疗设备以及生命科学等学科中的一些先进现代技术,大大减小临床实践的不确定性,从而实现对患者的精准诊断与治疗,在保证精准的同时尽可能将损伤控制到最低程度。精准诊疗的最终目标是以最小化的医源性损害、最低化的医疗资源耗费去获得最大化的病患的效益,这对造福患者、提高人类健康和医疗水平具有十分重要的意义。精准诊疗离不开医学影像 (形象地说,医学影像是精准诊疗的"眼睛"),而医学影像分析与处理是其关键。医学影像分析与处理贯穿于整个医疗过程:从疾病的筛查、发现、病理分析与诊断,到病灶组织的定位、形状、术前评估、手术方案设计以及疗效评估等阶段。准确的医学影像分析和处理有助于医生预测各种疾病的发生与演化,揭示疾病等的发生机制,帮助医生制定准确的医疗方案。医学影像分析与处理的核心是数学,先进的可计算数学模型和高性能的科学算法是判断医学影像分析与处理结果优劣的决定因素。因此,无论是在治病救人方面,还是在国家医疗政策体系建设等方面,均迫切需要精准而高效的医学影像分析和处理技术。归根结底,需要适合医学需求的新数学思想、新数学理论和方法,即数理医学的支撑。

本书重点介绍数理医学这一领域内的重大科学问题,探索和发展该领域内的核心技术。希望通过对数理医学的研究,能够提升我国该领域的研究水平、应用能力和核心竞争力,推进我国在高端医疗装备 (特别是医学影像设备等) 和手段方面拥有先进的自主知识产权,为解决"看病难、看病贵"的社会问题以及提高广大人民健康水平,做出我们力所能及的贡献。同时,在实际问题驱动下促进数学学科的原创发展与多学科交叉融合和协调创新。

本书是关于数理医学方面的第一本专著,笔者将在本书中重点介绍数理医学的基本概念、基本方法以及一些重要的临床实践,特别介绍了数理医学一些当前最新的进展,这部分内容可以让读者很快接触到本领域的研究前沿。在写这本书的时候,笔者把本书的起点尽可能放低一点,只要读者具有医学、数学和信息科学等学科的一些基础知识,就可以顺利阅读本书。

本书包含以下四篇:

数理医学引论包含 2 章:第 1 章介绍了数理医学研究的科学意义、价值和特点以及相关基本原理;第 2 章对数理医学建模的基础知识做了简要介绍。

智能辅助诊断篇包含 2 章:第 3 章介绍了甲状腺超声图像的分析方法以及基

于超声图像的甲状腺结节智能诊断系统；第 4 章介绍了基于医学图像的儿童发育诊断问题，并对国内外发展现状做了回顾和总结。

智能辅助手术篇包含 4 章：第 5 章介绍了肝脏智能辅助手术系统的基本概念和重要意义，并具体介绍了其在肝脏介入手术和外科手术中的应用；第 6 章介绍了智能辅助手术中的自动分割，并介绍了肝脏分割在辅助射频消融术中的临床应用案例，此外该章还进一步介绍了肝脏和周围器官的联合分割并介绍了其在辅助手术中的重要作用；第 7 章介绍了智能辅助手术系统中的肝脏血管的分割与拆分；第 8 章介绍了一个典型的智能辅助介入系统——智能辅助肝癌热消融手术系统，该章详细介绍了术前规划手术方案、术中实时导航和术后疗效评估的算法，并介绍了该系统的典型临床应用案例。

术后评估篇对肿瘤 MRI 图像中的 DWI 序列信号强度计算了不同的多 b 值模型参数，并介绍了一种新的计算模型——几何扩散参数 GDC 模型。通过对肿瘤治疗后的疗效进行定量评估以及计算对应的功能图，能够更加直观地展示肿瘤治疗前后的变化，帮助医生评估治疗效果。

本书是集体完成的成果，全书由孔德兴确定本书规划和具体内容，并撰写了第 1 章；第 2 章由彭佳林执笔；第 3 章由马金连执笔；第 4 章由楼琼执笔；第 5 章和第 6 章由胡佩君执笔；第 7 章由刘世鑫执笔；第 8 章由陈仁栋执笔；第 9 章由洪源执笔；最后由孔德兴统稿，彭佳林负责全书的校对，胡佩君、楼琼、马金连、董芳芳等参与了部分章节的校对。

本书的编写得到了专家、学者的大力支持，借此机会对他们一并表示感谢。感谢唐孝威院士、王元院士、郭柏灵院士长期以来的关心与指导；感谢徐宗本院士、张平文院士、江松院士、汤涛院士和陈志明院士等长期以来对我的鼓励与支持，他们对数理医学这一崭新的交叉学科提出过许多宝贵意见并寄予厚望。感谢国家自然科学基金委员会孟庆国研究员、董国轩研究员、雷天刚研究员、何成研究员、赵桂平研究员以及国家卫生健康委能力建设和继续教育中心杨爱平主任，在本书写作过程中，他们给予了极大的关心、支持与鼓励。感谢美国佛罗里达大学杰出教授 (distinguished professor) 陈韵梅博士，陈教授多次到浙江大学进行学术访问，每次都给我和我团队的成员带来他们的最新研究成果。感谢医学界的朋友们：中国人民解放军总医院 (301 医院) 梁萍教授，北京大学第三医院王金锐教授，上海长征医院刘士远教授，上海同济医院王培军教授，上海市第六人民医院胡兵教授、郑元义教授，上海瑞金医院詹伟伟教授、周建桥主任，南方医科大学珠江医院方驰华教授，中山大学附属第三医院郑荣琴教授，浙江大学医学院附属第一医院梁廷波教授、裘云庆教授、蒋天安教授、陈峰教授、彭志毅主任、梁黎教授、王春林主任、赵齐羽副主任、陈斌副主任，浙江大学医学院附属第二医院王伟林教授、叶娟教授、唐喆教授，浙江大学医学院附属邵逸夫医院潘宏铭教授，浙江省肿瘤医院陈明教授、徐栋主任以及美国杰弗逊医院刘吉斌教授等，他们是我的良师益友，与他们的学术讨论让我受益匪浅。感谢我的学生吴法、李旭、王艳、谭蔓、蔡祈文、黄崇文、黄梅香、舒敏、杨贝等，他们在本书的编写过程中提出了许多宝贵的意见，这些意见使得本书增色不少。感谢我的同事王守超、张宁子、李光清、翁伟等，他们给予我们极大的帮助。感谢浙江省数理医学学会、中国生物医学工程学会医学人工智能专业委员会、中国医学装备协会超声分会、中国工业与应用数学学会数学与医学交叉专业委员会的专家，与他们的交流，受益匪浅。此外，还要感谢关心我们的老师们、同事们、朋友们和同学们，感谢他们的大力支持与无私的帮助。本书获得国家自然科学基金重大研究计划集成项目 (91630311)、国家自然科学基金重点项目 (91859201)、浙江省自然科学基金重大项目 (LSD19H180005)、国家自然科学基金面上项目 (11771160)、福建省科技计划引导性项目 (2019H0016) 以及中央高校基本科研业务费专项资金的资助。

限于作者的水平，疏漏与不足之处在所难免，恳请各位专家、同仁、读者惠予批评指正。

孔德兴

2020 年冬于杭州玉泉

目 录

前言

第一部分　数理医学引论

第 1 章　数理医学简介 ·· 3
- 1.1 　数理医学及其研究意义 ·· 3
- 1.2 　相关原理 ·· 11
  - 1.2.1 　大数据及数据科学中的基本原理 ·· 11
  - 1.2.2 　数理医学中的基本原理 ·· 12
- 1.3 　数理医学研究的特点 ·· 12

第 2 章　数理医学建模基础 ·· 13
- 2.1 　数理医学建模导引 ·· 13
  - 2.1.1 　建模问题分类 ·· 14
  - 2.1.2 　建模基本流程 ·· 15
  - 2.1.3 　数据的特征表示 ·· 15
  - 2.1.4 　模型性能 ·· 19
  - 2.1.5 　模型计算 ·· 22
- 2.2 　人工神经网络与深度模型 ·· 23
  - 2.2.1 　多层神经网络 ·· 24
  - 2.2.2 　卷积神经网络 ·· 26
  - 2.2.3 　深度卷积网络 ·· 27
  - 2.2.4 　神经网络的优化与预测 ·· 28
- 2.3 　模型优化基础 ·· 28
  - 2.3.1 　一般优化问题 ·· 28
  - 2.3.2 　凸优化问题 ·· 29
  - 2.3.3 　拉格朗日对偶问题 ·· 30
  - 2.3.4 　优化问题中的特殊结构 ·· 31
  - 2.3.5 　无约束优化算法 ·· 32
  - 2.3.6 　约束凸优化算法 ·· 40

2.4 医学大数据 ·· 45
2.5 医学图像数据的处理、分析与解译 ··· 46
参考文献 ··· 47

第二部分 智能辅助诊断篇

第3章 基于超声图像的甲状腺结节智能诊断 ·· 55
3.1 研究背景与现状 ··· 55
   3.1.1 甲状腺结节超声影像临床诊断中的问题 ··································· 55
   3.1.2 超声影像的优势与分析难点 ··· 57
   3.1.3 超声甲状腺结节辅助诊断的研究现状与难点 ···························· 59
3.2 基于卷积神经网络的甲状腺结节自动分割 ······································ 60
   3.2.1 甲状腺超声图像数据采集 ·· 62
   3.2.2 卷积神经网络结构 ··· 63
   3.2.3 甲状腺结节分割的深度卷积神经网络架构 ······························ 64
   3.2.4 训练卷积神经网络模型 ··· 66
   3.2.5 性能评估 ··· 67
   3.2.6 模型分析与验证 ·· 67
3.3 基于卷积神经网络的甲状腺结节智能辅助诊断 ······························· 73
   3.3.1 甲状腺数据采集及其预处理 ··· 75
   3.3.2 融合的卷积神经网络架构 ·· 76
   3.3.3 训练融合的卷积网络模型 ·· 79
   3.3.4 性能评估 ··· 80
   3.3.5 甲状腺的恶性指标 ··· 80
   3.3.6 模型分析与验证 ·· 80
3.4 本章结论与应用新模式探索 ··· 88
参考文献 ··· 90

第4章 儿童发育诊断中的数理医学问题和方法 ·· 96
4.1 研究背景 ·· 96
   4.1.1 骨龄评定的意义 ·· 96
   4.1.2 骨龄片拍摄需求 ·· 98
   4.1.3 骨龄评定中的数理医学问题 ··· 99
4.2 骨龄评估 ·· 101
   4.2.1 骨龄评估方法 ··· 101

4.2.2　智能骨龄评估中的图像处理相关方法 ···················· 103
　4.3　总结与展望 ·· 111
参考文献 ·· 111

第三部分　智能辅助手术篇

第 5 章　智能辅助手术导论 ·· 117
　5.1　肝脏智能辅助手术系统 ·· 119
　5.2　肝脏数据采集 ·· 125
　　5.2.1　CT 图像特点 ·· 125
　　5.2.2　肝脏多期 CT 扫描 ······································ 126
　参考文献 ·· 127

第 6 章　肝脏 CT 图像自动分割 ·································· 129
　6.1　临床需求与挑战 ··· 129
　6.2　肝脏自动分割研究现状 ·· 130
　6.3　基于全卷积神经网络和局部先验信息的肝脏自动分割 ······ 131
　　6.3.1　基于三维全卷积神经网络的肝脏自动定位与分割 ···· 132
　　6.3.2　基于整体与局部先验信息的精细化分割模型 ·········· 134
　　6.3.3　模型求解 ·· 137
　　6.3.4　模型分析与验证 ··· 137
　　6.3.5　应用实例 ·· 141
　6.4　腹部多器官分割 ··· 143
　　6.4.1　基于深度卷积神经网络的器官定位及先验学习 ······· 144
　　6.4.2　基于 Potts 模型的多区域分割模型 ···················· 146
　　6.4.3　模型求解 ·· 147
　　6.4.4　模型分析与验证 ··· 148
　　6.4.5　应用实例 ·· 150
　6.5　总结与展望 ·· 152
　参考文献 ·· 153

第 7 章　肝脏血管的分割与拆分 ··································· 156
　7.1　医学背景与研究意义 ·· 156
　　7.1.1　肝脏血管系统介绍 ······································ 156
　　7.1.2　肝静脉和门静脉血管的分割与拆分及意义 ············ 157
　7.2　血管分析的数学基础 ·· 158

   7.2.1 血管骨架与血管枝图 ·························· 158
   7.2.2 随机抽样一致算法 ·························· 159
   7.2.3 Murray 定理与 Murray 系数 ···················· 161
  7.3 血管增强与分割算法 ····························· 162
   7.3.1 肝脏区域预处理 ···························· 163
   7.3.2 肝脏静脉预分割 ···························· 163
   7.3.3 肝脏静脉增强及分割 ························· 163
   7.3.4 肝脏静脉后处理 ···························· 164
  7.4 血管拆分算法 ································ 164
   7.4.1 预拆分以及血管交汇点提取 ····················· 164
   7.4.2 双直线 RANSAC 模型对血管局部建模 ··············· 166
   7.4.3 基于 Murray 定理的肝脏静脉血管拆分 ·············· 169
  7.5 实验结果 ·································· 173
  7.6 总结与展望 ································· 176
  参考文献 ····································· 177
第 8 章 智能辅助肝癌热消融术的理论、方法及应用 ················ 178
  8.1 肝癌消融治疗概述 ····························· 178
   8.1.1 肝癌的危害及其治疗方法 ······················ 178
   8.1.2 热消融治疗原理 ···························· 179
   8.1.3 热消融治疗的基本临床步骤 ····················· 179
   8.1.4 智能辅助肝癌热消融手术 ······················ 181
  8.2 热消融温度场建模与仿真：有限元方法 ················· 182
   8.2.1 Pennes 生物传热方程 ························ 182
   8.2.2 辐射能量场建模 ···························· 182
   8.2.3 数值求解 ································ 186
  8.3 热消融温度场建模与仿真：同质化微扰理论 ·············· 187
   8.3.1 热源能量分布模拟 ·························· 187
   8.3.2 均质组织中温度场模拟 ······················· 189
   8.3.3 大血管热沉降作用模型 ······················· 192
  8.4 术前规划手术方案 ····························· 201
   8.4.1 术前规划的意义及研究现状 ····················· 201
   8.4.2 基于一种带约束聚类方法的不规则大肿瘤消融方案术前规划方法 ··· 202
   8.4.3 临床应用实例 ····························· 209
  8.5 术中实时导航 ······························· 209
   8.5.1 单一影像引导方式的局限性 ····················· 210

8.5.2　术中定位技术 ································· 210
8.5.3　影像融合配准技术 ····························· 211
8.6　术后疗效评估 ······································· 213
8.6.1　模型预处理 ··································· 213
8.6.2　信号灯评价方法 ······························· 214
8.6.3　应用实例 ····································· 215
8.7　总结与展望 ··· 216
8.8　附录 ··· 218
参考文献 ·· 220

第四部分　术后评估篇

第 9 章　肿瘤影像的分割及疗效评估 ························ 227
9.1　医学 CT 影像中肝肿瘤的自动分割 ······················ 227
9.1.1　肝癌分割的背景 ······························· 227
9.1.2　CT 肝癌分割的难点 ···························· 228
9.1.3　CT 图像中全自动肝癌分割 ······················ 228
9.2　肿瘤疗效评估 ······································· 232
9.2.1　肿瘤疗效评估背景 ····························· 232
9.2.2　肿瘤疗效评估难点 ····························· 232
9.2.3　肿瘤空间异质性的影像学定量方法进展 ··········· 233
9.2.4　多 b 值 DWI 序列模型 ························· 237
9.2.5　本章提出的新参数 ····························· 239
9.2.6　GDC 模型有效性实验验证 ······················ 240
9.2.7　基于 GDC 的功能参数图 ························ 245
9.3　总结与展望 ··· 245
参考文献 ·· 246

后记 ·· 250

第一部分
数理医学引论

第1章 数理医学简介

本章内容
1. 数理医学及其研究意义
2. 相关原理
3. 数理医学研究的特点

1.1 数理医学及其研究意义

随着大数据、人工智能等现代技术的发展以及高端医疗设备在临床实践中的广泛应用,医学已经进入"数学时代":一方面,数学学科的自身发展,为医学研究与临床应用提供了新的技术、新的方法和新的思想;另一方面,医学研究和临床实践也为数学学科提出了一系列新的研究课题,给数学学科增加了一个新的研究方向。因此,医学与数学相交叉是今后科学发展的一个重要研究方向,它具有十分重要的科学意义和广泛的应用价值。这一崭新的交叉学科不妨称为"数理医学"(mathematical medicine)。严格地讲,数理医学不仅是一门关于数学与医学相交叉的交叉学科,同时它还涉及计算机科学、物理学、信息论及数据科学等。其目的不仅包括重构人体内部组织器官、病灶区等的几何形状,定位各种组织、血管等的相对位置,以及生成各种解剖信息的定量描述,而且包括预测各种疾病的发生与演化,刻画疾病的发生机制,揭示医学学科的内在规律,从而帮助医生制定准确的医疗方案,实现为患者造福的终极目标。

事实上,随着社会经济的发展和生活水平的提高,人民对健康的需求与日俱增,当今科学技术的巨大进步使得智能诊疗应运而生。智能诊疗的目标是使诊断与治疗精准、高效、低损害、低成本,主要是通过高端精准医疗设备和手段,尽可能地减小临床实践的不确定性,实现智能诊断和治疗,同时尽量将损伤控制到最低程度。因此,根据国家重大战略需求,深入开展智能诊疗领域的基础研究以及关键技术研发,提升我国相关领域自主创新能力,构建和完善适合我国国情的智能诊疗体系,保证在涉及国计民生领域不受制于人,具有十分重大的意义。

以医学影像精准分析与典型疾病智能诊疗为例,从下面几个方面来阐述研究数理医学的必要性、重要性和迫切性。

1. 大力发展智能诊疗符合国家重大战略需求，贴合人民健康迫切需要

智能诊疗是提升人民健康水平的重要措施与手段，它与每个人都密切相关，高端精准医疗装备在智能诊疗中起着举足轻重的作用。然而，"看病难、看病贵"是目前我国医疗体制的一个难题，是很多内在矛盾冲突的一个外在表现。因此，习近平总书记在 2016 年"科技三会"上指出："我国很多重要专利药物市场绝大多数被国外公司占据，高端医疗装备主要依赖进口，成为看病贵的主要原因之一，而创新药物研发集中体现了生命科学和生物技术领域前沿新成就和新突破，先进医疗设备研发体现了多学科交叉融合与系统集成。"针对我国高端医疗装备主要依赖进口这一现象，中共中央、国务院印发的《"健康中国 2030"规划纲要》中指出："加快医疗器械转型升级，提高具有自主知识产权的医学诊疗设备、医用材料的国际竞争力。"这标志着高端医疗装备的自主知识产权和国产化已经上升为国家重大战略。

随着我国社会经济的快速发展，大众生活水平的不断提高，人民对生活质量和健康标准有了更高层次的需求。新时代和人民大众呼唤智能诊疗，智能诊疗也是社会发展的必然。针对新时期这一重大需求，国家有关部门也及时制定了一系列政策，譬如 2016 年国家卫生和计划生育委员会印发了《医学影像诊断中心基本标准(试行)》和《医学影像诊断中心管理规范(试行)》，旨在进一步完善医疗服务体系，推动医疗资源共享，促进分级诊疗，并缓解"看病难、看病贵"的矛盾。当下，我国迫切需要实现高端医疗装备(特别是高性能医学影像设备)和手段的国产化，推进与普及智能诊疗，通过对医学影像的精准分析和疾病的智能诊疗，实现诊疗的精准、高效、低损害、低成本，这些在大力提升我国现代医疗水平、解决"看病难、看病贵"问题、提高人民健康水平等方面都具有十分重大的意义。而医学影像高效精准分析和疾病智能诊疗的发展，涉及重大基础理论和技术的创新，对提升我国相关科技领域和产业的创新能力具有积极的推动作用，能够提升我国在相关领域的核心竞争力和自主创新力。

2. 智能诊疗是多学科交叉的国际研究前沿和尖端科技，影像精准分析是智能诊疗的关键

疾病智能诊疗涉及临床诊疗信息(特别是医学影像)的精准识别和分析、基于医学的数据分析和处理、高效快速的处理能力和水平，是一个多学科交叉的高尖科技，需要医学、信息学、大数据、统计学和数学等学科协同合作和推进。发达国家在多学科交叉方面具有很好的传统，对推动知识创新和技术领先起到了不可估量的作用，在医疗领域也不例外。相比而言，虽然我国在上述各个单一学科领域都具有较好的研究团队，但在多学科交叉、融合和协作方面尚显不足，这对我国开展智能诊疗研究非常不利，产生了技术瓶颈，严重制约了我国高端医疗装备的研发。目前，通过国家重大战略需求牵引，在智能诊疗领域开展多学科交叉合作和协同创新非常必要，也非常迫切，是正当其时。

现代智能诊疗需求给传统的科学研究方法、决策分析逻辑体系以及数学理论、方法和算法带来了冲击，发展新的科学研究方法、构建新的决策分析逻辑体系、创立新的数学技术以应对日新月异、层出不穷的影像技术和智能诊疗问题已成为国际科学技术研究的新前沿和新热点。近年来，*Nature*、*Science*、*Cell*、*Lancet* 等顶级期刊都曾以封面文章形式讨论病灶识别问题与识别算法，引起国际学术界对病灶识别技术的高度关注。国际医学图像计算与计算机辅助介入切合每年都举办与临床应用相关的国际医学图像计算与计算机辅助介入会议 (MICCAI)，IEEE 旗下学术期刊 (如 *IEEE Transactions on Medical Imaging*) 和 Elsevier 旗下学术期刊 (如 *Medical Image Analysis*) 每年都发表大量医学影像分析技术方面的文章，并举办相关的国际学术会议；美国工业与应用数学学会 SIAM 旗下的期刊 *SIAM Journal on Imaging Sciences* 专注于影像技术中的数学模型和算法，对相关的模型、理论和算法研究起到了很大的推动作用；美国、英国、德国、法国、加拿大、日本等发达国家纷纷成立了医学影像技术中心，召集医学、信息和数学等领域专家合作攻关。

国家自然科学基金"十三五"发展规划在跨科学部优先发展领域中特别提到："为支持典型工业及公共安全检测和重大疾病诊断与治疗的需求，聚焦研究工业、医学成像与图像处理的新原理、新方法、新手段和关键技术，实现信息获取、处理、重建、传输等，将为促进工业技术发展、探索生命机理、疾病诊断与治疗和健康器械创新发挥重要作用。核心科学问题：磁共振成像 (magnetic resonance imaging, MRI)、计算机断层成像 (computed tomography, CT) 及正电子发射断层成像 (positron emission tomography, PET) 成像的新方法，多模态光学成像，工业及公共安全、医学图像判读的基础算法；支持精准诊断和治疗的成像、图像处理与重建、建模与优化的新技术新方法，包括图像分析与处理的大数据技术等。"中国科学院、北京大学、清华大学、浙江大学、南京大学、上海交通大学等科研院所也先后成立了相关研究中心。事实表明，支持影像精准分析和疾病智能诊疗研究中出现的科学与技术问题，特别是其中起核心作用的数学技术，对于整个科学体系的发展具有基础的重要性、巨大的挑战性和科学价值。

智能诊疗离不开医学影像，影像技术是众多疾病的检查和辅助治疗手段，影像的精准分析在智能诊疗中具有基础性关键地位。从疾病的筛查、发现、病理分析与诊断，到病灶组织的精准定位和形态与功能刻画、治疗方案规划、术前评估、术中导航以及疗效评估等各阶段医疗过程都离不开医学影像的判读、分析与处理。高效精准的医学影像分析可以及时预测疾病，准确识别和定位病灶，科学规划治疗方案，适时实施手术导航和量化评估治疗效果。

然而，由于医学影像成像设备的局限性，人体组织结构和病灶组织的复杂性以及个体的差异性，加上器官组织的蠕动和变异等因素，目前医学影像至少还存在如下几个主要问题：① 采集的影像数据的利用不足，如目前的 B 超、CT 和 MRI 等只利用了部分的采集数据成像；② 部分成像方式有待改进，如 CT 具有辐射副作用、MRI 扫描时间过长、PET-CT 价格昂贵等；③ 缺乏多模态/序列的影像信息配准、融合和理解技术，如超声图像在有气体或骨骼的区域不清楚，需要 CT 弥补；④ 很多医学影像如 B 超、CT、PET 等分辨率和对比度偏低、存在伪影和形变，造成目标模糊、缺失和失真，满足不了临床诊疗的要求；⑤ 不同的医生对影像的判读、理解等主观差异性大。这些问题都严重制约了影像的精准分析。因此，研制先进医学影像设备是医学界、产业界亟待解决的重大需求，其中高效、精准、稳定的影像分析技术则是该重大战略需求的关键与核心。总之，无论是在治病救人方面，还是在国家医疗政策体系建设等方面，均迫切需要精准而高效的医学影像分析技术。这些技术是智能诊疗与先进医学影像设备的基础，能够直接影响智能诊断的实施和效果。

3. 现代信息技术、医学和数学等学科的飞速发展和交叉融合，正使智能诊疗成为现实

现代信息技术、医学和数学等学科发展迅猛，并且各个学科相互渗透、深度交叉与融合，使得疾病智能诊疗正成为现实。信息技术和医学的发展为智能诊疗提供了坚实基础：经过最近二十年信息技术和医学的飞速发展，特别是人工智能、信息储存、处理和传输、疾病机制、临床诊治和影像组学等方面的发展与研究积累，使得智能诊疗时机已发展成熟。众所周知，人工智能在图像处理、无人驾驶领域已取得突破，而智能诊疗最有可能成为第三个突破的领域。首先，虽然医学影像分析和自然图像分析有本质的区别，但自然图像分析的技术积累和研究探索，为高效精准医学影像分析打下了坚实的基础；其次，医学影像数据和影像组学技术的积累，已使得影像分析和临床诊断密不可分；最后，互联网技术的快速发展和普及，使基于医学影像的远程诊疗走向现实，一方面，移动互联网的发展、智能硬件终端的普及和互联网基础设备的改善为远程医疗的医疗端和患者端的对接奠定了基础；另一方面，远程诊疗是"互联网＋"中医疗互联网化的先锋，可以有效地解决基层医院高端影像设备和影像医师缺乏的困境，促进分级诊疗。

大数据科学为精准诊疗提供了强有力的支撑：种类繁多的现代化医疗装备的不断推出和信息储存技术的跨越式进步，使得临床诊疗积累了海量数据，这些数据包含了大量有价值的临床诊疗信息。虽然目前还很欠缺，但毋庸置疑医学是大数据技术可以被深入应用的领域：利用患者体征、影像、疗效和医疗文献等大数据库分析，可以有效地获得疾病的统计信息和建立疾病预警机制。

数学的发展以及与信息技术和医学的交叉融合为影像高效精准分析和疾病智能诊疗提供了核心技术与算法：一方面，近些年数学在微分拓扑、微分几何、非线性偏微分方程、几何分析、非线性优化、高维统计、智能优化、概率论、测度论、不适定反问题和快速算法等理论方面取得了重要进展，而这些进展为智能诊疗储备了核心思想和技术。另一方面，数学与信息、医学的交叉融合已取得可喜成效，如影像稀疏表示、数据反演、图像分析等。智能诊疗迫切需要新的数学技术，新的数学技术也必然会给智能诊疗带来革命性的进步；同时，图像高效精准分析和智能诊疗中大量的核心科学问题也为数学特别是应用数学提供驱动动力，促进数学学科的原创发展。所以，数学理论和算法的飞速发展与研究水平的提高使得影像精准分析、智能诊疗以及新一代高性能医学影像设备研发正在成为现实；数学与医学、信息技术等深度交叉和融合使得作为基础学科的数学直接参与解决国家重大需求问题，更好地推进国家关于分级诊疗、影像中心以及医疗设备国产化等政策的落实。

医学影像精准分析与典型疾病智能诊疗的关键技术是数学、信息和医学等学科的深度交叉融合。在医学影像精准分析和疾病智能诊疗的需求下，凝练出一批重大科学问题，促进数学、医学和信息领域的专家深度合作和深入研究，在智能诊疗的知识理论创新和技术革命上取得突破，为自主发展我国医疗事业作出贡献，同时在问题驱动下为数学学科注入新的动力，促进数学学科发展。这也是数理医学所要研究的主要内容之一。

4. 数学技术在解决影像精准分析和疾病智能诊疗问题方面作用日益凸显

医学成像、影像分析和智能诊疗是多学科交叉，涉及医学、计算机科学、统计学、信号处理和通信、数据科学和数学等，数学技术在其中发挥着核心和不可替代的作用。通常的图像问题，一般不强调图像来源控制，以处理在欧氏空间框架下刚体为基础，可以纳入海量同质数据的深度学习框架。但由于医学影像有源可控，需要面对非刚性、大形变、小样本、跨模态、多序列等，通用的处理模型和算法已不再适用，现有的深度学习模型都是基于同质大样本数据，其学习得出的特征在临床上不能表示和有效解释。在影像精准分析和智能诊疗中，涉及快速高效成像算法、稀疏建模理论、图像精准分析、病灶精准识别等，关键是要在非刚性、大形变、小样本、跨模型/序列和成像质量低的情形下处理图像分割、配准、融合、识别、跟踪和反演等问题，这些问题的解决需要微分同态、高维数据统计约束下的变分、高度不适定的反问题、小样本学习理论等，而高效、稳定、快速的算法是智能诊疗及高端医疗装备研发中的共性基础技术。

医学影像精准分析和智能诊断需要在微分拓扑、微分流形、高维数据统计约束、无穷维空间的框架下，分别研究高度不适定的非线性反问题，非线性几何偏微分方程，非凸非线性优化问题、稀疏表示等，建立高效快速算法，发展模型驱动的小样本深度学习理论和可解释理论。因此，数学在这一过程中必然也会发挥不可替代的作用。

从 CT 的 Radon 变换、MRI 重建中的快速傅里叶变换算法、现在高端核磁扫描设备中的分数阶偏微分方程,到图像分析与处理中的几何分析方法和变分法,都表明数学技术在医学成像和影像分析中的重要作用。事实上,许多医学成像问题以及绝大多数影像分析问题都可以归结为数学上的可计算建模问题和高性能算法设计问题。虽然目前影像技术已取得了长足的进步,但还有许多挑战性问题亟待解决,可以预期未来数学技术在医学成像与影像分析领域必将作出更大贡献。

5. 数理医学的定位及研究的必要性和迫切性

数理医学不仅是一门关于数学与医学相交叉的新型交叉学科,同时它还涉及计算机科学、物理学、信息论及数据科学等领域。其定位于聚焦研究现代医学与数学交叉学科中的核心科学问题和关键技术。以医学影像精准分析与典型疾病智能诊疗这一重要核心领域为例,将着重研究 (至少) 以下几个方面的关键科学问题:① 强不适定性反问题数学理论,该理论为医学图像生成与控制技术提供理论依据;② 高维数据统计约束下的泛函极小化问题,这些问题的解决为医学图像精准分析与处理提供新方法与新手段;③ 深度学习的数学基础与小样本学习理论,这些理论可为典型疾病智能诊疗技术提供科学依据与方法论。数理医学的目的之一是建立医学影像高效且精准的分析与处理理论以及智能诊疗的数学技术和高效算法,推进数学、医学和信息等多学科交叉与融合,突破制约实施智能诊疗的技术瓶颈,形成我国在影像精准分析和智能诊疗领域的自主创新体系和一批自主知识产权,促进我国在该领域赶超世界先进,抢占技术制高点。

目前我国的高端医疗装备主要依赖进口,这是看病贵的主要原因之一。由于缺乏核心技术,我国医疗器械行业的现状是"大行业、小公司"。一方面,医疗器械产业拥有政策上持续的红利和市场扩容带来的巨大发展潜力;另一方面,由于没有多学科交叉协作和集成,缺乏科技核心竞争力,没有自主知识产权,我国目前尚未有一家在高端影像和诊疗设备方面占据绝对主导地位的公司,销售型、服务型企业是主体。特别是,医学影像诊断和临床类产品基本是以"GPS""智慧病房"等为主,在 CT、MRI、数字减影血管造影 (digital subtraction angiography, DSA) 等技术壁垒高的行业仅有极个别国产企业占据极少部分市场,绝大多数市场被国外企业垄断。

发达国家在医学成像与影像分析的战略部署无一不是力争保持高新技术领先、维护国家安全、推动社会经济发展。支持智能诊疗的医学成像技术与影像分析技术也正在成为我国经济发展创新驱动的新引擎,产业转型升级的助推器。我国近年加大了对国产设备研发的投入和政策方面的支持,国务院颁布的《中国制造 2025》中特别强调:"提高医疗器械的创新能力和产业化水平,重点发展影像设备、医用机器人等高性能诊疗设备。"2017年科技部实施的国家重点研发计划"数字诊疗装备研发"中特别强调:"在重大装备研发方面,加强新型磁共振成像系统,低剂量X射线成像系统,新一代超声成像动态实时系统,手术机器人等部署。"国内一些企业在国产化设备的研制方面取得了长足进步,我国影像设备的制造技术和服务体系正在形成。当今,人工智能在医疗健康方面的落地需求非常迫切。但是我国医学影像与智能诊疗领域的进一步发展,面临着缺乏影像精准分析和智能诊疗的关键数学技术的瓶颈,支持精准诊疗的医学成像与影像分析的基础理论和核心算法的突破,可以有效地推动相关产业健康发展和高效创新。

从技术准备、影像及医疗数据资源和研究队伍来看,目前发展医学影像精准分析与疾病智能诊疗的数学技术时机成熟。当今由多学科交叉融合推进的智能诊疗正在逐渐深刻地影响着医学和人民的生活,其中有很多挑战,也带来了难得的发展机遇。在科学技术层面,数学、医学、信息科技、统计学和数据科学等的飞速发展,为医学影像高效精准分析和智能诊疗提供的坚实的技术储备和科学探索经验,特别是数学理论、方法和算法成功地应用到人工智能、信息技术和深度学习等领域,在科技方面取得了一系列的突破,充分证明了数学对高新技术和工程的巨大促进和推动作用,为医学影像高效精准分析和智能诊疗提供了思想、认识论和方法论的准备。自改革开放以来,我国的医疗和科研机构的硬件条件得到了很大程度的改善,特别是中心城市的综合医院,大都拥有国际尖端的医疗设备,加上庞大的患者基数,产生了丰富的医学影像和医疗数据资料,为全面开展智能诊疗的研究提供了条件保障。在队伍组织层面,随着我国改革开放以来大力发展科技,在数学、医学、信息科技等领域已拥有一批高水平的具有国际视野的学术团队,这些团队也在积极地推进数学、医学和信息科技的交叉合作,并取得了可喜的成果。医学影像精准分析与典型疾病智能诊疗的数学技术研究和应用呈现出"基础科学、高新技术与产业渴求交叉合作和共同发展"大好局面。此外,产业应用呼唤医学成像与影像分析的数学技术问题研究同时也凸显了核心技术缺位,逐步暴露出我国在医学成像与影像分析行业数学技术基础的薄弱,形成了产业对相应的关键数学技术需求的倒逼态势。所有这些都为医学影像精准分析与典型疾病智能诊疗的数学技术研究取得突破带来了机遇。目前在医学影像高效精准分析和智能诊疗的数学技术的研究方面,我国已经有了技术、条件和队伍方面的准备。

智能诊疗先进医疗设备研发是多学科交叉融合与系统集成的结果,它体现了一个国家的科技综合实力,是国家核心竞争力重要指标之一。由于我国在多学科交叉方面的研究还有差距,这严重制约着我国科研队伍和相关行业的创新能力和发展潜力,一些核心技术受制于人。医学影像精准分析与典型疾病智能诊疗的数学技术需要多学科协同合作研究,它涉及数学、信息、医学、统计学和大数据等多个学科。其实,在政策层面我国政府已非常重视,科学技术部、国家卫生健康委员会、国家自然科学基金委员会均做出重要政策安排和任务部署，适时实施的国家层面的重大研究计划有利于众多学科的协同创新研究、聚焦重大科学问题、集中力量攻关及数据资源交流和共享。特别地，国家自然科学基金"十三五"发展规划将"工业、医学成像与图像处理的基础理论与新方法、新技术"列为跨科学部优先发展的领域，特别指出要研究 MRI、CT 及 PET 成像的新方法、多模态光学成像、医学图像判读的基础算法以及支持精准诊断和治疗的成像、图像处理与重建、建模与优化的新原理、新方法、新手段和关键技术等。

6. 研究数理医学的科学意义和社会经济价值

提出并研究数理医学是时代的必然要求，具有重要的科学价值和巨大的社会经济价值。无论是医学 (特别是精准诊疗) 的实际需求，还是数学学科的发展趋势，都呼唤着对数理医学的研究。提出并研究数理医学正当时。

医学影像精准分析与典型疾病智能诊疗的数学技术研究是关键切入点，符合国家重大战略需求和目前国情，契合学科前沿发展趋势。它具有重要的科学意义：研究医学影像精准分析与典型疾病智能诊疗的数学技术，包括基础理论与核心算法，特别是新思想、新理论和新算法，力争在支持精准诊疗的医学成像与影像分析的数学理论、数学方法、基础算法、高效算法和临床应用等方面取得突破，抢占在医学影像精准分析与典型疾病智能诊疗的数学技术方面的国际领先地位，为智能诊疗行业及我国医学影像设备的研制提供科学基础和共性技术支撑，使我国在智能诊疗领域拥有核心知识产权。同时，通过医学成像与影像精准分析这一重大问题的驱动，将推动数学学科与医学、信息科技、大数据科学等的深度交叉与融合，为中国在影像精准分析与疾病智能诊疗领域培养一批高端的复合型人才，推动中国影像精准分析与疾病智能诊疗的研究及应用的快速发展，在该领域打造"中国学派"。

研究数理医学具有巨大的社会经济价值：长期以来，医疗技术和设备领先的国家和机构对我国实施技术封锁，由于缺乏核心技术，中国的高端高性能的医疗设备绝大多数都是依靠进口，智能诊疗的发展受外部影响非常严重。推进影像精准分析和智能诊疗数学技术的研究，可以提升我国在该领域的核心竞争力，拥有自主知识产权，培育和形成智能诊疗和高端设备研发完整的产学研体系，改变受制于人的现状。与日俱增的临床需求，在我国造就了一个庞大的高利润医疗设备和器械市场，而技术垄断又使得国外相关企业既强占了几乎所有的市场份额又控制了价格话语权，造成看病治病的成本急剧增加。研究数理医学中的关键科学问题和核心技术，可以全面大力推进人工智能在临床医疗方面的落地，发展我国的自主产业链，打破价格被国外垄断的僵局，不仅具有巨大的经济价值，而且可以造福于民；同时，可以大力促进分级诊疗、远程诊疗和优质医疗资源、数据共享，为破解"看病难、看病贵"的难题提供技术支撑。

数理医学对数学学科本身具有重要的推动作用，以医学影像精准分析与典型疾病智能诊疗中亟待解决的核心科学问题为例，这些问题既是当前数学中的前沿问题，也是技术中的难点问题。对这些基础理论问题与方法深入研究和核心算法设计实现，不仅能为支持精准诊疗的医学成像与影像分析的基础理论研究取得原始创新成果和发展提供重要的推动作用，还能为微分几何、非线性偏微分方程、高维统计、强不适定反问题、概率论、非凸优化和快速高效算法等方向提出新的科学问题，促进数学学科的发展；另一方面由此产生的数学的新原理、新方法、新技术，由于科学性、基础性和前瞻性，可以进一步推动影像精准分析和智能医疗的深化与发展。同时，将聚集一批致力于研究影像精准分析和智能诊疗的数学理论、数学方法、高效算法、技术开发和应用的专门人才，培养一批从事影像精准分析和智能诊疗的数学技术研究和应用的青年人才。通过多学科合作，推动数学与医学、信息科学、生物医学工程等学科的交叉与发展，产生新思想、新理论、新方法和新技术，形成新的学科生长点，打造该科技领域的中国团队。

综上所述，提出并研究数理医学在下述几个方面都具有非常重要的意义：① 推动医学学科的定量化、精准化发展，增加数学学科新的研究亮点，促进科学与技术的发展；② 提升我国的医疗水平、造福于广大人民群众；③ 提升我国高端医疗设备领域的核心竞争力，培育具有自主知识产权的产业链；④ 建设多学科交叉科研队伍等。

1.2 相关原理

1.2.1 大数据及数据科学中的基本原理

大数据及数据科学方兴未艾，主要研究新的数据统计、计算和分析范式，以应对持续产生的海量高维或非结构化数据带来的挑战。除了大样本和高维度数据带来的数据计算和算法稳定性方面的挑战，大数据带来的另一个挑战是数据的多样性 (如数据采集自不同来源、不同时间点和不同技术) 带来的数据异质性。这里我们将要归纳大数据的基本原理如下：

1) **协变性原理** "客观对象"不随不同模态下的数据表示而改变其本质。

2) **相对性原理** 大数据"大"是一个相对概念，数据的价值可以由量变产生质变，这也是大数据价值的体现。

3) **关联性原理** 大数据通常是多节点、多中心存储的，不同节点存储的数据具有关联性，汇聚数据并分析这些数据将产生巨大价值。

4) **重整化原理** 数据已经被公认为是一种资源，但是数据资源又不同于传统的土地、石油资源,数据资源具有可重新整理 (譬如:可复制、可标注、可加工等) 使得数据多次利用的巨大价值。

大数据及数据科学已成为国家战略,目前世界强国纷纷布局大数据科学,投入巨大人力、物力和财力。毫不夸张地讲,数据是一种新型的资源,而处理数据的算法是一种新型的资产;拥有大数据是时代特征,解读大数据是时代任务,应用大数据是时代机遇!

1.2.2 数理医学中的基本原理

作为一门新兴的交叉学科,数理医学具有自己的特点。其基本原理可大致归纳如下:

1) **确定性原理** 医学事件具有确定性,譬如肿瘤的良恶性等。
2) **可量化原理** 医学事件是可以量化的,譬如肿瘤治疗疗效的定量化评价等。
3) **可预测原理** 医学事件的发展在适当条件下是可以预测的、可以模拟的,譬如肿瘤生长预测等问题。
4) **能量最低原理** 医学事件的发展满足某种"能量"最低原理,这里的能量是指由客观对象诱导出的一个非负函数。能量最低原理是自然界中一个具有普适性的原理。

1.3 数理医学研究的特点

数理医学研究的特点可归纳如下:

1) **多学科深度交叉性** 数理医学涉及医学、数学、计算机科学、物理学、信息论、数据科学与人工智能等学科。其研究的对象和问题、解决问题的方法和工具以及结论的意义都具有鲜明的多学科深度交叉性特点。

2) **理论与实际密切相结合** 数理医学研究的目的之一是解决临床医学提出的重大科学问题和实际需求问题。为了实现这一目的,需要新的数学思想、理论与方法以及高效的科学算法,通过数学建模、数值模拟、软件开发及临床试验和应用,制定合理的医疗方案/研制高端的医疗设备,从而达到造福患者的终极目的。因此,理论与实际密切相结合是数理医学学科的特点之一,同时也是本书的特色之一。

3) **传统学科(如统计学等)与大数据等新兴学科的高度统一性** 由于我国患病人数多,医疗数据庞大,研究医学大数据分析技术、使用大数据挖掘与分析算法是不可避免的。但是,我国不少医疗数据是碎片化、孤岛式存储的,由于这些数据还属于传统的统计学范畴,因此统计学将发挥重要作用。上述现状决定了数理医学目前具有传统的统计学与现代大数据等新兴学科的高度统一性的特点。

第 2 章 数理医学建模基础

本章内容
1. 数理医学建模导引
2. 人工神经网络与深度模型
3. 模型优化基础
4. 医学大数据
5. 医学图像数据的处理、分析与解译

数理医学根植于多样、复杂、海量并高速增长的生物医学数据，属于数据科学和人工智能的范畴。其主要任务是通过对生物医学数据的建模和分析，辅助医生探究病因和完成诊治，提高医学诊疗及其所有相关环节的精准化和智能化水平。人工智能的一个重要研究目标是如何使机器能够胜任一些通常需要人类智能才能完成的复杂任务。不同于历史上基于规则的符号主义人工智能，当前人工智能的主流范式是基于数据的学习，即给定数据以及可能的预期输出，"学习"得到可应用于新数据的"规则"，并自动生成有意义的"答案"。面对丰富多样的医学数据，如何设计算法使得机器能有意义地变换数据并自动生成有意义的"答案"，是一个非常值得探讨和深入研究的方向。特别地，医学领域的"答案"具有高度的专业和复杂性，往往是丰富的领域知识和人类个体智能的高度结合的结果，且一般受数据本身特性的限制和约束。

与数理医学高度相关的研究领域包括人工智能、机器学习、模式识别、数据挖掘、计算机视觉、图像处理、自然语言处理、知识图谱等。数学中的多个学科或方向，如分析学、代数学、概率论与数理统计、数值计算与优化、偏微分方程与变分法、微分几何、测度论等都是数理医学的重要理论基础。事实上，越来越多的数学原理被发现在各种数据科学中有巨大的价值，这也反过来促进了应用数学甚至基础数学的发展。不过，需要指出的是，随着深度学习的蓬勃发展，虽然人们在人工智能的道路上取得了可喜的成绩，但当前人工智能仍以应用为导向，缺少强有力的数学理论支持，广泛而深入地研究相关数学理论和技术任重而道远。

2.1 数理医学建模导引

从概念上讲，我们的建模任务是，**从给定的若干数据 x 出发**，建立一个可计

算的数学模型 f，使得它能够有效地从输入数据中预测我们感兴趣的结果（目标值）$\mathcal{Y}$。其中，已给定的数据一般由来自某个潜在概率分布的样本组成。数学模型 f 可取的域一般称为假设空间 $\mathcal{H}$。根据所研究的问题不同，我们感兴趣的结果或目标值有不同的形式。例如，如果结果 $\mathcal{Y}$ 是若干类别之一，即目标值是有限的离散值（又称为标签值），则该类问题一般称为**分类问题**；如果目标值 $\mathcal{Y}$ 是连续值，则该问题一般称为**回归问题**。事实上，我们感兴趣的目标值可能不限于单维度输出，也不限于单纯的离散值输出或单纯的连续值输出。如果我们的目标值是多维度的，这时的数学模型是**多任务模型**，即同时得到多种预测。具体的例子包括，如果目标值是多维的离散值，这样的问题一般称为**多标签分类问题**，这区别于目标值为单维度但含有多于两个离散值的情形，即**多类分类问题**；如果我们同时预测若干离散的目标值和连续目标值，这时模型则同时完成分类任务和回归任务。进一步，当预测的结果包含一定的结构信息时，如输入是一张图像而输出是给图像的每个像素点一个预测值（离散或连续值），此时我们研究的问题为**结构化输出问题**。在结构化输出模型（如图像分割、去噪问题）中，输出结果之间有着不同的关联关系，如图像中相邻像素点的预测值是尽可能相同的或相似的。

2.1.1 建模问题分类

根据用于建模的已知数据的不同特点，模型一般可以大致分为：

1) **有监督模型**(supervised model) 当建模中已知并利用了给定数据样本的标签或目标值时，此时模型称为有监督模型。在有监督模型中，已知数据称为训练数据，所有未知的新数据都可称为测试样本。例如，在基于超声的甲状腺结节诊断中，可事先收集一系列的甲状腺超声图像作为训练数据，并请超声影像专家给出是否有结节的诊断报告作为数据标注；在训练数据基础上得到甲状腺结节诊断模型，并应用于新病例的诊断。

2) **无监督模型**(unsupervised model) 当建模中没有利用已知数据的标签值或目标值，或者完全没有已知数据的标签值或目标值，得到的模型称为无监督模型。无监督建模主要目的是对已知数据的内在结构进行建模。在很多情况下，我们倾向于有监督建模，因为样本的目标值或标签值明确刻画了我们的任务目的，所以能够更准确地建立模型。但实际应用中，数据标注往往是非常困难的，因此大量的数据是没有标注的。无监督建模的一类典型算法为聚类算法，即在某种度量相似性准则下将相似的样例归为同一类。例如，头部结构 MR 图像中，我们可以根据脑灰质和脑白质的灰度值不同将其各自归为一类。在很多情况下，无监督学习是对原有数据的一种变换，即得到原有数据的新表示形式，因此常被用作监督学习的预处理。但相较于有监督建模，无监督建模的优势在于不需要样本标签和目标值，而给数据做标注本身是一个非常耗费人力和时间的任务。事实上，在医学图像分析中，有标注的图像非常少而且大规模数据的高质量、一致性标注也是很难完成的任务,因此无监督建模和有监督建模各有优势和局限。

3) **弱监督模型**(weakly supervised model) 弱监督建模是一类介于无监督建模和有监督建模之间的建模范式。人工标记的数据集收集和创建是制约监督建模的一个瓶颈,不仅昂贵、耗时而且标注质量难以达到要求,尤其是像医学影像分析这类需要领域专业知识的情况下。弱监督模型旨在较少牺牲模型性能的前提下,降低数据标注成本的问题。弱监督模型的数据标注通常分为三类:不完全监督、不确切监督、不准确监督。① 不完全或者部分监督建模的情形中,给定的数据中只有部分数据含有真实标签或目标值,而其他大量数据则没有被标注过。② 不确切监督建模中,给定的数据只有更粗粒度的标注信息,如在肿瘤轮廓分割任务中,训练数据只包含每个肿瘤的中心位置,而没有详细的轮廓信息。③ 不准确监督学习中,给定数据的标注存在一定程度的误差,这往往是由标注水平和数据本身标注难度造成的。弱监督建模介于无监督建模和有监督建模之间,其性能往往要优于无监督建模。由于医学图像数据标注的困难性,弱监督建模问题在医学图像数据分析中已经成为一个热点研究方向。

2.1.2 建模基本流程

面对实际问题,我们解决问题的基本流程通常如下:

1) 数据收集和预处理,并进行充分的问题分析;
2) 建立恰当的数学模型;
3) 设计合适的算法求解模型;
4) 评价模型,并应用于新数据处理。

在解决实际问题过程中,以上流程依赖于各种数据自身特性和局限性。事实上,以上提到的各种医学数据种类都有各自的优势和局限性,对不同的诊疗任务有不同的重要性。例如,由于自身成像特点所致,MRI 在脑部诊疗中应用远比 CT 广泛而有效。

2.1.3 数据的特征表示

建模过程中一个核心问题就是数据的特征表示,即样本所代表个体的某些方面性质的量化描述。数据的特征表示很大程度上决定了后续所建模型的性能。与所研究的问题高度相关的特征往往具有较强的识别能力,便于建立高性能的模型。此外,在绝大部分情形下,我们希望数据的特征表示不仅有足够的表达识别能力而且能够便于数学处理和计算,但原始数据在很多情况下不具备这样的特性。以图像数据为例,图像为非结构化数据,由位置和其对应的像素值描述。影像科医生在阅读医学图像时可以从中解析出该图像是否含有病变、哪里是病变区域、哪里是脏器边缘等高级别的语义信息。然而在数据建模中,当以像素作为样本时,每个像素点仅包含像素值信息,难以反映高级别的语义信息,因此需要提取具有更强识别能力的属性即特征,才能完成高级别的图像解析任务;当以整张图像作为样本时,每个样本往往包含上万甚至几十万像素点,形成超高维的样本描述,不仅数学上难以处理,而且包含大量无意义信息和低级别的像素值信息。因此,提取识别能力强且紧凑的特征表示是后续建模的前提。

在给定数据为结构化数据的情形下,我们通常可以将数据表示为一个数据矩阵 X,其中每一行 X_i 代表一个样本,每一列 X^j 代表一种特征。一个典型的例子是验血数据,假设所检验的项目固定,则每个检验项目代表样本(每个受检验体)的一个特征;每个样本含有相同数量的检验项目,即特征。尽管可能数据矩阵包含多种数据类型,但这种形式的数据表示相对便于数学处理和建模。

在给定数据为非结构化数据时,如图像数据,情况则复杂很多。譬如,给定了一组人的脑部 MR(magnetic resonance) 结构图像,我们希望利用 MR 图像判断每个人是否可能患有老年痴呆症。通过以往研究可知,老年痴呆症往往会导致脑皮质明显萎缩。然而 MR 图像是一个灰度图像,根据原始灰度值我们无法直接判断皮质是否发生萎缩。这就需要借助医学图像处理和分析的方法,提取脑皮层区域及其功能子区域,并通过计算皮层子区域的量化性质(如体积等),得到一个特征向量,即对原始数据的一个新的特征表示。对所有个体数据提取相同特征,可以得到所有数据的结构化表示。进一步的例子如,我们希望利用超声图像判断甲状腺结节的良恶性。除非经过图像的解译,原始图像数据不仅不能直接给出甲状腺结节位置,也无法告知研究者哪些性质是良恶性的判断标准以及这些性质的定量化描述。直接以所有像素点及其灰度值作为特征显然是不合理的,因为这不仅导致超高维度的数据表示,更容易受到图像中非结节区域的干扰。因此,要建立高性能的预测模型,首先便需要能够(自动)识别和勾勒结节区域,并设计和提取具有和肿瘤良恶性高度相关的特征。总结而言,我们希望得到紧凑(数量少)而区分能力强的特征表示。

选择紧凑的特征可以很大程度上避免维数灾难 (curse of dimensionality)[7]。具体地讲,数据中样本数目不变的情况下,使用的特征越多,则相对于其所在的空间,数据变得越来越稀疏,导致很多统计方法不再适用。因此,从大量特征中选取有效且尽可能少的特征,即**特征选择**,以及寻找特征空间本质维数,即**数据降维**,变得十分重要。

特征工程是指利用人工经验和认知去设计一套适合某个特定领域特征的过程。以图像特征设计为例,特征设计一般依据一定的不变性,如旋转不变性、尺度不变性等。根据特征所描述的图像内容,可以分为局部特征和全局特征:局部特征一般指取自某个空间位置点及其周围小邻域内的特征;全局特征则一般指取自整张图像或者图像的某一个较大区域的特征,如整张图像的灰度直方图。值得注意的是,人类视觉系统对图像的理解明显地利用了全局特征。除了在图像的空域表示即像素矩阵上提取特征，在图像的变换域 (如频域) 上提取特征也是特征工程中非常重要的一类方法，常用的频域变换有傅里叶变换、离散余弦变换、小波变换等。人工特征设计能够极大程度地融入人的智能和先验知识，然而特征工程主要缺陷在于时间成本过高，需要反复的试验和尝试。此外，适合一个领域的特征通常很难直接用来解决其他领域的问题。

典型的特征工程包括数据的清理 (如修复和剔除)、数据的标准化、特征设计和数据的变换等。

1) **数据的修复和剔除**　主要目的是去除数据中可能的干扰因素，如噪声、缺失数据、异常数据等。例如，医学图像的预处理中，可以对图像进行去噪、去偏移场、超分辨甚至分割等操作；多模态图像处理中，可能有部分样本缺少部分模态，此时可能需要删除有信息缺失的样本，或者设计数据补齐的方法。值得指出的是，图像的去噪、去偏移场、超分辨等均属于典型的不适定问题[8, 56]；缺失数据建模则是统计中一个经典的研究课题[63]。

2) **数据的标准化**　主要包括取值范围的缩放 (归一化)、坐标系的统一、分布的标准化 (均值和方差的调整) 等。Z-分值标准化是结构化数据的常用标准化，其主要目的是将每一维度的特征都变成 0 均值和 1 方差。在医学图像的分析中，不同个体、不同模态或不同扫描时刻的图像数据需调整到相同的空间坐标系，因此经常进行配准[46, 59]处理，即通过寻找一种空间变换把一幅图像的坐标系映射到另一幅图像的坐标系中，使得两图中对应于空间同一位置的点一一对应起来。

3) **特征设计**　主要依赖于人类的智力和关于特定问题的先验知识。以图像处理和分析为例，局部特征的提取一直是一个核心研究课题，被广泛用于图像分割、配准、识别等任务，如 Harris 角点[31]、SIFT(scale-invariant feature transform)[44]、LBP (local binary patterns)[2]、HOG(histogram of oriented gradients)[15]、BRIEF(binary robust independent elementary features)[19] 等。局部特征的设计中一些常用的原则包括具有相当的区分度、具备一定数量、提取的有效性、某些不变性 (如仿射变换不变性)、可重复性、准确度、鲁棒性等。粗略地讲，设计出适合某类任务的特征则能极大提高后续模型的性能。由于图像富含点、边、区域、纹理以及高层的语义信息，每种特征一般反映图像的某一个或几个方面的信息。因此，不同类型的特征的选取与耦合，是有效提高模型性能的重要途径，同时也是一个非常有挑战性的问题。

4) **数据的变换**　原有特征可能维度过高、冗余度过高或者分辨能力不强。主要目的是寻找新的特征表示，使得后续建模的性能更高。常见的数据变换包括数据降维、特征选择和特征映射，虽然三者的界限并不清晰。

(1) 数据降维，主要是解决维数灾难问题，避免样本过于稀疏或样本间相似性难以衡量。由于大量算法的复杂度和数据维度相关，因此数据降维可以有效地降低算法复杂度。给定向量化的数据表示 $x \in \mathbb{R}^d$，由于一般数据特征间存在冗余性，因此数据的内在维度 d' 往往低于其外在维度 d，即数据事实存在于某个低维度子空间 (subspace) 或流形 (manifold)。内在维度 (intrinsic dimensionality) 是指我们可以用维度 d' 的向量近似表示原数据 x。一个典型的去除特征相关性冗余的数据降维方法是主成分分析 (principle component analysis, PCA)[37]，其作用是提取 $d'(<d)$ 维互相独立的特征表示 $\hat{x}$，且新的数据表示使得与原数据的误差最小。更进一步的方法是流形学习 (manifold learning)[62]，其假设数据是位于一个低维子流形 (在局部与欧氏空间同胚) 上，其主要思想是尽可能最优地保持局部邻域信息。鉴于数据的**离散形式**，由点和边构成的图 (graph) 是流形学习的基本数据表示工具，非常有利于描述局部邻域。经典的流形学习方法 —— 局部线性嵌入 (local linear embedding, LLE) 方法的建模原则是希望所寻得的低维流形能够保持局部邻域内数据点之间的关系；等度量映射 (isometric mapping, ISOMAP) 方法则希望找到一个低维流形使得样本间的 (测地) 距离在高维空间和低维空间基本一致。

(2) 特征选择，是通过选取和任务相关的特征、去除无关特征并降低特征的冗余度，来达到解决维度灾难、降低计算复杂度、提高后续模型性能的目的。特征选择也可达到降维的目的。特征选择在机器学习和模式识别等方向具有非常重要的地位和作用，大致可以分为三类[30]：① 过滤式选择，即先对数据集进行特征选择，然后再建模，特征选择过程与后续建模无关；② 包裹式选择，即选择直接把最终将要使用的模型的性能作为特征子集的评价标准；③ 嵌入式选择，则将特征选择过程与建模过程融为一体，两者在同一个优化过程中完成。

(3) 特征映射，是寻找新的特征空间使得数据满足某种标准，如分类问题中，同一类的数据应该具有高相似性，不同类的数据应该具有低相似性。

数据的变换，包括数据降维、特征选择和特征映射，都可按照是否使用标签或目标值信息分为有监督的方法和无监督的方法。

特征表示学习则寄希望于所建立的模型能够从数据中自动提取有效的特征并同时完成预测任务，从而避免人工设计特征的麻烦。特征学习可以极大程度地减少建模过程的人工干预，提高系统的自动化程度。目前特征表示的学习可以分为两类：一类是监督特征学习，一般以预测误差作为评价标准，典型的如神经网络、多层感知器等[28, 32]；另一类则是无监督特征学习，一般以重构误差来衡量和评价，如常见的字典学习[24]、自编码[54] 等。传统的特征变换也可归为特征表示学习。

模型及特征的可理解性和可解释性在数理医学中至关重要。一般情况下，医生不仅希望得到准确的疾病预测结果，还希望从中获取关于疾病的更多信息，如医学图像的哪些特性表现为存在疾病。由于医疗领域的特殊性，白箱模型比黑箱模型更容易保证医疗的安全性，每个部分都有直观的解释的模型更能保证医生对诊疗全过程的有效介入。当前深度学习[28] 是从数据中学习特征表示的最强大的数学框架之一,是典型的多层级表示学习,适用于有监督和无监督的学习方式。诸多实验表明,深度学习能够在一定程度上得到语义级的特征表示[28],但同时深度学习在很大程度上牺牲了模型和特征的可理解性与可解释性。深度学习模型和深度特征学习的可理解和解释问题近年来已经成为一个重要的研究方向。

2.1.4 模型性能

我们建模中面临的最大挑战是所建立的模型或算法必须能在已给定数据之外的新数据上表现良好,这种能力一般称为**泛化能力**。我们建立模型的基本目标是希望最大化泛化能力,从而使得我们的模型能够广泛地应用在新数据上。而著名的**没有免费午餐定理**(no-free-lunch theorem)[64] 阐明,没有一个基于数据的学习算法总是比其他的好,也就是总有一些任务上该算法会比其他算法差。这意味我们无法找一个通用模型,而是必须从特定任务或问题出发设计性能良好的模型。特定任务带给我们的是和任务相关的先验知识,这些先验知识则能够在很大程度上限制模型的求解空间;受先验知识约束的模型在特定问题类上的性能通常会优于一般模型。因此我们建立模型的依据一般是从若干一般性原则出发,并结合具体问题的先验知识和 (或) 历史数据,建立模型,并考虑模型的可计算性。

1) 欠拟合 VS 过拟合 虽然在建模过程中我们以最大化泛化能力为目标,但是实际建模中我们可以利用的数据是有限的,换言之,我们是以在有限的已知数据上的模型预测能力来衡量我们的模型并推测其泛化能力。这时我们存在两种风险,一种是我们的模型假设空间 $\mathcal{H}$ 太小而无法充分拟合复杂已知数据,因此该模型的泛化能力也比较差;另一种是我们的模型很复杂虽可以完美地预测已知数据,但无法很好地预测新数据,其原因可能是选取的已知数据的代表性不足或模型假设空间 $\mathcal{H}$ 太大。第一种情形一般称为**数据欠拟合**;第二种情形一般称为**数据过拟合**。在数值计算中的一个经典例子是曲线拟合[1],我们很少使用次数过高的多项式来进行曲线拟合以防止过拟合,同时也不会使用线性函数去拟合复杂的数据来避免欠拟合。这个例子中,多项式的次数作为一个模型的超参数存在,选择合适的多项式次数来拟合曲线是实现最大化泛化拟合模型的一个关键问题,一般需要一定的先验知识。避免数据过拟合和数据欠拟合的最根本的途径是增加数据量的同时谨慎地增加模型复杂度 (一般具体表现为待求参数数量)。然而值得注意的是,实际建模中用于模型建立的数据量一般是非常有限的且难以轻易增加的。

2) 模型正则化 一类经典的防止过拟合的方法就是正则化 (regularization),其主要目的是限制模型假设空间 $\mathcal{H}$。例如,在曲线拟合中我们常用的正则化方法是限制过大的多项式系数使得曲线更平滑,从而防止拟合曲线剧烈波动。数据科学和人工智能中的很多问题都属于反问题 (inverse problem) 的范畴,即从结果 (观测数据) 反推原因。一个典型的例子是从含有噪声的图像估计原始清晰图像的问题。反问题一般是不适定的问题 (ill-posed problem), 即违反了一个或多个适定性条件: ① 解是存在的; ② 解是唯一的; ③ 解连续依赖于定解条件或者说是稳定的。数据科学和人工智能中的很多问题都是不满足后两条的, 这也意味着解不仅不唯一而且对用于模型建立的数据集很敏感, 特别是当模型复杂度很高但给定的数据集较小时。在反问题研究中, 正则化方法常作为一种解决不适定性的基本方法。正则化方法的基本思路是在建模和求解过程中加入先验知识, 如数据的噪声类型和水平、模型解本身或者其在某种变换后的光滑性、稀疏或低秩性、参数值的大小等。例如, 图像处理中假设图像的梯度图是稀疏的, 可以得到经典的全变差 (total variation, TV)[53] 正则化方法, 该正则化方法被广泛应用在图像去噪、去模糊、超分辨、重建等诸多任务上, 并取得了非常好的结果。经验上讲, 在尽可能地符合数据原始分布的基础上, 避免过于复杂的模型并偏好更加光滑的解往往符合数据的真实特征, 这也符合奥卡姆剃刀原则 (Occam's razor rule)。然而, 具体的正则化方法设计和选择依赖于所研究问题的自身特性, 需要具体问题具体分析。

3) **交叉验证** 由于基于数据学习的模型是通过在已知数据上的预测结果来推知泛化性能, 因此一个较好的模型性能评估办法是将用于模型学习的数据进一步划分为训练数据和测试数据, 训练数据用于模型训练 (该训练数据可进一步划分为子训练集合和验证集合, 验证集合用于参数选择), 测试集合用于模型的性能评估。更为一般的方式是采用 k-折交叉验证, 特别是在数据量比较小的情形。k-折交叉验证是一种基本的统计工具, 其思路是首先将数据随机划分为 k 份, 其次, 每次使用 $k-1$ 份进行训练, 剩余的 1 份用于测试, 并重复 k 次, 直到所有的 k 份数据都被用作一次测试, 最后综合所有测试结果做出模型评估。常用的 k 包括 2, 5, 10 和 $n-1$。交叉验证的一个不足是需要多次模型计算, 因而计算量较大。交叉验证的意义在于保证模型性能的评估是在不同于模型训练的数据上进行的。

4) **分类问题的性能评价** 模型性能评价是建模的重要部分。针对二分类问题, 常用的评价度量包括准确率 (accuracy, ACC)、精确率 (precision, PREC)、敏感度 (sensitivity, SEN)、召回率 (recall, REC)、特异度 (specificity, SPE)、F1 值、DICE 系数、Jaccard 指数、ROC(receiver operating characteristic) 曲线、AUC(area under the curve of ROC)、P-R(precision-recall) 曲线等。事实上, 分类可能性一般可以用一个混淆矩阵表示。给定正类和负类, 我们关心并极力避免的错误有两类: ① 去真错误, 即正类被误分为负类 (false negatives, FN); ② 存伪错误, 即负类被误分为正类 (false positives, FP)。我们希望的正确分类的情况分别是: ① 正类被分为正类 (true positives, TP); ② 负类被分为负类 (true negatives, TN)。

(1) ACC 是最常用的度量, 定义为正确分类的样本数占总样本数的比率, 即

$$\text{ACC} = \frac{\text{TP} + \text{TN}}{\text{TP} + \text{TN} + \text{FP} + \text{FN}} \tag{2.1}$$

虽然 ACC 是非常直观的评价标准，但在类别严重不平衡时，其作为性能评估指标的意义则不大。例如，在某些疾病诊断中，出现疾病的概率非常低 (如 1%)，即使算法将所有样本预测为未患病，ACC 指标的值也有 99%。但我们无法认定该算法是一个好的算法。

(2) 精确率 (PREC) 为被分为正类的样本中真正的正类的比例。精准率越高则说明被判定为正类的样本中包含的实际负样本越少。

$$\text{PREC} = \frac{\text{TP}}{\text{TP} + \text{FP}} \qquad (2.2)$$

(3) 敏感度 (SEN) 或召回率 (REC) 定义为所有正类中被分对的比例，衡量了分类器对正类的识别能力。

$$\text{SEN} = \frac{\text{TP}}{\text{TP} + \text{FN}} \qquad (2.3)$$

敏感度/召回率又称为真阳性率 (true positive rate, TPR)。

(4) 特异度 (SPE) 表示的是所有负类中被分对的比例，衡量了分类器对负类的识别能力。

$$\text{SPE} = \frac{\text{TN}}{\text{TN} + \text{FP}} \qquad (2.4)$$

和特异度相关的是假阳性率 (false positive rate, FPR)，FPR=1−SPE。

(5) F1 值 (=DICE)，综合考虑了精确率和召回率，可以解决精确率与召回率出现矛盾的情况。作为一种经典的有限集合相似性度量，DICE 在图像分割等任务中经常是一个好的度量。

$$\text{F1} = \frac{2\text{TP}}{2\text{TP} + \text{FN} + \text{FP}} = \frac{2\text{PREC} \times \text{REC}}{\text{PREC} + \text{REC}} \qquad (2.5)$$

(6) Jaccard 指数也是一种经典的有限集合相似性度量，与 DICE 稍有不同，定义为两个集合交集的元素个数与两个集合并集的元素个数的比值。

$$\text{Jaccard} = \frac{\text{TP}}{\text{TP} + \text{FN} + \text{FP}} \qquad (2.6)$$

(7) ROC 曲线在分类模型的输出为连续值 (如属于正负类的概率) 时非常有用。此时，正负类的边界需要一个阈值来确定。任意给定阈值，我们都可以得到一个二分类结果。通过连续的变化阈值，我们可以得到不同的分类结果。将在不同阈值选取下的真阳性率 (TPR) 和假阳性率 (FPR) 画在二维坐标图中得到 ROC 曲线，其中 TPR 为纵轴 (取值范围为 [0,1])，FPR 为横轴 (取值范围为 [0,1])。最完美的分类结果是 TPR = 1，FPR = 0。因此，ROC 曲线越靠近左上角说明分类器性能越好。ROC 曲线能够较为全面地反映分类模型的性能，尤其当正负类较为平衡时[25]；

但是, 当正负类严重不平衡 (如正类样本异常稀少) 时, ROC 曲线可能会造成一定程度的误判。

(8) AUC 为 ROC 曲线下方面积, 取值范围为 $[0,1]$, 反映了 ROC 曲线靠近左上角 (完美分类) 的程度。一个分类器一般至少要 AUC >0.5, 而 AUC $=0.5$ 则表示随机猜测的分类结果。

(9) P-R 曲线以 REC 为横轴, 以 PREC 为纵轴。P-R 曲线绘制方式类似于 ROC 曲线, 即通过选取不同阈值得到。P-R 曲线的优势在于, 当样本正负类差异较大时能较好地反映算法的优劣[20]。

(10) 其他重要评价指标还有: ① 计算效率 (computational efficiency), 包括训练和预测时间; ② 鲁棒性 (robustness), 即处理噪声和异常数据的能力; ③ 可扩展性 (scalability), 即处理大规模数据的能力; ④ 可解释性 (interpretability) 等。

2.1.5 模型计算

我们建模的目的是在假设空间 $\mathcal{H}$ 中得到一个最优的 f^*, 使得在所有数据上, 包括已知和潜在的数据, 模型 f^* 都有最优的性能。具体地, 给定一个样本 $x_i \in \mathcal{X}$, 任取假设空间 $\mathcal{H}$ 中的一个预测函数 f, 均可得一个预测结果 $\hat{y}$ (不失一般性, 这里假设标量输出)。进一步考察平均意义上所选模型 f 的预测性能好坏, 我们可以选择一个最优的 f^*。因此, 建模过程可以描述为一个优化问题, 最优解对应性能最好的预测模型 f^*。这其中有两个关键问题: ① 如何评估模型 f 的每个预测结果的好坏; ② 由于实际建模中我们仅已知有限的部分数据, 因而无法评估在所有数据上所建模型 f 的好坏。

1) 损失函数与重构误差 针对第一个问题, 我们分有监督和无监督两种情形讨论。① 在有监督情形, 可以用预测值 $\hat{y}$ 和正确值 y 的误差, 记为 $\ell(\hat{y}, y)$ 来衡量预测结果的好坏。可选的损失函数有很多, 如平方损失函数 $\ell(\hat{y}, y) = \frac{1}{2} \cdot (\hat{y}-y)^2$ 常用于回归问题, logistic 损失 $\log(1+\exp(-y\hat{y}))$ 和 hinge 损失 $\max\{1-y\hat{y}, 0\}$ 则常用于 0-1 二分类问题。不同的损失函数对建模结果和模型优化过程有重要影响。② 在无监督情形, 由于不存在真实的目标值或标签, 一般以重构误差来评估模型的预测结果。无监督建模主要目的是对已知数据的内在结构进行建模。粗略地讲, 无监督建模是在寻找原有数据的新表示形式, 因此可以通过新的表示形式得到输入 x 的一个重构 $\hat{x}$。通过评估重建误差 $\ell(\hat{x}, x)$, 我们可以衡量所建模型的优劣。值得注意的是, 所建模型一般需满足特定的先验准则, 以避免重构误差为零 (如平凡的恒等映射即导致重构误差为零)。一个典型的例子的神经网络中的自编码器 (autoencoder, AE)[54]。自编码器 f 由一个编码函数 $\phi: \mathcal{X} \to \mathcal{F}$ 和一个解码函数 $\psi: \mathcal{F} \to \mathcal{X}$ 组成, 其中编码器用于将输入数据 x 中转化为不同的表示 z (可以理解为新的表示形式或特征表示), 而解码函数则将新的表示形式 z 转化为原来

形式 $\hat{x}$。我们期望所建模型 (编码和解码函数) 能够尽可能好地重建输入 (以保证保留更多的信息)，同时期望新的表示有各种好的特性 (如低维度)。重构误差还被广泛用于数据降维、聚类、图像去噪、图像去模糊、图像超分辨、图像分割等任务。

2) 期望风险与经验风险 虽然我们希望所建在所有 (同类) 数据上有 (平均意义上) 最小的误差/损失，即期望风险最小，然而我们仅有有限数据已知，因此我们仅能考察已知数据上的期望损失/损失，即经验风险。在已知数据为独立同分布情形，最小化有监督模型的经验风险函数可以描述为如下能量模型

$$\min_{f \in \mathcal{H}} \frac{1}{N} \sum_{i=1}^{N} \ell(\hat{y}_i, y_i), \tag{2.7}$$

其中 N 为已知数据中样本数量。事实上，实际建模过程中，上述模型还经常根据先验知识要加入一个正则项，限制解空间 $\mathcal{H}$ 并避免下节所述的过拟合。正则化的模型可以写为

$$\min_{f \in \mathcal{H}} \frac{1}{N} \sum_{i=1}^{N} \ell(\hat{y}_i, y_i) + \gamma \mathcal{R}(f), \tag{2.8}$$

其中 $\gamma > 0$ 用于平衡模型的经验损失项和正则化项。该模型可以囊括大部分的有监督机器学习模型，如 logistic 回归、支持向量机 (support vector machine, SVM) 等。无监督情形仅用重构误差替代损失函数即可。

3) 模型优化 不同的损失函数或重构误差函数选取和不同的正则化方法给模型的优化带来不同的挑战。例如，logistic 损失和 hinge 损失都是凸函数，模型 (2.7) 为凸的优化问题，因此有快速的求解方法。然而不同的是，logistic 损失是光滑的，我们可以利用简单的梯度下降方法；而 hinge 损失是非光滑的，经典的梯度下降法则不再奏效。在复杂的模型中，求解优化问题 (2.7) 或 (2.8) 是非常有挑战的，例如，① 待优化能量模型是非光滑的；② 待优化模型是非凸的；③ 待优化模型含有复杂的约束；④ 数据规模很大；⑤ 数据的特征维度很高等情形。

2.2 人工神经网络与深度模型

人工神经网络是目前最为有效的一类机器学习算法。受益于计算机硬件，特别是图形处理器 (graphics processing unit, GPU) 的巨大发展，基于人工神经网络的方法目前被广泛应用于各个领域，其中就包括医疗数据领域。人工神经网络的研究非常悠久，开始于人们对人脑计算方式的研究。具体来讲，人工神经网络是一种模拟人脑神经网络以期望能够实现类人脑的智能的一种建模方法，是人工智能、机器学习、模式识别等核心方法之一。不过需要指出的是，目前的人工神经网络和人脑的工作方式相去甚远，仅仅是受到了生物神经网络的启发。

受生物神经网络的启发，人工神经网络基本组成单位是人工神经元 (图 2.1)；大量的神经元连接组合在一起形成一个大规模的人工神经网络。人工神经元 k 有输入信号 $\{x_i, i=1,2,\cdots,n\}$ 和输出信号 y_k，主要由连接集合、求和节点和激活函数构成：

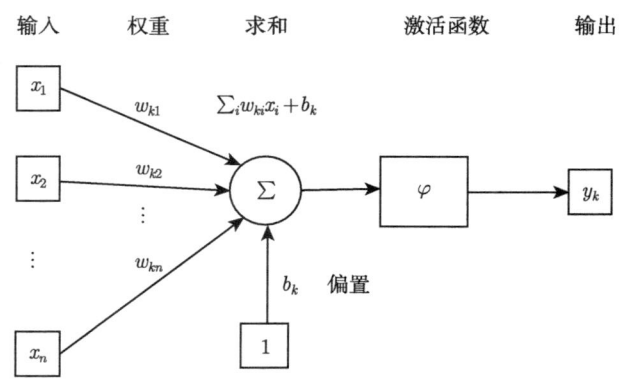

图 2.1 人工神经元 k 的基本计算模型

(1) 连接集合中的每一条连接定义了信息传输的方向，其强度由一个权重来表示。人工神经元的连接类比于生物神经元的突触。假设对于神经元 k，有 n 个输入信号 $\{x_i, i=1,2,\cdots,n\}$，则有 n 个连接权重 $\{w_{ki}, i=1,2,\cdots,n\}$。值得注意的是，连接是有方向的，信息只能沿着连接定义的箭头方向被传输。

(2) 求和节点用于求输入信号 $\boldsymbol{x}=(x_1,x_2,\cdots,x_n)^{\mathrm{T}}$ 的加权和 $\sum_i w_{ki}x_i + b_k$，其中 b_k 为偏置。偏置的引入相当于引入了一条权重为 b_k 的连接，而这条连接的输入始终为 1。在数学意义上，没有偏置项，则加权和相当于必须过原点的线性函数。

(3) 激活函数 φ 用于调节神经元输出。一般情况下，激活函数为非线性函数，将输出压缩至某个特定范围 (如 $[0,1]$)。早期用的激活函数有 Sigmoid、Tanh、Heaviside 等函数，现在最常用的激活函数之一是 ReLU 函数

$$\varphi_{\text{ReLU}}(x) = \max\{0, x\} \tag{2.9}$$

因此神经元 k 的数学公式为

$$y_k = f(x_1, x_2, \cdots, x_n) = \varphi\left(\sum_{i=1}^n w_{ki}x_i + b_k\right) \tag{2.10}$$

大量人工神经元连接起来形成人工神经网络，因此神经网络是一种有向图。

2.2.1 多层神经网络

一般地，人们采用多层级形式的神经网络，每一层并置多个神经元，层与层之

2.2 人工神经网络与深度模型

间的神经元相互连接,而层内神经元不连接。从数学意义上讲,多层神经网络相当于多层的多元复合函数 $y = f_m(f_{m-1}(\cdots(f_1(x_1, x_2, \cdots, x_n))\cdots))$,$f_i$ 相当于第 i 层网络。多层神经网络包含:

(1) 输入层,用于接收外部数据,并传递经过加工的信息给后续层。

(2) 输出层,用于向外界输出经过所有前层和本层处理的信息。

(3) 隐含层,既不直接接收外部数据也不直接向外部输出数据的网络层,而是接收其他层传入的信息并加工输出给另外一层。

图 2.2 是一个典型的 3 层前馈人工神经网络模型,包含 1 个输入层、1 个隐含层和 1 个输出层。

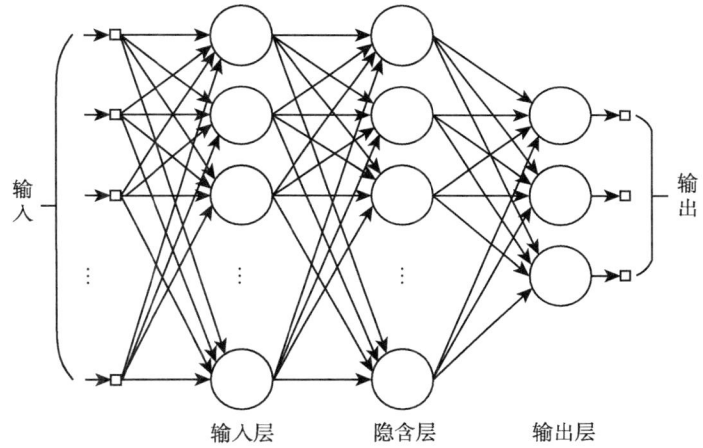

图 2.2 典型的 3 层前馈人工神经网络模型

神经网络的连接结构的设计还经常用到两种技术:

(1) 局部连接:如果人工神经元和前层所有人工神经元有连接,则称为全连接;反之,如果人工神经元仅仅和前层部分人工神经元有连接,则称为局部连接。局部连接的意义在于限制信息接收域,从而达到刻画某种先验知识的目的。

(2) 权值共享,即不同人工神经元的包含相同数目的连接并享有共同的权值。权值共享的一个重要副作用是降低参数数量。

记第 l 层神经网络含有 n_l 个人工神经元,输出为 $\{x_i^l, i=1,2,\cdots,n_l\}$。第 l 层的每个神经元与第 $l-1$ 层的 m_{l-1} 个神经元连接,其权重参数为 $\{W^l \mid w_{ij}^l, i=1,2,\cdots,n_l, j=1,2,\cdots,m_{l-1}\}$,偏置为 $\{b^l \mid b_i^l, i=1,2,\cdots,n_l\}$。根据人工神经元的基本公式 (2.10),第 l 层神经网络含有 i 个人工神经元的计算公式为

$$x_i^l = \varphi\left(\sum_{j=1}^{m_{l-1}} w_{ij}^l x_j^{l-1} + b_i^l\right) \tag{2.11}$$

其中第 l 层神经网络的输入为外部数据,即 $x_j^0 = x_j$。当 $m_{l-1} = n_{l-1}$ 时,神经元为**全连接**;当 $m_{l-1} \ll n_{l-1}$ 时,神经元为**局部连接**。当 w_{ij}^l 与 i 无关时,网络中同层节点**共享权值**。

值得指出的是,复杂的神经网络不限于相邻层连接,也可能有多个输入或输出层。神经网络中还可以出现向后的反馈,即作为有向图的神经网络允许回路,则称该类网络为**递归神经网络**(recurrent neural network,RNN)。如果神经网络中无后向反馈 (即有向无环图),则称为**前馈神经网络**(feedforward neural network,FNN)。

综上所述,神经网络的设计自由度很大,隐含层数目、隐含节点的数目以及连接方式都可依据实际问题而设置。到目前为止有多种成熟的神经网络结构,如全卷积网络 (fully convolutional network,FCN)[43]、长短期记忆神经网络 (long short-term memory,LSTM)[36]、变分自编码器 (variational autoencoders,VAE)[39]、生成对抗网络 (generative adversarial network,GAN)[29] 等以及它们结合实际问题而产生的变种,但尚未有系统而且深刻的理论用于指导神经网络的构建。因此,实际网络设计中需要大量的经验、对所研究问题的深刻理解以及复杂的尝试。

2.2.2 卷积神经网络

鉴于卷积神经网络在图像数据分析中的突出作用,我们在这里简要介绍卷积神经网络。卷积神经网络是一类特殊的前馈神经网络,其神经元接受局部输入且同层神经元共享权重。因此卷积神经网络应用于图像等数据时,可以在不同位置提取相似的局部结构信息 (即特征) 从而有了局部感知能力;而多层叠加的网络也便于提取和归纳全局特征。与此同时,局部连接和权值共享极大地降低了参数数量,便于构建层数更深的模型以及应用于大规模数据。

具体地,卷积神经网络由若干卷积层、池化层、全连接层和输出层交叠而成。

(1) 卷积层 (convolutional layer),由若干卷积单元组成。以输入图像数据为例,每个卷积单元提取局部信息 (例如 $k \times k$ 大小的区域,k 一般取为 3,5,7 或 11),相当于经典图像处理中基于滤波的特征提取算子。

(2) 池化层 (pooling layer),又称为下采样层 (subsampling layer)。最常用的下采样是"最大池化"(max-pooling)。以图像输入为例,它是将输入的图像划分为若干个矩形区域 (例如 2×2 或 3×3 大小的区域),对每个子区域输出最大值。池化层大多不含待优化参数。

(3) 全连接层 (full connection layer),其中每个神经元与前层所有神经元连接。

(4) 输出层 (output layer),一般为神经网络的最后一层,用于输出预测值。在训练阶段,输出层结合损失函数将预测值与真实值进行比较,用于"指导"反向传播过程。

最经典的卷积神经网络是 LeNet-5[41],并被成功地用于手写数字识别。LeNet-5

网络包含 7 层 (包含下采样层), 即在输入层之后逐次连接了 1 个卷积层 → 1 个下采样层 → 1 个卷积层 →1 个下采样层 → 2 个全连接层以及最后的输出层。值得注意的是, 全连接层事实上将两维图像信息变换为一个向量表示形式 (该过程丢弃了图像中的空间信息), 从而便于最后输出层实现分类 (如识别数字)。

2.2.3 深度卷积网络

近年来, 受益于计算机硬件的发展, 采用更深的网络取得了前所未有的结果。相较于 LeNet, 更宽更深的 AlexNet[40] 在计算机视觉领域取得了巨大成功, 在 2012 年 ImageNet 图像分类竞赛中将 top 5 错误率从经典方法的 26.2% 降低至 15.3%, 引发了深度学习的热潮。AlexNet 包括 8 个参数层 (不包括池化等无参数层), 其中 5 个卷积层和 3 个全连接层。AlexNet 的巨大成功一方面归功于 GPU 的强大计算能力, 另一方面得益于引入或使用了如下技术:

(1) 使用 ReLU 函数作为激活函数, 一方面降低了经典 Sigmoid 函数的计算量; 另一方面很大程度上减少了梯度消失问题, 加快了实际收敛速度。

(2) 使用了重叠最大池化作为下采样操作。重叠池化, 即在每次移动的步长小于池化的窗口长度。

(3) 使用了 Dropout 技术和数据扩充技术来降低过拟合风险。Dropout 技术在训练期间丢弃 (置权重为 0) 一部分神经连接, 从而降低参数数量。数据扩充技术在数据量较少而网络参数量较大时较为有用, 主要通过对输入数据进行各种变换得到一些"新"数据, 从而达到扩充数据量、增加数据的多样性的目的。

(4) 使用了局部归一化 (local response normalization, LRN) 技术, 一定程度上克服了 ReLU 激活函数无上界的缺陷。

(5) 使用了多 GPU 并行训练的策略, 克服了单个 GPU 显存的限制 (AlexNet 使用了 2 个 3 G 显存的 GPU)。

随后提出的 VGG-Net[58], 则进一步将 AlexNet 加深至 16 层 (对比了 11、13、16 层和 19 层的网络), 一个重要贡献是采用了更小的卷积核, 即用 3×3 的卷积核替代 AlexNet 大卷积核 (11×11、7×7、5×5), 并增加网络层数以实现和原卷积核类似的效果。值得注意的是, 多层更小的卷积核可以有效地降低参数量, 增加了网络的非线性。其他典型的深度卷积网络还有 GoogLeNet[61]、ResNet[34] 等。

针对图像分割这一特定任务, 即对图像中每个像素点进行分类, FCN[43] 是一个标志性成果。具体地, FCN 摒弃了全连接层, 所有层都使用卷积操作, 从而保持了图像的空间信息; 实现了端到端的图像分割, 即输入的是整张图像, 输出的是整张图像的分割。这不同于应用分类模型对每个像素点独立进行分割然后拼合的方法。经典的分割网络还包括 U-net[52]、Segnet[3]、Deeplab[17]、RefineNet[42]、PSPnet[66] 等。

2.2.4 神经网络的优化与预测

神经网络和其他机器学习模型一样,既可以用于无监督学习任务,也可用于有监督学习任务。神经网络中有大量权重参数,记为向量 $\boldsymbol{\theta}$ (包含权重参数和偏置参数),其学习方式类似于其他学习模型,即首先定义损失能量函数 $\ell(\cdot)$ (例如,用于回归问题的均方误差损失函数,用于分类问题的交叉熵损失函数),然后依据损失能量函数对神经网络的参数进行优化。以有监督学习为例,即优化如下能量函数

$$\min_{\boldsymbol{\theta}} \left\{ \frac{1}{N} \sum_{i=1}^{N} \ell(\hat{y}_i, y_i) + \gamma \mathcal{R}(\boldsymbol{\theta}) \right\} \tag{2.12}$$

其中 N 为用于模型训练的样本数量,y_i 和 $\hat{y}_i$ 分别为真值和预测值,$\mathcal{R}(\cdot)$ 为正则化项,超参数 γ 为非负权重。类似于其他数据模型,添加正则化是一种有效地防止数据过拟合,增加鲁棒性和泛化能力的方法。

模型训练阶段,求解以上模型的最基本方法是 (随机) 梯度下降方法 (参考 2.3 节),其中最关键的步骤是关于参数 $\boldsymbol{\theta}$ 求导。由于 $\hat{y}_i$ 由复合函数预测得到,因此其求导采用复合函数求导法。对于多层神经网络,该类求导方法称为后向传播 (back propagation,BP) 算法 (具体公式和推导请参见文献 [28, 32, 54])。由于神经网络参数众多,其需要的训练数据量 N 也往往非常大,因此随机梯度方法具有很大的优势,也是当前广泛采用的算法。由于神经网络一般非常复杂,因此能量模型 (2.12) 关于变量不一定为凸函数。实际模型训练中,往往需要一些精心设计的技巧来保证实际收敛性。

模型预测阶段,即给定新的输入数据,根据公式 (2.11) 逐层计算所有人工神经元的结果,并最终得到输出 $\hat{y}$。此计算过程一般称为前向传播算法。

2.3 模型优化基础

模型优化求解的本质是在给定的约束条件下寻找最优决策[9, 45]。数据科学、人工智能等领域中很大一部分问题最后都可归结为一个优化问题。在前述的数理医学建模中,我们也将建模问题归结为最小化某个能量模型 (2.7)。因此,在大数据和人工智能时代,最优化,特别是大规模快速优化方法,是核心研究问题之一。本节首先介绍一般形式的最优化问题,然后介绍最优性条件和求解算法。凸优化问题 [11, 13, 48] 是一类存在良好最优性条件和快速求解算法问题,也是研究非凸问题的重要基础之一,是本节关注的重点。

2.3.1 一般优化问题

在数学上,一般的优化模型可以写为

2.3 模型优化基础

$$\min_{\boldsymbol{\theta} \in \mathcal{C}} f(\boldsymbol{\theta}) \tag{2.13}$$

其中实值函数 $f: \Omega \subseteq \mathbb{R}^n \to \mathbb{R}$ 称为目标函数、能量函数或代价函数，$\mathcal{C}$ 称为集合约束域。集合 $\mathcal{D} = \mathcal{C} \bigcap \Omega$ 为该问题可行域，满足 $\boldsymbol{\theta} \in \mathcal{D}$ 的 $\boldsymbol{\theta}$ 称为可行解。

经常我们考虑更为具体的约束形式，即等式和不等式约束，以上优化问题可以写为

$$\begin{aligned}\min_{\boldsymbol{\theta}} \quad & f(\boldsymbol{\theta}) \\ \text{s.t.} \quad & \boldsymbol{g}(\boldsymbol{\theta}) \leqslant \boldsymbol{0}\end{aligned} \tag{2.14}$$

其中 $\boldsymbol{g}(\boldsymbol{\theta}) = (g_1(\boldsymbol{\theta}), g_2(\boldsymbol{\theta}), \cdots, g_r(\boldsymbol{\theta}))^\mathrm{T}$，$g_i : \Omega_i \subseteq \mathbb{R}^n \to \mathbb{R}, i = 1, 2, \cdots, r$ 是给定的约束函数，$\Omega_0 = \bigcap_{i=1}^r \Omega_i \bigcap \Omega$ 为问题 (2.14) 的定义域，该问题的可行域 $\mathcal{D}$ 由 Ω_0 和满足约束条件的集合相交构成。该优化问题又称为原始问题 (primal problem)，其最优值记为 f^*。一般假设 f^* 存在，且是有限值的。含有等式约束的问题，可以通过转化为两个不等式约束来处理。

当目标函数和约束函数都是线性函数时，优化问题 (2.14) 称为线性优化问题；当目标函数或约束函数至少有一个是非线性函数时，则称为非线性规划。一般性的非线性问题被认为难于求解，而线性问题则得到了深入研究并拥有了大量的求解算法[45]，如单纯形法和具有多项式复杂度的内点算法。20 世纪 90 年代以来，优化问题是否为凸优化问题被认为是算法设计的关键[13, 48]。

2.3.2 凸优化问题

称集合约束问题 (2.13) 是**凸优化问题**，满足：① 约束集合 $\mathcal{C}$ 是凸集，即对于任意 $\boldsymbol{\theta}_1, \boldsymbol{\theta}_2 \in \mathcal{C}$，任意的 $\lambda \in [0,1]$ 有

$$\lambda \boldsymbol{\theta}_1 + (1-\lambda) \boldsymbol{\theta}_2 \in \mathcal{C} \tag{2.15}$$

② 目标函数是凸函数，即目标函数的定义域 Ω 是凸集，且目标函数满足，对于任意 $\boldsymbol{\theta}_1, \boldsymbol{\theta}_2 \in \Omega$，任意的 $\alpha, \beta \geqslant 0$ 且 $\alpha + \beta = 1$，

$$f(\alpha \boldsymbol{\theta}_1 + \beta \boldsymbol{\theta}_2) \leqslant \alpha f(\boldsymbol{\theta}_1) + \beta f(\boldsymbol{\theta}_2) \tag{2.16}$$

称不等式约束问题 (2.14) 为**凸优化问题**是指，目标函数和约束函数都是凸函数。

线性优化问题是凸优化问题。重要的是，大量的优化问题虽然是非线性的，但是因为是凸优化问题而容易求解。凸优化问题虽然没有解析解，但和线性优化问题相似，存在大量有效的算法求凸优化问题。此外，凸优化问题也是求解很多非凸优化问题的基础。因此，凸优化问题和算法也成为继线性规划后的又一重要领域。

2.3.3 拉格朗日对偶问题

定义优化问题 (2.14) 的拉格朗日函数 $L(\boldsymbol{\theta}, \boldsymbol{\mu})$:

$$L(\boldsymbol{\theta},\boldsymbol{\mu}) = f(\boldsymbol{\theta}) + \boldsymbol{\mu}^{\mathrm{T}}\boldsymbol{g}(\boldsymbol{\theta}), \quad \boldsymbol{\theta} \in \Omega, \; \boldsymbol{\mu} \in \mathbb{R}^r \tag{2.17}$$

其中 $\boldsymbol{\mu}$ 称为对偶变量。定义对偶函数 q 为如下**扩充实值函数**

$$q(\boldsymbol{\mu}) = \begin{cases} \inf_{\boldsymbol{\theta}} L(\boldsymbol{\theta},\boldsymbol{\mu}), & \boldsymbol{\mu} \geqslant 0 & (2.18\mathrm{a}) \\ -\infty, & \boldsymbol{\mu} < 0 & (2.18\mathrm{b}) \end{cases}$$

优化问题 (2.14) 的拉格朗日对偶问题为

$$\begin{aligned} &\max_{\boldsymbol{\mu}} \; q(\boldsymbol{\mu}), \\ &\mathrm{s.t.} \quad \boldsymbol{\mu} \in \mathbb{R}^r, \; \boldsymbol{\mu} \geqslant 0 \end{aligned} \tag{2.19}$$

对偶问题的最优值记为 q^*。无论原问题是不是凸优化问题，对偶问题的目标函数总是凹的。最大化一个凹函数 $q(\boldsymbol{\mu})$ 相当于最小化一个凸函数 $-q(\boldsymbol{\mu})$。

通过对偶函数的定义很容易得到原始问题最优值 f^* 的下界，即存在如下弱对偶关系。

定理 2.1 (弱对偶定理) 对于问题 (2.14) 的任意可行解 $\boldsymbol{\theta}$ 和任意 $\boldsymbol{\mu} \in \mathbb{R}^r$，有 $q^* \leqslant f^*$。原始问题和对偶问题最优值的差值 $f^* - q^*$ 一般被称为最优对偶间隙。进一步，如果 $q^* = f^*$，则称强对偶关系成立。

强对偶关系成立的充分必要条件如下。

定理 2.2 (强对偶定理) 对于问题 (2.14)，强对偶 $q^* = f^*$ 成立且 $(\boldsymbol{\theta}^*, \boldsymbol{\mu}^*)$ 为原始问题和对偶问题的一对最优解当且仅当 $\boldsymbol{\theta}^*$ 为可行解，$\boldsymbol{\mu}^* \geqslant 0$，且

$$\begin{aligned} &\boldsymbol{\theta}^* \in \arg\min_{\boldsymbol{\theta}} \; L(\boldsymbol{\theta},\boldsymbol{\mu}^*), \\ &\mathrm{s.t.} \quad \mu_j^* g_j(\boldsymbol{\theta}^*) = 0, \quad j = 1, 2, \cdots, r \end{aligned} \tag{2.20}$$

强对偶定理的一个重要价值是，指出强对偶性成立且存在对偶最优解的时候，可以通过求解对偶问题来求解原问题，见式 (2.20)。虽然强对偶性质一般不成立，但是对于凸优化问题则在很多情况 (满足一定约束准则) 下成立。例如，一个简单的约束准则是 Slater 条件: 存在定义域 Ω 的相对内点 $\boldsymbol{\theta}$，即 $\boldsymbol{\theta} \in \mathrm{relint}(\Omega)$，满足两者之一: ① $g_j(\boldsymbol{\theta}) < 0, j = 1, 2, \cdots, r$；② g_j 是仿射函数，且 $g_j(\boldsymbol{\theta}) = 0, j = 1, 2, \cdots, r$。

定理 2.3 (强对偶定理–凸优化问题) 如果问题 (2.14) 是凸优化问题，且最优值 f^* 为有限值。假设该凸优化问题满足 Slater 条件，则 $q^* = f^*$ 成立且至少存在一个对偶最优解 $\boldsymbol{\mu}^*$。

对偶理论在凸优化理论和算法设计中有着举足轻重的作用。强对偶性的证明以及 Frenchel 对偶请参阅文献 [10, 13]，对偶算法请参考文献 [11, 60]。

2.3 模型优化基础

2.3.4 优化问题中的特殊结构

优化问题本身的特殊结构可以为设计解决大规模问题的算法提供必要基础。优化问题多种多样，我们仅列举几种典型的问题。

2.3.4.1 凸优化问题——含线性等式约束

含有线性等式约束的凸优化问题可以写为

$$\begin{aligned} \min_{\boldsymbol{\theta}} \quad & f(\boldsymbol{\theta}) \\ \text{s.t.} \quad & \boldsymbol{g}(\boldsymbol{\theta}) \leqslant \boldsymbol{0} \\ & \boldsymbol{A}\boldsymbol{\theta} = \boldsymbol{b} \end{aligned} \quad (2.21)$$

其中 f 和 g_i 都是凸函数，$\boldsymbol{A}$ 是 $l \times n$ 矩阵，$\boldsymbol{b} \in \mathbb{R}^l$。等式约束可以化为两个线性不等式约束，

$$\boldsymbol{A}\boldsymbol{\theta} \leqslant \boldsymbol{b}, \quad -\boldsymbol{A}\boldsymbol{\theta} \leqslant -\boldsymbol{b} \quad (2.22)$$

因此，引入两个对偶变量 $\boldsymbol{\lambda}^+ \geqslant \boldsymbol{0}$ 和 $\boldsymbol{\lambda}^- \geqslant \boldsymbol{0}$，相应拉格朗日函数为

$$g(\boldsymbol{\theta}) + \boldsymbol{\mu}^{\mathrm{T}} \boldsymbol{g}(\boldsymbol{\theta}) + (\boldsymbol{\lambda}^+ - \boldsymbol{\lambda}^-)^{\mathrm{T}}(\boldsymbol{A}\boldsymbol{\theta} - \boldsymbol{b}) \quad (2.23)$$

令 $\boldsymbol{\lambda} = \boldsymbol{\lambda}^+ - \boldsymbol{\lambda}^-$，拉格朗日函数写为

$$L(\boldsymbol{\theta}, \boldsymbol{\mu}, \boldsymbol{\lambda}) = f(\boldsymbol{\theta}) + \boldsymbol{\mu}^{\mathrm{T}} \boldsymbol{g}(\boldsymbol{\theta}) + \boldsymbol{\lambda}^{\mathrm{T}}(\boldsymbol{A}\boldsymbol{\theta} - \boldsymbol{b}), \quad \boldsymbol{\theta} \in \Omega, \boldsymbol{\mu} \geqslant \boldsymbol{0}, \boldsymbol{\lambda} \in \mathbb{R}^l \quad (2.24)$$

凸优化问题 (2.21) 的对偶问题是

$$\begin{aligned} \max_{\boldsymbol{\mu}, \boldsymbol{\lambda}} \quad & \left\{ \inf_{\boldsymbol{\theta} \in \Omega} L(\boldsymbol{\theta}, \boldsymbol{\mu}, \boldsymbol{\lambda}) \right\} \\ \text{s.t.} \quad & \boldsymbol{\mu} \geqslant \boldsymbol{0}, \boldsymbol{\lambda} \in \mathbb{R}^l \end{aligned} \quad (2.25)$$

2.3.4.2 可分凸优化问题

凸优化问题中一类含有特殊结构的问题是变量 $\boldsymbol{\theta}$ 含有 m 个部分，$\boldsymbol{\theta} = (\boldsymbol{\theta}_1, \boldsymbol{\theta}_2, \cdots, \boldsymbol{\theta}_m)^{\mathrm{T}}$，其中 $\boldsymbol{\theta}_i \in \mathbb{R}^{m_i}$，

$$\begin{aligned} \min_{\boldsymbol{\theta}} \quad & \sum_{i=1}^{m} f_i(\boldsymbol{\theta}_i) \\ \text{s.t.} \quad & \sum_{i=1}^{m} g_{i,j}(\boldsymbol{\theta}_i) \leqslant 0, \quad j = 1, 2, \cdots, r \end{aligned} \quad (2.26)$$

其中 f_i 和 $g_{i,j}$ 是给定的凸函数。引入对偶变量 $\boldsymbol{\mu} = (\mu_1, \mu_2, \cdots, \mu_m)^{\mathrm{T}}$，相应的对偶问题是

$$\begin{aligned} \max_{\boldsymbol{\mu}} \quad & \sum_{i=1}^{m} q_i(\boldsymbol{\mu}) \\ \text{s.t.} \quad & \boldsymbol{\mu} \geqslant \boldsymbol{0} \end{aligned} \quad (2.27)$$

其中

$$q_i(\boldsymbol{\mu}) = \inf_{\boldsymbol{\theta}_i} \left\{ f_i(\boldsymbol{\theta}_i) + \sum_{j=1}^{m} \mu_j g_{i,j}(\boldsymbol{\theta}_i) \right\} \quad (2.28)$$

对偶问题将变量复杂耦合的原始问题分解为 m 个相对简单的子问题，因此在很多情形下，对偶问题求解更为容易。

2.3.4.3 加和优化问题

在很多领域，特别是机器学习领域中，加和优化问题是一类典型的优化问题，这类问题一般是无约束或者含有简单约束的问题。更精确地讲，待优化的目标函数是许多形式相同的子目标函数和，

$$\min_{\boldsymbol{\theta}} \sum_{i=1}^{N} f_i(\boldsymbol{\theta}), \quad (2.29)$$

其中 f_i 是给定的实值函数。

可分凸优化问题的对偶问题 (2.28)，即属于典型的有限个函数加和优化问题。前述经验风险建模问题 (2.7) 和 (2.8) 均属于加和优化问题。特别地，优化问题 (2.8) 可以重写为

$$\min_{f \in \mathcal{H}} \frac{1}{N} \sum_{i=1}^{N} \{\ell(\hat{y}_i, y_i) + \gamma \mathcal{R}(f)\} \quad (2.30)$$

针对大规模问题，即 N 很大的情形，加和优化问题可以应用特殊的方法求解，即通过增量式或者随机算法。

2.3.5 无约束优化算法

本节介绍无约束优化问题

$$\min_{\boldsymbol{\theta}} f(\boldsymbol{\theta}) \quad (2.31)$$

其中目标函数 f 的定义域为 Ω。若存在 $\boldsymbol{\theta}^* \in \Omega$，对任意 $\boldsymbol{\theta} \in \Omega$ 有

$$f(\boldsymbol{\theta}^*) \leqslant f(\boldsymbol{\theta}) \quad (2.32)$$

则称 $\boldsymbol{\theta}^*$ 为 f 的**全局最小点**。若上述不等式严格成立，则 $\boldsymbol{\theta}^*$ 为 f 的严格全局极小点。若存在 $\delta > 0$，使得对于任意的 $\boldsymbol{\theta} \in N(\boldsymbol{\theta}^*, \delta)$ 有

$$f(\boldsymbol{\theta}^*) \leqslant f(\boldsymbol{\theta}) \quad (2.33)$$

则称 $\boldsymbol{\theta}^*$ 为 f 的**局部极小点**，其中 $N(\boldsymbol{\theta}^*, \delta)$ 是以 $\boldsymbol{\theta}^*$ 为中心，以 δ 为半径的邻域。

定理 2.4 (一阶必要性条件——目标函数可导) 设 $f : \Omega \to \mathbb{R}$ 一阶连续可导。若 $\boldsymbol{\theta}^*$ 为 f 的**局部极小点**，则必有 $\nabla f(\boldsymbol{\theta}^*) = \mathbf{0}$。

2.3 模型优化基础

2.3.5.1 无约束凸问题的最优性条件

定理 2.5(凸函数的局部极小点与全局最小点) 设 $f:\Omega \to \mathbb{R}$ 是凸函数，$\theta^* \in \Omega$ 为 f 的**局部极小点**，则 θ^* 是 f 的**全局最小点**。

凸函数最优性条件可通过次梯度描述。对于凸函数 $f:\Omega \to \mathbb{R}$，一般考虑**扩充实值凸函数**，

$$\tilde{f}(\boldsymbol{\theta}) = \begin{cases} f(\boldsymbol{\theta}), & \boldsymbol{\theta} \in \Omega & (2.34a) \\ +\infty, & \text{其他} & (2.34b) \end{cases}$$

显然，凸函数的扩充实值函数在整个实数域上是凸的。为了简便起见，仍将扩充实值凸函数 $\tilde{f}$ 记为 f，其实际定义域记为 Ω。后续叙述中，没有特别说明，考虑的都是扩充实值凸函数 $f:\mathbb{R}^n \to \bar{\mathbb{R}}$，其中 $\bar{\mathbb{R}} = \mathbb{R} \cup \{+\infty\}$。

称向量 $\boldsymbol{g} \in \mathbb{R}^n$ 为函数 f 在 $\boldsymbol{\theta} \in \Omega$ 的**次梯度**，如果对于任意的 $\boldsymbol{\theta}' \in \mathbb{R}^n$，有

$$f(\boldsymbol{\theta}) - f(\boldsymbol{\theta}') \leqslant \boldsymbol{g}^{\mathrm{T}}(\boldsymbol{\theta} - \boldsymbol{\theta}') \tag{2.35}$$

函数 f 在 $\boldsymbol{\theta}$ 的次梯度集合称为**次微分**，记为 $\partial f(\boldsymbol{\theta})$。

定理 2.6(凸函数的次梯度存在性) 设函数 $f:\mathbb{R}^n \to \bar{\mathbb{R}}$。如果对于任意 $\boldsymbol{\theta} \in \Omega$ 有 $\partial f(\boldsymbol{\theta}) \neq \varnothing$，则 f 为凸函数；反之，如果 f 是凸函数，则对于 Ω 的任意内点 $\boldsymbol{\theta}$ 有 $\partial f(\boldsymbol{\theta}) \neq \varnothing$。进一步，如果 f 为凸函数且在 $\boldsymbol{\theta}$ 可微，则 $\partial f(\boldsymbol{\theta}) = \{\nabla f(\boldsymbol{\theta})\}$，而且

$$f(\boldsymbol{\theta}) + \nabla f(\boldsymbol{\theta})^{\mathrm{T}}(\boldsymbol{\theta}' - \boldsymbol{\theta}) \leqslant f(\boldsymbol{\theta}') \tag{2.36}$$

定理 2.7 (一阶充要条件——凸目标函数) 设 $f:\mathbb{R}^n \to \bar{\mathbb{R}}$ 是凸函数，则 $\boldsymbol{\theta}^* \in \Omega$ 为 f 的**全局最小点**的充要条件是 $\boldsymbol{0} \in \partial f(\boldsymbol{\theta}^*)$；若 f 还是一阶连续可导且 $\boldsymbol{\theta}^*$ 为 Ω 的内点，则 $\boldsymbol{\theta}^*$ 为 f 的**全局最小点**的充要条件是 $\nabla f(\boldsymbol{\theta}^*) = \boldsymbol{0}$。

2.3.5.2 迭代下降算法

迭代算法是求解优化问题的一般方法，即利用某迭代算子 $T_k : \mathbb{R}^n \to \mathbb{R}^n$ 产生序列 $\{\boldsymbol{\theta}_k\}$，有

$$\boldsymbol{\theta}_{k+1} = T_k(\boldsymbol{\theta}_k) \tag{2.37}$$

其中 $\boldsymbol{\theta}_0$ 为迭代算法的初始点，需要事先给定。迭代算法 T_k 本身可能与 k 无关，即 $T_k = T$，此时称为**定常迭代**，否则称为**非定常迭代**。从另外一个角度讲，T_k 的输入变量可能不仅包括 $\boldsymbol{\theta}_k$，而且包括更多的前序值 $\{\boldsymbol{\theta}_k, \boldsymbol{\theta}_{k-1}, \boldsymbol{\theta}_{k-2}, \cdots\}$。我们希望迭代序列 $\{\boldsymbol{\theta}_k\}$ 收敛于某个点 (如全局最小点或局部极小点)；同时我们还关心 $\{\boldsymbol{\theta}_k\}$ 的收敛速率，收敛速率越高意味着算法的效率也就越高。考察基于定常迭代函数的收敛迭代序列相当于求解**不动点**问题

$$\boldsymbol{\theta}^* = T(\boldsymbol{\theta}^*) \tag{2.38}$$

满足上式的 $\boldsymbol{\theta}^*$ 称为不动点，记不动点集合为 Fix(T)。前述可导的无约束优化问题最优性条件 $\nabla f(\boldsymbol{\theta}^*) = \mathbf{0}$ 可写为不动点问题

$$\boldsymbol{\theta}^* = \boldsymbol{\theta}^* - \alpha \nabla f(\boldsymbol{\theta}^*) \tag{2.39}$$

其中 α 为非负常数。此时迭代算子 $T = I + \alpha \nabla f$，其中 I 为恒等映射。经典的不动点理论[4]可以为算法收敛提供重要理论基础。

称定常迭代算子 T 为 L-Lipschitz，如果满足

$$\|T(\boldsymbol{\theta}) - T(\boldsymbol{\theta}')\| \leqslant L\|\boldsymbol{\theta} - \boldsymbol{\theta}'\|, \quad \forall \boldsymbol{\theta}, \boldsymbol{\theta}' \in \mathbb{R}^n \tag{2.40}$$

其中常数 $L \in [0, \infty)$，$\|\cdot\|$ 为欧氏范数。如果 $L \in [0, 1)$，则称 T 为**压缩映射**。**压缩映射** T 有唯一不动点 $\boldsymbol{\theta}^*$，其产生的序列 $\{\boldsymbol{\theta}_k\}$ 收敛到 $\boldsymbol{\theta}^*$，且很容易得到 $\|\boldsymbol{\theta}_k - \boldsymbol{\theta}^*\| \leqslant L^k \|\boldsymbol{\theta}_0 - \boldsymbol{\theta}^*\|$。虽然压缩算子有非常好的收敛性，但对 f 的性质要求苛刻，适用范围也有限。

当 $L = 1$ 时，T 不一定有不动点，此时算子 T 称为**非扩张算子**(nonexpansive operator)。如果存在不动点，则非扩张性质可以保证迭代序列的有界性，但无法保证迭代序列收敛。可以证明[5]，设不动点存在，非扩张算子 T 和恒等算子 I 的组合形成的 β-**平均算子** $T' = (1-\beta)I + \beta T$ 有(弱)收敛性，其中 $\beta \in (0, 1)$。利用非扩张算子定义，可知 β 平均算子 T' 满足如下关系式

$$\|T'(\boldsymbol{\theta}) - T'(\boldsymbol{\theta}')\|^2 \leqslant \|\boldsymbol{\theta} - \boldsymbol{\theta}'\|^2 - \frac{1-\beta}{\beta}\|(I - T')(\boldsymbol{\theta}) - (1 - T')(\boldsymbol{\theta}')\|^2, \quad \forall \boldsymbol{\theta}, \boldsymbol{\theta}' \in \mathbb{R}^n \tag{2.41}$$

特别地，当 $\beta = 1/2$ 时，平均算子 T' 称为严格非扩张算子 (firmly nonexpansive operator)，包含了很多有意义的迭代算法。

因此，如果 T 具有非扩张性且存在不动点，则可考虑如下形式的迭代，

$$\boldsymbol{\theta}_{k+1} = (1 - \beta_k)\boldsymbol{\theta}_k + \beta_k T(\boldsymbol{\theta}_k) \tag{2.42}$$

上述迭代形式即著名的 KM 迭代[5]。

定理 2.8 (KM 定理) 设算子 $T : \mathbb{R}^n \to \mathbb{R}^n$ 是非扩张的，且存在不动点。设 $\beta_k \in [0, 1]$ 且 $\sum_{k=0}^{\infty} \beta_k(1 - \beta_k) = \infty$。给定任意初始点 $\boldsymbol{\theta}_0$，迭代算法 (2.42) 弱收敛到 T 的不动点。

系数 β_k 满足 KM 定理的条件的一个例子是，$\beta_k \in [\epsilon, 1-\epsilon]$，其中 $\epsilon \in (0, 1)$。此外，还存在很多算法的迭代算子不能用 L-Lipschitz 描述。

迭代下降算法要求迭代序列满足，如果 $\boldsymbol{\theta}_k$ 不是最优解，则 $f(\boldsymbol{\theta}_{k+1}) < f(\boldsymbol{\theta}_k)$。不失一般性，考虑如下增量形式的迭代序列

$$\boldsymbol{\theta}_{k+1} = \boldsymbol{\theta}_k + \alpha_k \boldsymbol{d}_k \tag{2.43}$$

2.3 模型优化基础

其中 d_k 称为 $f(\theta)$ 在 θ_k 的下降方向,$\alpha_k > 0$ 为迭代步长。步长 α_k 一般选得足够小,使得 $f(\theta_k + \alpha_k d_k) < f(\theta_k)$。对于可微函数,利用泰勒公式可证如下定理。

定理 2.9(可微函数的局部下降方向) 设函数 $f: \mathbb{R}^n \to \mathbb{R}$ 是可微的,则 d_k 为 $f(\theta)$ 在 θ_k 的下降方向的重要条件是

$$\nabla f(\theta_k)^\mathrm{T} d_k < 0$$

更一般的情况下,我们不一定要求迭代序列使得相应目标函数值一直是下降的,而是要求某个评价函数 ϕ 是下降的,即 $\phi(\theta_{k+1}) < \phi(\theta_k)$。例如,评价函数 ϕ 描述了当前的迭代值离最优解集的最小距离。

迭代下降算法设计的关键是下降方向 d_k 和迭代步长的选取 $\alpha_k > 0$。由于目标函数的负梯度方法为函数值下降方向,因此大部分情形 d_k 的设计依赖于梯度方向,典型的算法是梯度下降方法。给定下降方向 d_k,迭代步长的选取可以通过**精确线搜索**

$$\alpha_k = \arg\min_{\alpha \geqslant 0} f(\theta_k + \alpha d_k) \tag{2.44}$$

在一般情况下,上述一维优化问题也难以求得最优解,因此常考虑非精确线搜索[9]。一个常用的非精确搜索策略是**回溯线搜索**(backtracking line search),即首先给定下降方向 d_k,参数 $\gamma_0 > 0$,$\gamma \in (0,1)$,$\sigma \in (0, 1/2]$,令 $m := 0$;其次,如果

$$f(\theta_k + \gamma^m \gamma_0 d_k) \leqslant f(\theta_k) + \sigma \gamma^m \gamma_0 \nabla f(\theta_k)^\mathrm{T} d_k \tag{2.45}$$

不成立,则令 $m = m+1$;否则令 $m_k = m$,更新 θ_{k+1},

$$\theta_{k+1} = \theta_k + \gamma^{m_k} \gamma_0 d_k \tag{2.46}$$

迭代算法停止准则 由于实际计算机实现时,迭代算法只能执行有限步,因此需要恰当的停止准则。根据 2.2 节的内容,可以考虑如下三种基本停止准则。

(1) 迭代值绝对变化误差或相对变化误差小于给定的充分小的误差 ϵ,即

$$\|\theta_{k+1} - \theta_k\| \leqslant \epsilon \quad \text{或} \quad \frac{\|\theta_{k+1} - \theta_k\|}{\max\{1, \|\theta_k\|\}} \leqslant \epsilon \tag{2.47}$$

(2) 目标函数值绝对变化误差或相对变化误差小于给定的充分小的误差 ϵ,即

$$|f(\theta_{k+1}) - f(\theta_k)| \leqslant \epsilon \quad \text{或} \quad \frac{|f(\theta_{k+1}) - f(\theta_k)|}{\max\{1, |f(\theta_k)|\}} \leqslant \epsilon \tag{2.48}$$

(3) 可导目标函数值的梯度的范数小于给定的 ϵ,即

$$\|\nabla f(\theta_k)\| \leqslant \epsilon \tag{2.49}$$

但实际算法的停止准则不限于以上三种,如在考虑联合考虑原始问题和对偶问题的算法中,对偶间隙是一个好的算法停止准则。

2.3.5.3 梯度下降方法

梯度下降方法是求解光滑函数最小值最简单的迭代算法之一, 最早源自 Cauchy 1847 年的工作。由于只用到了一阶导数, 因此被称为一阶算法。针对问题 (2.31), f 为连续可导函数, 给定初始点 θ_0, 梯度下降方法的迭代公式为

$$\theta_{k+1} = \theta_k - \alpha_k \nabla f(\theta_k) \tag{2.50}$$

利用泰勒展开式, 可知目标函数的负梯度方向为函数值局部下降最快方向。迭代步长 α_k 一般选足够小的正的常数。如果利用精确线搜索确定最大步长 α_k, 则一般称该方法为**最速下降方法**。迭代公式 (2.50) 对应非定常迭代算子 $T_k = I - \alpha_k \nabla f$; 当 $\alpha_k = \alpha$ 时, 迭代公式 (2.50) 对应定常迭代算子 $T = I - \alpha \nabla f$, 相当于求解不动点问题 $\theta^* = T(\theta^*)$。梯度下降方法的收敛性依赖于目标函数 f 的性质和步长 α_k 的选取。

称连续可微函数 $f : \mathbb{R}^n \to \mathbb{R}$ 是 L **光滑的**, 如果 ∇f 满足 L-Lipschitz, 有

$$||\nabla f(\theta) - \nabla f(\theta')|| \leqslant L||\theta - \theta'||, \quad \forall \, \theta, \theta' \in \mathbb{R}^n \tag{2.51}$$

其中 $L > 0$。

定理 2.10 (收敛性–固定步长) 设优化问题 (2.31) 的目标函数 $f : \mathbb{R}^n \to \mathbb{R}$ 是凸函数且是 L 光滑的。对于梯度下降方法 (2.50), 如果采用固定步长 $\alpha_k = \alpha$ 且 $\alpha \in (0, 1/L)$, 则有

$$f(\theta_k) - f(\theta^*) \leqslant \frac{||\theta_0 - \theta^*||^2}{2\alpha k} \tag{2.52}$$

根据以上定理, 当 $k \to \infty$ 时, $f(\theta_k)$ 收敛到 f^*, 使得 $f(\theta_k) - f(\theta^*) \leqslant \epsilon$ 所需的迭代步数为 $O(1/\epsilon)$。

定理 2.11 (收敛性–回溯线搜索步长) 设优化问题 (2.31) 的目标函数 $f : \mathbb{R}^n \to \mathbb{R}$ 是凸函数且是 L 光滑的。对于梯度下降方法 (2.50), 如果采用回溯线搜索步长, 则有

$$f(\theta_k) - f(\theta^*) \leqslant \frac{||\theta_0 - \theta^*||^2}{2\gamma_0 k} \tag{2.53}$$

其中 $\gamma_0 = \min\{1, \gamma/L\}$。

梯度下降方法的收敛性分析、加速算法等请参考文献 [9, 14, 48, 49]。

2.3.5.4 近邻点法和近邻梯度法

近邻点法 (proximal-point algorithm, PPA) 不直接求解原始问题。首先, 定义如下近邻算子 $\text{Prox}_{\alpha f} : \mathbb{R}^n \to \mathbb{R}^n$,

$$\text{Prox}_{\alpha f}(\theta') = \arg\min_{\theta} \left\{ f(\theta) + \frac{1}{2\alpha} ||\theta - \theta'||^2 \right\} \tag{2.54}$$

2.3 模型优化基础

其中 f 是凸函数，权重参数 $\alpha > 0$。

给定初始点 $\boldsymbol{\theta}_0$，近邻点法的迭代公式为

$$\boldsymbol{\theta}_{k+1} = \text{Prox}_{\alpha_k f}(\boldsymbol{\theta}_k) \tag{2.55}$$

近邻点法是一个下降算法，这可以从迭代公式中明显看出

$$f(\boldsymbol{\theta}_{k+1}) + \frac{1}{2\alpha_k}\|\boldsymbol{\theta}_{k+1} - \boldsymbol{\theta}_k\|^2 \leqslant f(\boldsymbol{\theta}_k) \tag{2.56}$$

近邻点法的优势在于不要求目标函数可导。因此，在 $\text{Prox}_{\alpha f}(\boldsymbol{\theta}_k)$ 容易求的情形，近邻点法具有很大优势。特别地，很多形式的目标函数的 $\text{Prox}_{\alpha f}(\boldsymbol{\theta}_k)$ 有显式表达式[13]，如目标函数为变量的 ℓ_1 范数 $f(\boldsymbol{\theta}) = \sum_i |\boldsymbol{\theta}_i|$。

定理 2.12 [18]　　设优化问题 (2.31) 的目标函数 $f : \mathbb{R}^n \to \mathbb{R}$ 是凸函数，$\{\boldsymbol{\theta}_k\}$ 是近邻点算法 (2.55) 产生的迭代序列。如果 $\sum_{k=0}^{\infty} \alpha_k = \infty$，则 $f(\boldsymbol{\theta}_k)$ 收敛于 f^*；如果 f 的最优解集合非空，$\boldsymbol{\theta}_k$ 收敛于 f 的一个最优解。

此外，很容易验证近邻算子的不动点集合就是优化问题 (2.31) 的最优解集。

定理 2.13 [18]　　设优化问题 (2.31) 的目标函数 $f : \mathbb{R}^n \to \mathbb{R}$ 是凸函数，$\alpha > 0$。$\boldsymbol{\theta}^*$ 是优化问题 (2.31) 的最优解当且仅当 $\boldsymbol{\theta}^* = \text{Prox}_{\alpha f}(\boldsymbol{\theta}^*)$。

利用定理 2.7 可以很容易地证明上述定理。上述定理将最优化凸问题 (2.31) 归结为求近邻算子的不动点。可以证明，当目标函数 f 是强凸函数时，近邻算子为压缩算子，因而可以直接利用不动点定理得到收敛性分析[11]；对于一般凸目标函数，其近邻算子是严格非扩张的[5]。

松弛近邻点算法是近邻点法的扩展，事实上允许更大的迭代步长[11]。对于严格非扩张的近邻算子，定义**反射算子** $R_{\alpha_k f} := 2\text{Prox}_{\alpha_k f} - I$。容易验证 $R_{\alpha_k f} := 2\text{Prox}_{\alpha_k f} - I$ 是非扩张的，且与 $\text{Prox}_{\alpha_k f}(\cdot)$ 有相同的不动点集合[5]。应用 KM 定理到算子 $R_{\alpha_k f}$，有如下具有收敛性的迭代算法

$$\boldsymbol{\theta}_{k+1} = (1 - \beta_k)\boldsymbol{\theta}_k + \beta_k \text{Prox}_{\alpha_k f}(\boldsymbol{\theta}_k) \tag{2.57}$$

其中迭代步长 β_k 满足 $\sum_{k=0}^{\infty} \beta_k(2 - \beta_k) = \infty$。特别地，$\beta_k \in [\epsilon, 2 - \epsilon]$ 满足迭代步长条件。该迭代方法是 KM 迭代 (2.42) 在非严格扩张算子情形下的结论。当 $\beta_k = 1$，上述迭代算法就是近邻点算法 (2.55)。

近邻梯度法(proximal gradient algorithm，PGA) 是将近邻点和梯度下降相结合，往往被用于求解具有以下特殊结构的问题

$$\min_{\boldsymbol{\theta}} \{f(\boldsymbol{\theta})\} = f_1(\boldsymbol{\theta}) + f_2(\boldsymbol{\theta}) \tag{2.58}$$

其中 f_1 为光滑的凸函数，f_2 为凸函数但不一定光滑。该类问题代表了一大类模型，如 f_1 表示重构函数项 (一般为光滑函数)，f_2 表示正则化项 (经常为非光滑项)。由于目标函数的非光滑性，梯度下降方法无法直接用于求解。

给定初始点 $\boldsymbol{\theta}_0$，近邻梯度法采用如下迭代算法

$$\boldsymbol{\theta}_{k+\frac{1}{2}} = \boldsymbol{\theta}_k - \alpha_k \nabla f_1(\boldsymbol{\theta}_k) \tag{2.59a}$$

$$\boldsymbol{\theta}_{k+1} = \text{Prox}_{\alpha_k f_2}(\boldsymbol{\theta}_{k+\frac{1}{2}}) \tag{2.59b}$$

值得注意的是，当 $f_1 = 0$ 时，上述算法退化为近邻点法；当 $f_2 = 0$ 时，上述算法就是梯度下降方法。

定理 2.14 (收敛性–固定步长) 设优化问题 (2.58) 目标函数中 $f_1 : \mathbb{R}^n \to \mathbb{R}$ 是凸函数且是 L 光滑的，函数 $f_2 : \mathbb{R}^n \to \mathbb{R}$ 是凸的且 $\text{Prox}_{\alpha f_2}(\boldsymbol{\theta})$ 可求。令 $\alpha_k = \alpha < 1/L$，对于近邻梯度法 (2.50) 有

$$f(\boldsymbol{\theta}_k) - f(\boldsymbol{\theta}^*) \leqslant \frac{\|\boldsymbol{\theta}_0 - \boldsymbol{\theta}^*\|^2}{2\alpha k} \tag{2.60}$$

定理 2.15 (收敛性–回溯线搜索步长) 设优化问题 (2.58) 目标函数中 $f_1 : \mathbb{R}^n \to \mathbb{R}$ 是凸函数且是 L 光滑的，函数 $f_2 : \mathbb{R}^n \to \mathbb{R}$ 是凸的且 $\text{Prox}_{\alpha_k f_2}(\boldsymbol{\theta})$ 可求。步长 α_k 采用回溯线搜索确定，对于近邻梯度法 (2.50) 有

$$f(\boldsymbol{\theta}_k) - f(\boldsymbol{\theta}^*) \leqslant \frac{\|\boldsymbol{\theta}_0 - \boldsymbol{\theta}^*\|^2}{2\gamma_0 k} \tag{2.61}$$

其中 $\gamma_0 = \min\{1, \gamma/L\}$。

近邻梯度法的具体收敛性分析证明可参考文献 [5, 6, 18] 及加速算法可参考文献 [6]。

2.3.5.5 次梯度方法

对于不可微的凸函数，**次梯度方法** (sub-gradient method)[11, 48, 49] 是可行的方法。给定初始点 $\boldsymbol{\theta}_0$，次梯度方法的迭代公式为

$$\boldsymbol{\theta}_{k+1} = \boldsymbol{\theta}_k - \alpha_k \boldsymbol{g}_k \tag{2.62}$$

其中 $\boldsymbol{g}_k \in \partial f(\boldsymbol{\theta}_k)$ 是 f 在 $\boldsymbol{\theta}_k$ 的一个次梯度。次梯度方法不再是一个使目标函数单调下降的方法。具体地，根据次梯度的定义有

$$f(\boldsymbol{\theta}_{k+1}) \leqslant f(\boldsymbol{\theta}_k) + \boldsymbol{g}^{\mathrm{T}}(\boldsymbol{\theta}_{k+1} - \boldsymbol{\theta}_k) = f(\boldsymbol{\theta}_k) - \alpha_k \boldsymbol{g}_{k+1}^{\mathrm{T}} \boldsymbol{g}_k \tag{2.63}$$

由于次微分为集值函数且次梯度不具备连续性，即无论 $\boldsymbol{\theta}_{k+1}$ 和 $\boldsymbol{\theta}_k$ 距离多近，$\boldsymbol{g}_{k+1}^{\mathrm{T}} \boldsymbol{g}_k$ 都不一定非负。因此 $f(\boldsymbol{\theta}_{k+1}) < f(\boldsymbol{\theta}_k)$ 不一定成立。但是，次梯度方法的收敛性分析可以通过研究总体趋势得到。具体地，定义"历史最小值"

$$f_{\text{best}}^{(k)} = \min_{0 \leqslant i \leqslant k} f(\boldsymbol{\theta}_i) \tag{2.64}$$

2.3 模型优化基础

定理 2.16 (收敛性) 设优化问题 (2.31) 的目标函数 $f:\mathbb{R}^n \to \mathbb{R}$ 是凸函数且是 L-Lipschitz。设存在 $\boldsymbol{\theta}^*$ 且 $f^* = f(\boldsymbol{\theta}^*) > -\infty$。记 $\|\boldsymbol{\theta}_0 - \boldsymbol{\theta}^*\| \leqslant R$。设步长满足 $\sum_{i=0}^{\infty} \alpha_k^2 \leqslant \infty$ 和 $\sum_{i=0}^{\infty} \alpha_k = \infty$,则有

$$f_{\text{best}}^{(k)} - f^* \leqslant \frac{R^2 + L^2 \sum_{i=0}^{k} \alpha_k^2}{\sum_{i=0}^{k} \alpha_k} \tag{2.65}$$

即当 $k \to \infty$ 时,$f_{\text{best}}^{(k)}$ 收敛到 f^*。

次梯度方法收敛性证明及进一步理论分析,请参考文献 [11, 49]。

2.3.5.6 随机梯度方法

随机梯度下降 (stochastic gradient descent,SGD) **方法**[50, 51] 可以看作梯度下降方法的变形,主要用于求解光滑目标函数的加总优化问题 (2.29)

$$\min_{\boldsymbol{\theta}} \left\{ f(\boldsymbol{\theta}) = \frac{1}{N} \sum_{i=1}^{N} f_i(\boldsymbol{\theta}) \right\} \tag{2.66}$$

其中 $f_i : \mathbb{R}^n \to \mathbb{R}$ 为连续可导函数。应用梯度下降方法于问题 (2.66),迭代更新公式为

$$\boldsymbol{\theta}_{k+1} = \boldsymbol{\theta}_k - \frac{\alpha_k}{N} \sum_{i=1}^{N} \nabla f_i(\boldsymbol{\theta}_k) \tag{2.67}$$

以上迭代公式每一步的计算量是 $O(N)$ 的。当 N 很大的时候,每一步的计算量规模是相当庞大的。在监督数据建模中,N 一般为训练数据量,参见模型 (2.7)。因此,当应用于大数据建模时,梯度下降方法的可扩展性或伸缩性不够好。

随机梯度下降方法是一个古老的算法,每次仅随机挑选一个函数 f_{i_k} 用于梯度更新,其迭代公式为

$$\boldsymbol{\theta}_{k+1} = \boldsymbol{\theta}_k - \alpha_k \nabla f_{i_k}(\boldsymbol{\theta}_k) \tag{2.68}$$

其中 i_k 为第 k 步迭代随机挑选的函数的序号。这里的基本假设是随机梯度是原梯度的无偏估计。显然,随机梯度下降方法的每步的计算量是 $O(1)$,即 N 是无关的,因此具备应用于大规模问题的潜力。由于每次只用一个函数更新梯度,因此随机梯度下降方法不再是一个使得总目标函数单调下降的算法,且收敛速率要低于梯度下降方法。

定理 2.17 (收敛性-固定步长) 设 $D, L > 0$,优化问题 (2.31) 的目标函数 f 是凸函数且 L-Lipschitz,

$$\boldsymbol{\theta}^* = \arg\min_{\|\boldsymbol{\theta}\| \leqslant D} f(\boldsymbol{\theta}) \tag{2.69}$$

进一步，限定随机梯度下降方法迭代 K 步，令 $\boldsymbol{\theta}_0 = \boldsymbol{0}$，步长 $\alpha_k = \dfrac{D}{L\sqrt{K}}$。那么

$$E\left[f(\overline{\boldsymbol{\theta}})\right] - f(\boldsymbol{\theta}^*) \leqslant \frac{DL}{\sqrt{K}}\left[\frac{2K}{K-t+1} + \frac{1}{2}\right], \tag{2.70}$$

其中 $\overline{\boldsymbol{\theta}}_t^K = \dfrac{1}{K}\sum_{k=t}^{K-1}\boldsymbol{\theta}_k$，$0 \leqslant t \leqslant K-1$。

定理 2.18 (收敛性-可变步长) 设 $D, L > 0$，优化问题 (2.31) 的目标函数 f 是凸函数且 L-Lipschitz，

$$\boldsymbol{\theta}^* = \arg\min_{\|\boldsymbol{\theta}\| \leqslant D} f(\boldsymbol{\theta}) \tag{2.71}$$

进一步，限定随机梯度下降方法迭代 K 步，令 $\boldsymbol{\theta}_0 = \boldsymbol{0}$，步长 $\alpha_k = \dfrac{D}{L\sqrt{k+1}}$。那么

$$E\left[f(\overline{\boldsymbol{\theta}}_t^K)\right] - f(\boldsymbol{\theta}^*) \leqslant \frac{DL}{\sqrt{K}}\left[\frac{2K}{K-t+1} + \frac{1}{2}\frac{K}{t}\right] \tag{2.72}$$

其中 $\overline{\boldsymbol{\theta}}_t^K = \dfrac{1}{K}\sum_{k=t}^{K-1}\boldsymbol{\theta}_k$，$0 \leqslant t \leqslant K-1$。

因此 $E\left[f(\overline{\boldsymbol{\theta}})\right] - f(\boldsymbol{\theta}^*) = O(K^{-1/2})$。此外，在没有更多函数性质 (如光滑性、强凸性) 假设下，该收敛速率无法改进。以上定理主要来自文献 [47]。

随机梯度算法有大量变形，适用于不同的问题。例如，一个直接的变形算法是小批量 (mini-batch) 的随机梯度下降。具体地，每次迭代时不只选择一个函数，而是随机挑选一个子集 S_k 用于梯度估算，

$$\boldsymbol{\theta}_{k+1} = \boldsymbol{\theta}_k - \alpha_k \sum_{i=1}^{N}\frac{1}{|S_k|}\sum_{i \in S_k}\nabla f_i(\boldsymbol{\theta}_k) \tag{2.73}$$

粗略地讲，小批量随机梯度下降方法虽然增加了每一个迭代步骤的计算量，但能够有效提高算法的鲁棒性。

步长参数的选择是迭代算法的重要影响因素。还有一类随机梯度算法通过自适应的调节，来增加算法的效率或稳定性。例如，可以考虑使用历史迭代中的梯度信息来调整当前迭代步的步长，这类算法包括带动量 (momentum) 的随机梯度算法[55]、AdaGrad[22]、Adam[38]、AdaDelta[65] 等。

2.3.6 约束凸优化算法

2.3.6.1 约束凸优化问题——闭凸集约束

首先考察带闭凸集约束的凸优化问题

$$\begin{aligned} &\min_{\boldsymbol{\theta}} f(\boldsymbol{\theta}) \\ &\text{s.t.} \ \boldsymbol{\theta} \in \mathcal{C} \end{aligned} \tag{2.74}$$

其中 $\mathcal{C}$ 为闭凸集。

定理 2.19 (一阶充要条件——带凸集约束的凸优化问题) 设 f 是凸函数且在闭凸集 $\mathcal{C}$ 上可导,则

$$\boldsymbol{\theta}^* \in \arg\min_{\boldsymbol{\theta} \in \mathcal{C}} f(\boldsymbol{\theta}) \tag{2.75}$$

的充要条件是 $\nabla f(\boldsymbol{\theta}^*)^{\mathrm{T}}(\boldsymbol{\theta}^* - \boldsymbol{\theta}) \leqslant 0, \ \forall \boldsymbol{\theta} \in \mathcal{C}.$

当 $\mathcal{C} = \mathbb{R}^n$,即问题为无约束优化问题时,上述最优性条件等价于无约束优化问题的最优性条件,即 $\nabla f(\boldsymbol{\theta}^*) = \mathbf{0}$。

2.3.6.2 梯度投影方法

闭凸集约束凸优化问题是无约束凸优化问题的推广,而求解该类问题的基本方法是投影方法。具体地,为了避免前述梯度下降方法、次梯度方法和随机梯度方法所得迭代值 $\boldsymbol{\theta}_k$ 超出约束域 $\mathcal{C}$,在每个迭代步实施一次到约束域的投影。

首先,引入如下投影算法子 $\Pi_{\mathcal{C}}(\cdot) : \mathbb{R}^n \to \mathbb{R}^n$,

$$\Pi_{\mathcal{C}}(\boldsymbol{\theta}') = \arg\min_{\boldsymbol{\theta} \in \mathcal{C}} ||\boldsymbol{\theta} - \boldsymbol{\theta}'|| \tag{2.76}$$

利用凸集分离定理可以证明对于任意的闭凸集 $\mathcal{C}$,投影算子是良定的,且存在唯一值 (证明过程可参考文献 [10])。根据定理 2.19 有, ① $(\Pi_{\mathcal{C}}(\boldsymbol{\theta}') - \boldsymbol{\theta})^{\mathrm{T}}(\Pi_{\mathcal{C}}(\boldsymbol{\theta}') - \boldsymbol{\theta}') \leqslant 0, \ \forall \boldsymbol{\theta} \in \mathcal{C}$,即从几何上讲,向量 $\boldsymbol{a} = \boldsymbol{\theta}' - \Pi_{\mathcal{C}}(\boldsymbol{\theta}')$ 与向量 $\boldsymbol{b} = \boldsymbol{\theta} - \Pi_{\mathcal{C}}(\boldsymbol{\theta}')$ 成钝角;② $||\Pi_{\mathcal{C}}(\boldsymbol{\theta}') - \Pi_{\mathcal{C}}(\boldsymbol{\theta}'')||^2 \leqslant (\boldsymbol{\theta}' - \boldsymbol{\theta}'')^{\mathrm{T}}(\Pi_{\mathcal{C}}(\boldsymbol{\theta}') - \Pi_{\mathcal{C}}(\boldsymbol{\theta}''))$,利用 Schwarz 不等式可知,$\Pi_{\mathcal{C}}(\cdot)$ 是非扩张算子。事实上,利用定义可知,$\Pi_{\mathcal{C}}(\cdot)$ 还是严格非扩张的[5],从而应用不动点理论证明收敛性。

其次,利用投影算子,无约束问题的梯度下降方法、次梯度方法和随机梯度方法都可以应用到带集合约束的问题 (2.74)。具体地,给定初始点 $\boldsymbol{\theta}_0$,通过如下迭代步求解,

$$\boldsymbol{\theta}_{k+1} = \Pi_{\mathcal{C}}(\boldsymbol{\theta}_k - \alpha_k \boldsymbol{d}_k) \tag{2.77}$$

其中 $\boldsymbol{d}_k$ 为迭代方向。例如,在梯度下降方法中,$\boldsymbol{d}_k = \nabla f(\boldsymbol{\theta}_k)$;在次梯度方法中,$\boldsymbol{d}_k \in \partial f(\boldsymbol{\theta}_k)$。可以证明,投影 (次、随机) 梯度方法和不带投影的方法具有类似的收敛性和收敛速率[11]。

值得注意的是,投影梯度方法是近邻梯度法的一种特殊情形。定义非空约束域 $\mathcal{C}$ 对应的指示函数 $\iota_{\mathcal{C}} : \mathbb{R}^n \to \mathbb{R} \cup \{+\infty\}$,

$$\iota_{\mathcal{C}}(\boldsymbol{\theta}) = \begin{cases} 0, & \boldsymbol{\theta} \in \mathcal{C} & (2.78\mathrm{a}) \\ +\infty, & 其他 & (2.78\mathrm{b}) \end{cases}$$

根据近邻算子的定义,

$$\begin{aligned}
\operatorname{Prox}_{\alpha\iota_{\mathcal{C}}}(\boldsymbol{\theta}') &= \arg\min_{\boldsymbol{\theta}} \left\{ \iota_{\mathcal{C}}(\boldsymbol{\theta}) + \frac{1}{2\alpha}\|\boldsymbol{\theta}-\boldsymbol{\theta}'\|^2 \right\} \\
&= \arg\min_{\boldsymbol{\theta}\in\mathcal{C}} \|\boldsymbol{\theta}-\boldsymbol{\theta}'\|^2 \\
&= \Pi_{\mathcal{C}}(\boldsymbol{\theta}')
\end{aligned} \tag{2.79}$$

上式对任意正实数 α 成立。

2.3.6.3 约束凸优化问题——不等式和等式约束

考虑含有等式和不等式约束的凸优化问题 (2.21),即

$$\begin{aligned}
\min_{\boldsymbol{\theta}} \quad & f(\boldsymbol{\theta}) \\
\text{s.t.} \quad & h_i(\boldsymbol{\theta}) = 0, \quad i = 1, 2, \cdots, l \\
& g_j(\boldsymbol{\theta}) \leqslant 0, \quad j = 1, 2, \cdots, r
\end{aligned} \tag{2.80}$$

其中 f 和 g_j 都是凸函数,h_i 是仿射函数。进一步,假设 f 和 g_j 都是光滑函数。

类似于问题 (2.21),引入拉格朗日乘子 $\boldsymbol{\mu} \geqslant \mathbf{0}$ 和 $\boldsymbol{\lambda} \in \mathbb{R}^l$,问题 (2.80) 的拉格朗日函数为

$$L(\boldsymbol{\theta},\boldsymbol{\lambda},\boldsymbol{\mu}) = f(\boldsymbol{\theta}) + \sum_{i=1}^{l}\lambda_i h_i(\boldsymbol{\theta}) + \sum_{j=1}^{r}\mu_j g_j(\boldsymbol{\theta}) \tag{2.81}$$

由定理 2.2 和 定理 2.3 很容易得到著名的 KKT(Karush-Kuhn-Tucker) 最优性条件。

定理 2.20 (KKT 最优性条件) 设凸问题 (2.80) 的强对偶性 $q^* = f^*$ 成立 (如满足 Slater 条件),如果 $(\boldsymbol{\theta}^*, \boldsymbol{\mu}^*, \boldsymbol{\lambda}^*)$ 为原始问题和对偶问题的一对最优解当且仅当满足如下 KKT 条件,

$$\begin{aligned}
& \nabla f(\boldsymbol{\theta}^*) + \sum_{i=1}^{l}\lambda_i^* \nabla h_i(\boldsymbol{\theta}^*) + \sum_{j=1}^{r}\mu_j^* \nabla g_j(\boldsymbol{\theta}^*) = \mathbf{0} \\
& h_i(\boldsymbol{\theta}^*) = 0, \qquad i = 1, 2, \cdots, l \\
& \mu_j^* g_j(\boldsymbol{\theta}^*) = 0, \quad j = 1, 2, \cdots, r \\
& g_j(\boldsymbol{\theta}^*) \leqslant 0, \qquad j = 1, 2, \cdots, r \\
& \mu_j^* \leqslant 0, \qquad\quad j = 1, 2, \cdots, r
\end{aligned} \tag{2.82}$$

值得注意的是,上述定理不只适用于凸优化问题。

2.3.6.4 (增广) 拉格朗日乘子法

本节考虑仅含等式约束的凸优化问题

2.3 模型优化基础

$$\min_{\boldsymbol{\theta}} f(\boldsymbol{\theta}) \\ \text{s.t.} \quad \boldsymbol{A\theta} = \boldsymbol{b} \tag{2.83}$$

其中 f 是凸函数，$\boldsymbol{A}$ 是 $l \times n$ 矩阵，$\boldsymbol{b} \in \mathbb{R}^l$。其拉格朗日对偶函数为

$$q(\boldsymbol{\lambda}) = \inf_{\boldsymbol{\theta}} \left\{ L(\boldsymbol{\theta}, \boldsymbol{\lambda}) = f(\boldsymbol{\theta}) + \boldsymbol{\lambda}^{\mathrm{T}}(\boldsymbol{A\theta} - \boldsymbol{b}) \right\} \tag{2.84}$$

凸优化问题 (2.83) 的对偶问题是

$$\max_{\boldsymbol{\lambda} \in \mathbb{R}^l} q(\boldsymbol{\lambda}). \tag{2.85}$$

假设 f 可微，根据 KKT 条件，问题 (2.83) 的最优性条件是

$$\boldsymbol{A\theta}^* - \boldsymbol{b} = \boldsymbol{0} \tag{2.86a}$$

$$\nabla f(\boldsymbol{\theta}^*) + \boldsymbol{A}^{\mathrm{T}} \boldsymbol{\lambda}^* = \boldsymbol{0} \tag{2.86b}$$

求解凸优化问题 (2.83) 的**拉格朗日方法**是对最大化问题 (2.85) 采用梯度上升方法。具体地，采用如下两步迭代，

$$\boldsymbol{\theta}_{k+1} = \arg\min_{\boldsymbol{\theta}} L(\boldsymbol{\theta}, \boldsymbol{\lambda}_k) \tag{2.87a}$$

$$\boldsymbol{\lambda}_{k+1} = \boldsymbol{\lambda}_k + \alpha_k (\boldsymbol{A\theta}_{k+1} - \boldsymbol{b}) \tag{2.87b}$$

该算法的重要假设是 $q(\boldsymbol{\lambda})$ 可微；当 $q(\boldsymbol{\lambda})$ 不可微时，可以采用次梯度方法[57]。值得注意的是，该算法的收敛性需要较多的假设条件，并且一般算法收敛速度较慢。

一类更为有效的算法是**增广拉格朗日法**(augmented Lagrangian method, ALM)。具体地，采用如下增广拉格朗日函数 $L_\rho(\boldsymbol{\theta}, \boldsymbol{\lambda})$ 代替原拉格朗日函数

$$q(\boldsymbol{\lambda}) = \inf_{\boldsymbol{\theta}} \left\{ L_\rho(\boldsymbol{\theta}, \boldsymbol{\lambda}) = f(\boldsymbol{\theta}) + \boldsymbol{\lambda}^{\mathrm{T}}(\boldsymbol{A\theta} - \boldsymbol{b}) + \rho/2 \|\boldsymbol{A\theta} - \boldsymbol{b}\|^2 \right\} \tag{2.88}$$

其中 ρ 为正的常数。相应的增广拉格朗日乘子迭代算法为

$$\boldsymbol{\theta}_{k+1} = \arg\min_{\boldsymbol{\theta}} L_\rho(\boldsymbol{\theta}, \boldsymbol{\lambda}_k) \tag{2.89a}$$

$$\boldsymbol{\lambda}_{k+1} = \boldsymbol{\lambda}_k + \rho(\boldsymbol{A\theta}_{k+1} - \boldsymbol{b}) \tag{2.89b}$$

ALM 方法最早由 Hestenes[35] 等提出。值得注意的是，假设 f 可微，根据迭代步 (2.89a) 有

$$\begin{aligned} \boldsymbol{0} &= \nabla_{\boldsymbol{\theta}} L_\rho(\boldsymbol{\theta}_{k+1}, \boldsymbol{\lambda}_k) \\ &= \nabla f(\boldsymbol{\theta}_{k+1}) + \boldsymbol{A}^{\mathrm{T}}(\boldsymbol{\lambda}_k + \rho(\boldsymbol{A\theta}_{k+1} - \boldsymbol{b})) \\ &= \nabla f(\boldsymbol{\theta}_{k+1}) + \boldsymbol{A}^{\mathrm{T}} \boldsymbol{\lambda}_{k+1} \end{aligned} \tag{2.90}$$

因此，ALM 算法意味着该算法对偶可行。此外，当 $k \to \infty$ 时，$\boldsymbol{A\theta}_k - \boldsymbol{b} \to \boldsymbol{0}$。关于算法收敛性的具体分析可参考文献 [9]。

2.3.6.5 交替方向乘子法

交替方向乘子法(alternating direction method of multipliers，ADMM)[12, 26] 主要用于求解如下一类典型的问题

$$\min_{\boldsymbol{\theta},\boldsymbol{\eta}} f_1(\boldsymbol{\theta}) + f_2(\boldsymbol{\eta}) \\ \text{s.t.} \ \boldsymbol{A}\boldsymbol{\theta} + \boldsymbol{B}\boldsymbol{\eta} = \boldsymbol{b} \tag{2.91}$$

其中 f_1 和 f_2 是凸函数，$\boldsymbol{A}$ 是 $l \times n_1$ 矩阵，$\boldsymbol{B}$ 为 $l \times n_2$ 矩阵，$\boldsymbol{b} \in \mathbb{R}^l$。该类问题的一个重要来源是如下形式的无约束优化问题

$$\min_{\boldsymbol{\theta}} f_1(\boldsymbol{\theta}) + f_2(\boldsymbol{A}\boldsymbol{\theta}) \tag{2.92}$$

其中矩阵 $\boldsymbol{A}$ 一般假设为列满秩。令 $\boldsymbol{\eta} = \boldsymbol{A}\boldsymbol{\theta}$ 可得形如问题 (2.91) 的带约束问题

$$\min_{\boldsymbol{\theta},\boldsymbol{\eta}} f_1(\boldsymbol{\theta}) + f_2(\boldsymbol{\eta}) \\ \text{s.t.} \ \boldsymbol{A}\boldsymbol{\theta} - \boldsymbol{\eta} = 0 \tag{2.93}$$

模型 (2.92) 广泛出现在信号处理、图像处理和机器学习中，例如，经典的压缩传感模型[21]，

$$\min_{\boldsymbol{\theta} \in \mathbb{R}^n} \frac{1}{2}\|\boldsymbol{A}\boldsymbol{\theta} - \boldsymbol{b}\|^2 + \gamma\|\boldsymbol{\theta}\|_1$$

以及基于全变差正则化的去噪模型[53]。

问题 (2.91) 的拉格朗日函数为

$$L(\boldsymbol{\theta}, \boldsymbol{\eta}, \boldsymbol{\lambda}) = f_1(\boldsymbol{\theta}) + f_2(\boldsymbol{\eta}) + \boldsymbol{\lambda}^{\mathrm{T}}(\boldsymbol{A}\boldsymbol{\theta} + \boldsymbol{B}\boldsymbol{\eta} - \boldsymbol{b}) + \frac{\rho}{2}\|\boldsymbol{A}\boldsymbol{\theta} + \boldsymbol{B}\boldsymbol{\eta} - \boldsymbol{b}\|^2 \tag{2.94}$$

假设 f 可微，根据 KKT 条件，问题 (2.91) 的最优性条件是

$$\boldsymbol{A}\boldsymbol{\theta}^* + \boldsymbol{B}\boldsymbol{\eta}^* - \boldsymbol{b} = 0 \tag{2.95a}$$

$$\nabla f_1(\boldsymbol{\theta}^*) + \boldsymbol{A}^{\mathrm{T}}\boldsymbol{\lambda}^* = 0 \tag{2.95b}$$

$$\nabla f_2(\boldsymbol{\eta}^*) + \boldsymbol{B}^{\mathrm{T}}\boldsymbol{\lambda}^* = 0 \tag{2.95c}$$

ADMM 迭代算法为

$$\boldsymbol{\theta}_{k+1} = \arg\min_{\boldsymbol{\theta}} L_{\rho}(\boldsymbol{\theta}, \boldsymbol{\eta}_k, \boldsymbol{\lambda}_k) \tag{2.96a}$$

$$\boldsymbol{\eta}_{k+1} = \arg\min_{\boldsymbol{\eta}} L_{\rho}(\boldsymbol{\theta}_{k+1}, \boldsymbol{\eta}, \boldsymbol{\lambda}_k) \tag{2.96b}$$

$$\boldsymbol{\lambda}_{k+1} = \boldsymbol{\lambda}_k + \rho(\boldsymbol{A}\boldsymbol{\theta}_{k+1} + \boldsymbol{B}\boldsymbol{\eta}_{k+1} - \boldsymbol{b}) \tag{2.96c}$$

在较为宽松的条件下，ADMM 迭代算法有收敛性。关于算法收敛性的具体证明和分析可参考文献 [9, 12, 23, 27]；关于收敛速率的分析请参考文献 [33]。

定理 2.21 (ADMM 算法收敛性) 设优化问题 (2.91) 的原问题和对偶问题存在最优解，且 f_1 和 f_2 的定义域是紧致的，则有

(a) ADMM 算法产生的序列 $\{\boldsymbol{\theta}_k, \boldsymbol{\eta}_k, \boldsymbol{\lambda}_k\}$ 是有界的，且 $\{\boldsymbol{\theta}_k, \boldsymbol{\eta}_k\}$ 收敛于原问题 (2.91) 的一个最优解，$\{\boldsymbol{\lambda}_k\}$ 收敛于对偶问题的一个最优解。

(b) 残差序列 $\{\boldsymbol{A\theta}_k + \boldsymbol{B\eta}_k - \boldsymbol{b}\}$ 收敛于 $\boldsymbol{0}$。

值得注意的是，目标函数为多个函数和的情形，ADMM 算法不具备上述收敛性。文献 [16] 给出了一个不收敛的例子。

2.4 医学大数据

医学数据类型非常丰富，包括 (电子) 病历数据、医学检验数据、医学影像数据、基因数据等诸多类型：① (电子) 病历数据记录的是患者症状自述、医生诊断结果以及治疗过程和效果等，一般以文字形式记录，属于非结构化的数据；② 医学检验数据来源于医学检验设备，不仅包括血常规检查等生化检查，还包括血压仪、心电图仪、脑电图仪等，一般具有标准的数据格式，属于结构化数据；③ 医学影像数据为灰度或彩色图像数据，如 X 射线图像、超声图像、电子计算机断层扫描图像、磁共振图像 (包括结构 MR 图像和功能 MR 图像)、正电子发射型计算机断层扫描 (positron emission tomography，PET) 图像、电子显微镜 (electron microscope，EM) 图像、内镜图像等，为非结构化数据；④ 基因数据主要源于基因测序设备，在现代医学诊断中的重要性越来越高。

医学数据的复杂性不仅在于数据来源的多样性 (多模态数据) 和数据形态的复杂性 (结构化和非结构化数据混合)，而且不同种类数据对不同人体部位和不同疾病有明显不同的表达能力。面对种类繁多的疾病和人体器官/组织，医学诊疗是一项复杂且具有挑战性的任务，往往需要综合多种数据以及 (业界共同的和医生个人的) 诊疗经验进行判断。医学数据带来的挑战还在于庞大的总体数据规模和高速增长的数据总量。以医学影像数据为例，仅仅单次常规三维 CT 扫描数据一般要超过 10 MB，而 CT 检查已经是医院的日常检查手段。到 2019 年末，全国有三级医院 2749 个 (其中：三级甲等医院 1516 个)，二级医院 9687 个，这是在我国形成医学大规模数据的基础①。医学数据的另一个巨大挑战是参差不齐的数据质量，以及复杂疾病的有限数据量。

针对复杂的大规模医学数据，建立有效的数学模型和设计高效计算方法是数理医学的主要研究课题。由于篇幅所限，本书无法涉及所有种类数据，因此本书将

---

① 以上数据来源于国家卫生健康委员会在 2020 年 6 月 6 日发布的《2019 年我国卫生健康事业发展统计公报》。

以医学影像分析为例探讨数理医学的应用。具体地,我们将探讨数理医学在疾病筛查与诊断 (属于预防医学)、介入及外科手术,以及术后评估中的应用。

2.5 医学图像数据的处理、分析与解译

鉴于医学影像数据在临床诊疗全过程和病因探索方面的特殊重要性,本书主要讲述医学影像的建模与分析。医学图像数据一般以函数或离散矩阵形式定义:设 n 维图像函数 $I: \Omega \to \Omega'$,其中定义域 Ω 为 $\mathbb{R}^n$ 中的子区域 (在离散情形,I 为 n 维矩阵),图像函数 I 的值域 Ω' 因图像类型不同而不同。在默认情况下,图像 I 为灰度图像,即 $\Omega' \subseteq R$,X 射线图像、B 超图像、CT 图像、结构 MR 图像、PET 图像等均为灰度图像;在其他图像模态,如弥散张量图像 (DTI,是 MRI 的一种特殊形式)、功能磁共振图像 (fMRI) 等图像模态中图像每一点为正定矩阵或信号序列。实际的图像一般以离散形式在计算机中存储,无论离散区域还是连续区域上的图像均以 I 表示,且不致引起混淆。不同于自然图像,医学影像反映的是人体的内部解剖结构或功能。医学图像目前是临床诊断和治疗不可或缺的依据,常见的应用,如肿瘤的良恶性诊断、疾病的发展程度评估、手术前的定量分析和规划、手术过程的引导等。

医学图像的自动解译和理解,包括医学图像所含场景的描述和理解、基于图像内容的语义推理等,是数理医学研究的重要目的。值得注意的是,图像的解译输出应当是和任务相关;由于图像应用的医学临床任务不同,相同的图像的解译结果可能不同。因此医学图像的建模、分析和自动解译非常复杂,且与任务是高度相关的。根据图像建模的目的和输出,可以将医学图像建模分为低、中、高三个层级,① 图像处理;② 图像分析;③ 图像解译。目前图像的建模主要还是以图像的处理和分析为主。

图像处理则侧重于提高图像自身的质量、增强图像特征的显著性以及简单特征的提取,常见的任务包括图像去噪、超分辨 (提高空间分辨率)、图像边界增强、图像去偏移场、图像分割、图像配准等;图像分析侧重于建模与语义特征表示,建立图像的抽象化模型;图像解译即对图像的语义理解,包含了高级别的任务,如图像中有什么目标、目标之间的关系如何等图像内在结构知识。以图像分割为例,① 传统意义上分割是将图像中灰度或其他特征相似的像素点归为一类或者找到图像内的边界及其围成的区域,各分割区域一般无特定含义,属于图像处理的范畴;② 交互式 (可以是仅在初始阶段也可以是在整个过程) 分割,则进一步由用户指定待分割的大致位置 (如待分割目标的限位框、待分割目标内的一部分区域等) 实现选择性分割;③ 以图像解译为目的分割则希望自动从图像中识别是否有所要的目标物、目标所在的位置 (如其限位框) 并勾勒出目标物的准确边界,一般称为语义

分割。语义分割中的目标不再是图像灰度相近的一块区域，可能包含多种不同的灰度并对应某一解剖结构。

医学图像分析和解译的难点主要在如下几个方面：① 医学图像的解读任务复杂多样，几乎涉及全身各系统各种疾病的成像诊断；② 疾病类型众多，但发病率不一且发病分散，导致数据收集困难，小数据和数据不平衡问题十分普遍；③ 医学影像数据"孤岛现象"普遍，由于设备差异、采集操作差异、信息技术系统缺乏规范等原因，不同医院或影响中心的数据差异性较大且普遍不能互通互认，并进一步加剧了小数据问题；④医学影像成像设备种类多样，单一模态数据受成像原理限制，一般只能反映和疾病相关的部分信息；⑤ 医学影像属于高维度非结构化数据，且数量众多；⑥ 医学数据标注困难且成本高昂，不同医生标注差异明显，缺乏金标准；⑦ 临床决策对可解释性、透明性、可扩展性、鲁棒性、实时性要求较高。

本书接下来将分三篇，分别介绍数理医学在基于医学影像的智能辅助诊断、智能辅助手术和临床术后评估方面的应用。

参 考 文 献

[1] 李庆扬, 王能超, 易大义. 数值分析. 北京: 清华大学出版社, 2001.

[2] Ahonen T, Hadid A, Pietikainen M. Face description with local binary patterns: Application to face recognition. IEEE Transactions on Pattern Analysis and Machine Intelligence, 2006, 28(12): 2037-2041.

[3] Badrinarayanan V, Kendall A, Cipolla R. SegNet: A deep convolutional encoder-decoder architecture for image segmentation. IEEE Transactions on Pattern Analysis and Machine Intelligence, 2017, 39(12): 2481-2495.

[4] Bauschke H H, Burachik R S, Combettes P L, et al. Fixed-point Algorithms for Inverse Problems in Science and Engineering. New York: Springer, 2011, 49.

[5] Bauschke H H, Combettes P L. Convex Analysis and Monotone Operator Theory in Hilbert Spaces. New York: Springer, 2011.

[6] Beck A, Teboulle M. A fast iterative shrinkage-thresholding algorithm for linear inverse problems. SIAM Journal on Imaging Sciences, 2009, 2(1): 183-202.

[7] Bellman R E. Dynamic Programming. Princeton: Princeton University Press, 1957.

[8] Boccacci P, Bertero M. Introduction to Inverse Problems in Imaging. Bristol: CRC press, 1998.

[9] Bertsekas D P. Nonlinear Programming. 2nd ed. Belmont: Athena Scientific, 1999.

[10] Bertsekas D P. Convex Optimization Theory. Belmont: Athena Scientific, 2009.

[11] Bertsekas D P. Convex Optimization Algorithms. Belmont: Athena Scientific, 2015.

[12] Boyd S, Parikh N, Chu E, et al. Distributed optimization and statistical learning via the alternating direction method of multipliers. Foundations and Trends in Machine

learning, 2011, 3(1): 1-122.

[13] Boyd S, Vandenberghe L. Convex Optimization. Cambridge: Cambridge University Press, 2004.

[14] Bubeck S. Convex optimization: Algorithms and complexity. Foundations and Trends in Machine Learning, 2015, 8(3/4): 231-357.

[15] Calonder M, Lepetit V, Strecha C, et al. Brief: Binary robust independent elementary features. European Conference on Computer Vision, Berlin: Springer, 2010: 778-792.

[16] Chen C H, He B S, Ye Y Y, et al. The direct extension of ADMM for multi-block convex minimization problems is not necessarily convergent. Mathematical Programming, 2016, 155(1-2): 57-79.

[17] Chen L C, Papandreou G, Kokkinos I, et al. DeepLab: Semantic image segmentation with deep convolutional nets, atrous convolution, and fully connected CRFs. IEEE Transactions on Pattern Analysis and Machine Intelligence, 2018, 40(4): 834-848.

[18] Combettes P L, Wajs V R. Signal recovery by proximal forward-backward splitting. Multiscale Modeling and Simulation, 2005, 4(4): 1168-1200.

[19] Dalal N, Triggs B. Histograms of oriented gradients for human detection. Proceedings of the IEEE Conference on Computer Vision and Pattern Recognition, IEEE, 2005, 1: 886-893.

[20] Davis J, Goadrich M. The relationship between precision-recall and ROC curves. Proceedings of the 23rd International Conference on Machine learning, AMC, 2006: 233-240.

[21] Donoho D L. Compressed sensing. IEEE Transactions on Information Theory, 2006, 52(4): 1289-1306.

[22] Duchi J, Hazan E, Singer Y. Adaptive subgradient methods for online learning and stochastic optimization. Journal of Machine Learning Research, 2011, 12: 2121-2159.

[23] Eckstein J, Bertsekas D P. On the Douglas-Rachford splitting method and the proximal point algorithm for maximal monotone operators. Mathematical Programming, 1992, 55(1-3): 293-318.

[24] Engan K, Aase S O, Husoy J H. Method of optimal directions for frame design. Proceedings of the IEEE Conference on Acoustics, Speech, and Signal Processing, IEEE, 1999, 5: 2243-2446.

[25] Fawcett T. An introduction to ROC analysis. Pattern Recognition Letters, 2006, 27(8): 861-874.

[26] Gabay D, Mercier B. A dual algorithm for the solution of nonlinear variational problems via finite element approximation. Computers & mathematics with Applications, 1976, 2(1): 17-40.

[27] Oden J, Glowinski R, Tallec P L. Augmented Lagrangian and operator-splitting methods in nonlinear mechanics. Mathematics of Computation, 1992, 58(197): 451.

[28] Goodfellow I, Bengio Y, Courville A, et al. Deep Learning, Volume 1. Gambridge: MIT Press, 2016.

[29] Goodfellow I J, Pouget-Abadie J, Mirza M, et al. Generative adversarial networks. International Conference on Neural Information Processing Systems, 2014, 3: 2672-2680.

[30] Guyon I, Elisseeff A. An introduction to variable and feature selection. Journal of Machine Learning Research, 2003, 3: 1157-1182.

[31] Harris C, Stephens M. A Combined Corner and Edge Detector. The plessey company plc, 1988.

[32] Haykin S S. Neural Networks and Learning Machines. 3rd ed. New Jersey: Prentice Hall, 2009.

[33] He B S, Yuan X M. On the $o(1/n)$ convergence rate of the douglas-rachford alternating direction method. SIAM Journal on Numerical Analysis, 2012, 50(2): 700-709.

[34] He K M, Zhang X Y, Ren S Q, et al. Deep residual learning for image recognition. Proceedings of the IEEE Conference on Computer Vision and Pattern Recognition, 2016: 770-778.

[35] Hestenes M R. Multiplier and gradient methods. Journal of Optimization Theory and Applications, 1969, 4(5): 303-320.

[36] Hochreiter S, Schmidhuber J. Long short-term memory. Neural Computation, 1997, 9(8): 1735-1780.

[37] Jolliffe I T. Principal component analysis. International Encyclopedia of Statistical Science. Berlin: Springer, 2011: 1094-1096.

[38] Kingma D P, Ba J. Adam: A method for stochastic optimization. arXiv preprint: 1412.6980, 2014.

[39] Kingma D P, Welling M. Auto-encoding variational bayes. Proceedings of the 2nd International Conference on Learning Representations (ICLR), 2013: 1-14.

[40] Krizhevsky A, Sutskever I, Hinton G E. Imagenet classification with deep convolutional neural networks. Advances in Neural Information Processing Systems, 2012: 1097-1105.

[41] LeCun Y, Bottou L, Bengio Y, et al. Gradient-based learning applied to document recognition. Proceedings of the IEEE, 1998, 86(11): 2278-2324.

[42] Lin G S, Milan A, Shen C H, et al. Refinenet: Multi-path refinement networks for high-resolution semantic segmentation. Proceedings of the IEEE Conference on Computer Vision and Pattern Recognition, 2017: 1925-1935.

[43] Long J, Shelhamer E, Darrell T. Fully convolutional networks for semantic segmentation. In Proceedings of the IEEE Conference on Computer Vision and Pattern Recognition, 2015: 3431-3440.

[44] Lowe D G. Distinctive image features from scale-invariant keypoints. International

Journal of Computer Vision, 2004, 60(2): 91-110.

[45] Luenberger D G, Ye Y. Linear and Nonlinear Programming. New York: Springer, 1984.

[46] Maes F, Collignon A, Vandermeulen D, et al. Multimodality image registration by maximization of mutual information. IEEE Transactions on Medical Imaging, 1997, 16(2): 187-198.

[47] Nemirovski A, Juditsky A, Lan G, et al. Robust stochastic approximation approach to stochastic programming. SIAM Journal on Optimization, 2009, 19(4): 1574-1609.

[48] Nesterov Y. Introductory Lectures on Convex Optimization: A Basic Course. New York: Kluwer Academic Publishers, 2004.

[49] Polyak B T. Introduction to Optimization. New York: Optimization Software, 1987.

[50] Polyak B T, Juditsky A. Acceleration of stochastic approximation by averaging. SIAM Journal on Control and Optimization, 1992, 30(4): 838-855.

[51] Robbins H, Monro S. A stochastic approximation method. The Annals of Mathematical Statistics, 1951, 22(3): 400-407.

[52] Ronneberger O, Fischer P, Brox T. U-Net: Convolutional networks for biomedical image segmentation. In International Conference on Medical Image Computing and Computer-assisted Intervention, New York: Springer, 2015: 234-241.

[53] Rudin L I, Osher S, Fatemi E. Nonlinear total variation based noise removal algorithms. Physica D Nonlinear Phenomena, 1992, 60(1/4): 259-268.

[54] Rumelhart D E, Hinton G E, Williams R J. Learning Internal Representations by Error Propagation. Combridge: MIT Press, 1988.

[55] Rumelhart D E, Hinton G E, Williams R J. Learning representations by back-propagating errors. Nature, 1986, 323(6088): 533.

[56] Scherzer O. Handbook of Mathematical Methods in Imaging. New York: Springer, 2011.

[57] Shor N Z. Minimization Methods for Non-Differentiable Functions. 3rd ed. New York: Springer, 2012.

[58] Simonyan K, Zisserman A. Very deep convolutional networks for large-scale image recognition. arXiv preprint arXiv: 1409.1556, 2014.

[59] Sotiras A, Davatzikos C, Paragios N. Deformable medical image registration: A survey. IEEE Transactions on Medical Imaging, 2013, 32(7): 1153-1190.

[60] Sra S, Nowozin S, Wright S J. Optimization for Machine Learning. Gambridge: MIT Press, 2012.

[61] Szegedy C, Liu W, Jia Y, et al. Going deeper with convolutions. Proceedings of the IEEE Conference on Computer Vision and Pattern Recognition, 2015: 1-9.

[62] Tenenbaum J B. A global geometric framework for nonlinear dimensionality reduction. Science, 2000, 290(5500): 2319-2323.

[63] Molenberghs G, Fitzmaurice G, Kenward M G, et al. Handbook of Missing Data Methodology. Bristol: Chapman and Hall/CRC, 2014.

[64] Wolpert D H. The lack of a priori distinctions between learning algorithms. Neural Computation, 1996, 8(7): 1341-1390.

[65] Zeiler M D. Adadelta: an adaptive learning rate method. arXiv preprint arXiv: 1212.5701, 2012.

[66] Zhao H S, Shi J P, Qi X J, et al. Pyramid scene parsing network. Proceedings of the IEEE Conference on Computer Vision and Pattern Recognition, 2017: 2881-2890.

第二部分
智能辅助诊断篇

第 3 章　基于超声图像的甲状腺结节智能诊断

> **本章主要研究内容**
> 1. 基于超声的甲状腺结节诊断中的问题与难点
> 2. 超声图像中甲状腺结节自动分割
> 3. 基于超声的甲状腺结节良恶性诊断
> 4. 总结与应用模式展望

3.1　研究背景与现状

3.1.1　甲状腺结节超声影像临床诊断中的问题

　　甲状腺是人体最大的内分泌腺，位于颈前部，呈棕红色，其形状类似蝴蝶(图 3.1)，重约 25 g；由左右两叶、峡部及锥状叶组成。依靠分泌甲状腺激素控制机体使用能量的速度、制造蛋白质、调节身体对其他激素的敏感性。临床上有多种甲状腺疾病，甲状腺结节是成人中最普遍的结节病变之一。甲状腺退行性变、炎症、自身免疫以及新生物等都可以表现为结节。甲状腺结节可以单发，也可以多发，多发结节比单发结节的发病率高，而单发结节转化为甲状腺癌的概率比较高。美国癌症研究所指出 2020 年世界新增 52 890 例甲状腺癌，由其导致的死亡人数将为 2180[1]。而且在过去 30 年里，甲状腺癌发病率增长了 2.4 倍[65]。在所有类型的癌症中，这种增长速度已经跻身于最大增长之列[54, 65]。甲状腺结节在人群中的检出率为 20%~76%，其中恶性肿瘤仅占 7%~15%，临床工作的重点是如何将甲状腺癌从高发的甲状腺结节中甄别出来[58]。甲状腺结节的非手术诊断方法是细针穿刺 (fine needle aspiration，FNA) 活组织检查，这是一种确定甲状腺结节合理治疗方案的重要诊断标准[6]。10%~20% 的甲状腺结节通过 FNA 活组织检查得到的诊断结果是非确定性的[45]。临床上 70% 的结节组织学检查结果都是良性的，但这类结节通常被建议进行手术，因为切除活组织进行病理检查对确诊结节的良恶性是最准确的[35]。当面对大规模的甲状腺结节筛查时，FNA 活组织检查和切除活组织检查的工作量非常大，医生往往会因过度疲劳造成漏诊与误诊。而且不必要的活组织检查会使患者更焦虑，也增加了患者额外的医疗费用。

　　超声、CT、MRI 是医学上最常用的影像学检查。一般来讲，CT、MRI 较超声可以提供更多的信息帮助医生做出诊断。但是，每种影像学检查都有自己的优势和不足，针对不同的器官要选择合适的检查手段。由于甲状腺位于浅表，且超声技术可以实时地、非侵入性地提供甲状腺结节的特征图像，因此超声影像成为诊断和随访甲状腺结节的常用影像检查方法[8, 14]，也是甲状腺结节的首选检查方式。CT 检查一般不能可靠地鉴别甲状腺结节的良恶性，仅在怀疑甲状腺癌肺转移，以及鉴别食管癌甲状腺转移；或准备进行甲状腺手术治疗，特别是进行甲状腺再次手术治疗的病例，为了解残留甲状腺、评估甲状腺与周围组织的关系时才会做 CT 检查。头颈部器官结构特殊，有鼻咽、口咽、喉和鼻窦等空腔，磁共振图像容易产生伪影，吞咽、呼吸、大血管搏动等生理运动会导致磁共振图像变形失真，而且 MRI 在确定结节钙化性质方面无法与超声媲美，并且检查费用十分昂贵，因此这两种检查都不是甲状腺结节的首选方法。然而，甲状腺结节在腺体上的发生位置不确定，形态各异，而且超声图像容易受回声干扰和斑点噪声的影响。不同类型的甲状腺结节在声波图中有各种各样的回声显像，结节与周围组织的表征相似，边界不清楚。此外良性结节和恶性结节的内部特征也有很多相似之处 (图 3.2)。因此只有经验丰富的超声扫描技术人员才能正确地判读超声图像的特征，但这样会产生主观判读和观察者之间的差异[3]，而且一个年轻医生需要经过长期的训练才能掌握诊断技能。

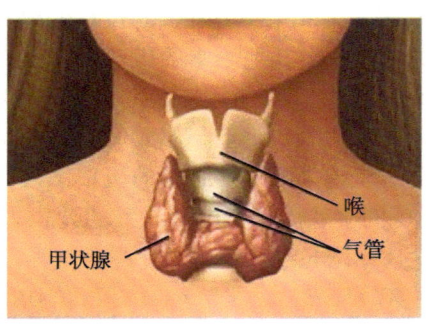
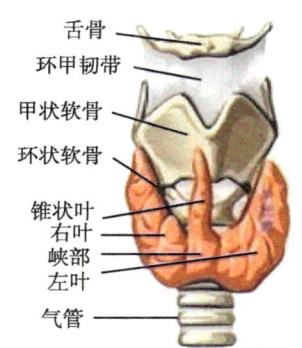
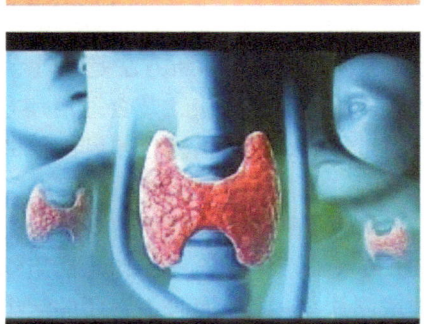
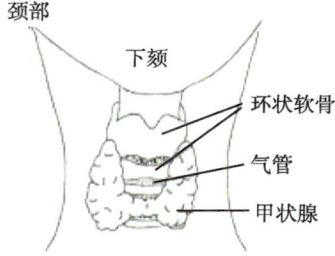

图 3.1　甲状腺示意图 (图片来自网络)

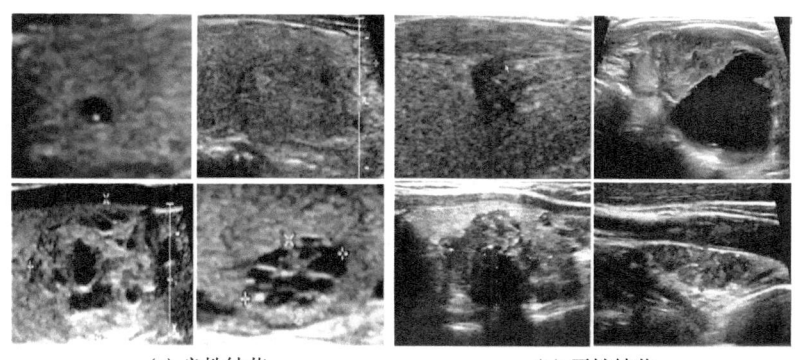

(a) 良性结节　　　　　　　　　　(b) 恶性结节

图 3.2　甲状腺结节的示例图像

3.1.2　超声影像的优势与分析难点

近年来，随着生活质量的提高，人们对自身的身体健康状况越来越重视。早期预防、早期诊断、早期治疗越来越受到人们的关注。医疗影像技术、计算机技术、数字图像处理技术及相关领域技术的飞速发展使得数字图像在医学领域的重要作用越来越显著。而且医学图像的分析已经步入大数据时代，如何从海量的医学图像数据中挖掘出有用信息，为临床诊疗和科学研究提供更充分的依据，已经成为学术界和工业界的研究热点。随着影像学检查设备的不断发展，医学影像检查技术的种类日益繁多，包括 X 射线摄影、CT、MR、超声、PET、fMRI、单光子发射断层扫描 (single photon emission computed tomography, SPECT) 等。各种成像技术各有各的优缺点，而超声检查具有实时性、廉价性、可重复性、无放射性等优点，因此在临床上应用极为广泛，已成为甲状腺结节、乳腺肿瘤、颈部淋巴结等疾病的首选检查手段。

超声检查是利用超声声束扫描人体，通过对反射信号的接收、处理，获得体内器官的图像[18]。由于声阻抗的不同，超声波在人体各种组织内的传播呈现出不同的反射情况和不同的衰减特性，这是超声波探测人体器官的基础。超声图像的特点由超声回波的特性决定，而回波的强弱与不同组织分界面的方向以及相邻组织的声阻抗差别有着密切关系，当界面与入射超声波束垂直时或者两组织的声阻抗差别大时产生的回波较强，否则较弱。而同一器官组织边缘的不同部分与超声波束的交角不同使得超声的回波强度不同，所以同一器官组织在超声图像中的边缘强度差别较大。超声波射入体内，经过不同声阻抗的器官组织，产生不同的反射与衰减。接收到的回声，根据回声强弱，用明暗不同的光点依次显示在影屏上，从而显示出人体的断面超声图像。不同的正常器官或者病变组织内部回声可以是无回声、低回声或不同程度的强回声。

(1) 无回声是指超声经过的区域没有反射,称为暗区。主要有液性暗区、衰减暗区、实质暗区。均质的液体,声阻抗无差别或差别很小,不构成反射界面,形成液性暗区。血管、胆囊、膀胱和羊膜腔等超声图像中即呈现液性暗区。病变情况下,如胸腔积液、心包积液、腹水、脓液、肾盂积水以及含液体的囊性肿物等也呈现液性暗区。组织对超声波的吸收呈现明显衰减,而没有回声,形成衰减暗区,如肿瘤等。均质的实质声阻抗差别小而无回声,形成实质暗区,如肾实质、脾等正常组织和肾癌等病变组织都可表现为实质暗区。

(2) 低回声是指实质器官内部回声为分布均匀的点状回声。例如,在发生急性炎症,出现渗出时,因其声阻抗比正常组织小,透声增高,形成低回声区。

(3) 不同程度的强回声可以分为较强回声、强回声和极强回声。较强回声是指实质器官内组织致密或血管增多的肿瘤因声阻抗差别大,反射界面增多,使局部回声增强,呈密集的光点或光团,如癌、肌瘤及血管瘤等。强回声是指介质内部结构致密,与邻近的软组织或液体有明显的声阻抗差,引起强反射。例如,骨质、结石、钙化介质,可出现带状或块状强回声区。极强回声是指含气体的器官因与邻近软组织声阻抗差别极大,声波几乎全部被反射回来,不能透射,从而出现极强的光带。这些回声特征是临床诊断中常用的重要特征。

边缘特征也是临床诊断中的常用特征,但是由于超声回波影响,超声图像的斑点噪声大、对比度低、结节或者肿瘤的边界不清楚、边缘模糊。在实际临床诊断中,医生主要是通过对超声视频进行截图,在图中标记疑似病变区域,并根据临床经验给出初步诊断结论。该方法的缺点主要有:① 医生需要手工标记病变区域,诊断工作量大。② 医生对图像的判断主要是结合自身医学知识和临床经验定性地完成,缺乏规范、定量的超声表现描述。而且不同水平以及不同经验的医生对同一图像的诊断可能不一致,主观性比较强。③ 在特征界限上,良恶性病变的特征界限模糊,不容易把握,并且各大医院关于同一特征对病变识别的贡献率也看法不一。人们视觉感知的差异、不同特征以及不同诊断标准的使用导致了不同医生诊断结果的差异。因此,能够准确快速地分割出病变区域量化特征以及有效地诊断病变的良恶性是目前急需解决的难题。

为了提高早期疾病甚至癌症的检出率,除了提高超声仪器的图像质量外,更重要的是以计算机图像处理技术为核心,研发出客观的、可量化的临床诊断指标以及正确阐释超声图像的方法,建立系统的、科学的、规范的计算机辅助诊断系统(computer aided diagnosis,CAD)。而超声图像的分割、特征提取及其分类是进行计算机辅助诊断分析的必要途径,对辅助医生诊断具有重要的意义:① 细针穿刺细胞学检查是诊断疾病的常规有效方法,而对超声图像中结节或者肿瘤区域边界的准确分割,能为其提供精确的刺入位置。② 从超声医学诊断的标准来看,结节或者肿瘤的边缘特征与轮廓特征是判断其良恶性的重要指标,准确地分割出病变区

3.1 研究背景与现状

域有助于医生分析这些特征。③ 对超声图像进行处理分析，得出反映病变区域特征的有效指标值，对超声图像进行客观的度量，减少一些主观因素对诊断结果造成的影响，协助医生进行病灶精准诊断与治疗决策。这样可以大大提高医生的工作效率与诊断精度，同时能够降低医生的劳动强度，避免因过度疲劳造成误诊、漏诊。而且这对提高疾病的早期诊断率也具有非常重要的意义。

总之，医生基于超声图像的诊断结果往往受到医学成像设备的成像机制、获取条件、显示设备等因素的影响，且极易造成误诊或漏诊。而计算机辅助诊断系统利用数字图像处理技术对医学图像进行相应的处理，得到的结果可以使医生更加直接、清晰地观察和分析病灶部位，为医生临床确诊提供参考。这样不仅可以提高诊断的准确率，也可以增强诊断的客观性，具有非常重要的临床价值。因此研究如何准确、快速地分割出病灶区域以及精确地区分其良恶性具有广泛的临床应用前景。而这些问题的解决需要综合医学影像、数学建模、数字图像处理、人工智能和数值算法等多学科的交叉应用，因此一种称为数理医学的新型学科逐渐被人们所认可。

3.1.3 超声甲状腺结节辅助诊断的研究现状与难点

由于甲状腺结节超声诊断具有很大的挑战性，很多学者开始研究基于计算机辅助诊断方法检测和识别甲状腺结节[3, 28]。一般地，传统计算机辅助诊断系统的设计通常分为三步：预处理[37, 53]、特征提取与特征选择[2, 11]和分类[7]。这三步需要分开处理，然后整合到一起，使得整体计算机辅助诊断的性能达到最优。预处理一般是指图像去噪、对比度增强、边缘增强以及分割出感兴趣区域等。这些预处理过程不仅冗长，而且对后续处理效果有很大影响。直接对图像进行分类往往达不到理想的效果，所以常常需要人工设计一些与图像信息相关的特征以很好地表示病变区域。为了最大限度地降低特征子集的冗余度，避免维数灾难，减少系统的运行时间，通常需要进行特征选择。常用的特征选择方法有统计分析、主成分分析等。由于超声图像中良恶性病变区域的特征交叠程度较大，所以分类器的选择也是至关重要的。用于辅助诊断病灶的图像特征主要分为形态学特征和纹理特征：灰度特征、直方图特征、灰度共生矩阵 (gray level co-occurrence matrix, GLCM) 特征、灰度游程长度矩阵 (gray level run length matrix, GLRLM) 特征、局部二值模式 (local binary pattern, LBP) 特征等。分类器可以是支持向量机 (support vector machine, SVM)、K-近邻、AdaBoost、混合高斯模型、概率神经网络、决策树等。特别地，Cai 等[9]利用相位方法提取乳腺超声图像的局部二值模式分类乳腺肿瘤。Moon 等[42]提出了一种由粗到细检测乳腺肿瘤的方法。他们首先利用多尺度 Hessian 矩阵粗略地检测乳腺肿瘤，得到乳腺候选肿瘤区域，然后提取斑点 (blobness) 特征、内部回声特征、形态特征，训练 logistic 回归模型细化检测肿瘤区域。总之，各种特征都是分别反映图像某个方面的特征或者其统计信息,而且各自有各自的侧重点。基于纹理特征进行甲状腺结节分类的常用的方法是支持向量机方法[19, 53]。例如,Ding 等[19] 从甲状腺弹性图中提取统计特征和纹理特征训练支持向量机评估甲状腺结节的恶性程度,最高的分类准确率为 95.2%。然而,他们的分类准确率受一个硬阈值影响。Singh 和 Jindal[53] 提取了 13 个灰度共生矩阵特征,利用支持向量机方法对甲状腺结节分类,最高的分类准确率为 84.62%。Acharya 等[2] 提取了分形维数特征、局部二值模式特征、Laws 纹理能量特征,也是利用支持向量机方法对甲状腺结节分类。尽管这些研究取得了很好的结果,但这些方法通常是经过一系列预处理,然后从图像中提取出人为设计的一些特征再进行分类,而有效特征的提取是一个具有挑战性的任务,需要后续的特征选择和分类器对特征整合的作用才有可能得到,然而选择最有效的特征以及整合不同类的特征也是非常困难的。

超声图像中病灶的纹理特征与其边界上的灰度分布以及轮廓相关,而形态学特征更是基于轮廓形状。因此,对病灶区域的准确分割是特征提取及良恶性分析的基础,在整个计算机辅助诊断中起着非常重要的作用。而超声图像的噪声大、灰度不均匀性以及边缘模糊性等使得超声图像的分割比自然图像更加困难。目前超声医学图像常见的分割方法可分为三类:人工分割、半自动分割和全自动分割。众所周知,人工分割费时费力,可重复性差。半自动分割虽然一定程度上解决了问题,但是往往需要人工干预才能达到很好的效果。全自动分割没有人工干预,分割结果更客观,所以一直是人们的关注点。但目前全自动分割的准确性或者分割速度还不能满足医学图像的应用要求。很多学者利用偏微分方程理论、统计学理论、小波理论、模糊集理论等发展了一系列的新算法以提高全自动分割图像的效果[5, 21]。近年来,除了基于传统的偏微分方程理论、统计理论等能提高全自动分割方法的性能,也有一些学者利用机器学习的方法全自动地分割超声图像。例如,Shan 等[51] 利用最大能量方向的相位和径向距离特征以及灰度、纹理特征训练人工神经网络自动检测乳腺病变区域。Menchón-Lara 等[41] 基于人工神经网络、自编码和深度学习方法设计出一种全自动地分割超声图像中颈动脉内膜的方法。Carvalho 等[10] 提取出灰度特征、邻域特征、梯度特征和柱状剖面特征,再训练二次贝叶斯分类器、K-近邻分类器、Parzen 分类器和支持向量机方法以分割超声图像中的颈动脉内膜。

3.2 基于卷积神经网络的甲状腺结节自动分割

为了利用甲状腺超声图像进行后续分析,分割在检测以及得到感兴趣的区域 (region of interest,ROI) 中都起着关键的作用。甲状腺结节的精确分割对于确保计算机辅助诊断系统的准确性能来说是很重要的。然而不对称的照度使得超声甲状腺

3.2 基于卷积神经网络的甲状腺结节自动分割

图像某些位置的对比度很低。另外，诸如折射、斑点、声影、反射回波的影响使得甲状腺超声图像变得模糊、多噪声。这些也使得甲状腺结节内部固有强度的组织纹理不均一。因此，准确地分割超声图像中的甲状腺结节成为极具挑战性的任务之一。

众所周知，人工分割的方法费时，乏味，又有个体差异性。半自动的分割虽然能解决部分问题，但是交互作用限制了计算机辅助诊断系统在甲状腺超声图像中的广泛应用。因此，在临床需求及其相关应用的驱动下，迫切需要开发全自动分割的方法以减少对于操作者的依赖性。活动轮廓方法已经被广泛用来进行甲状腺结节的超声图像分析[29, 48]。然而，活动轮廓的性能依赖于初始化和预处理。所以一些研究者也研究了基于传统的学习方法分割超声图像中的甲状腺结节[12, 50]。但是这些传统的学习方法大部分需要经过一系列预处理，需要人工提取特征。而且有效特征的提取本身就是一项复杂的工作。

为了解决前面所提及的问题，本节基于 2D 超声图像，利用一种深度卷积神经网络 (convolutional neural network，CNN) 的方法分割甲状腺结节。卷积神经网络由 Fukushima 于 1980 年首次提出[23]，是一种完全可训练的模型。而且卷积神经网络是一种典型的深度学习模型[30, 33]。它通常由标准堆栈式的卷积层 (其后可以有对比度归一化层和池化层) 以及一个或多个全连接层组成，每一层后都以逐点非线性函数作为激活函数[16]。卷积神经网络的一个优势就是它可以通过多个中间层捕捉到输入与输出之间的高度非线性映射关系[33]。训练后的卷积核、局部邻域的池化操作、正规化操作交替作用在输入上，产生从低层次到高层次的越来越复杂的层次结构特征。当加入适当正则化训练时[26, 40]，卷积神经网络在视觉异议和图像分类任务中就可以取得很好的效果[16, 30, 59]。随着卷积神经网络在自然图像中成功应用的发展，卷积神经网络也开始应用于医学领域中的分割与检测任务。例如，Helmstaedter 等[25]、Turaga 等[56]都曾利用卷积神经网络修复以及分割容积的电子显微镜图像。Zhang 等[64]通过深度卷积神经网络分割多模态的同强度的婴儿脑图像。Ravishankar 等[46]结合传统的纹理分析与卷积神经网络自动检测与分割孕妇腹部的胎儿超声图像。然而在甲状腺结节领域，并未查到卷积神经网络的相关应用，所以本章深入研究了卷积神经网络在甲状腺结节自动分割方面的应用。

本节[38]的卷积神经网络模型是以甲状腺超声图像的图像块作为输入，输出的是甲状腺结节相应的分割概率图。利用多个中间层的卷积、池化和正则化作用将输入转换到输出。数以百万计的可训练的网络参数被调整适应于手动勾画的甲状腺图像数据。由于中间层卷积的作用，邻近的像素要比周围的像素对分割的影响作用大，因此一个像素的分割结果主要由其邻域内的所有像素决定。图 3.3 给出了所提卷积神经网络模型的框架。首先，专家医生勾画出甲状腺超声图像中感兴趣的区域 (即甲状腺结节区域)。其次，利用随机初始化的权重训练卷积神经网络。最后，利用训练好的卷积神经网络模型分割甲状腺结节。本节研究的主要贡献包括以下三部分：

1) 尝试利用卷积神经网络方法自动分割 2D 超声图像中的甲状腺结节，且利用一种多视图策略提高卷积神经网络的性能。

2) 在大量的临床甲状腺结节和正常甲状腺的超声数据上验证该模型，并在没有任何人工干预的情况下，取得了客观的且令人鼓舞的结果。

3) 本节所提出的方法可以快速地分割甲状腺结节，且不增加任何额外安装费用，因此它可以很容易地用于日常临床实践中的自动勾画。

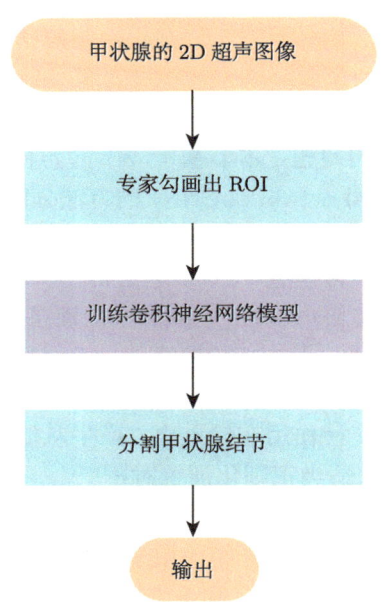

图 3.3　所提出的卷积神经网络方法分割甲状腺结节的流程图

3.2.1　甲状腺超声图像数据采集

本节中所有的实验技术都经过了 3 家三甲医院，即浙江大学医学院附属邵逸夫医院、浙江省肿瘤医院和浙江大学医学院附属第一医院，指导确定。总共采集了 6242 个患者的 10 357 个完全匿名的甲状腺结节病变 (单发或者多发) 数据和 465 个正常甲状腺数据。每个甲状腺结节和正常的甲状腺各采集几张横切的图像或者纵切的图像，总共得到 22 123 张来自不同超声机 (Philips，GE Healthcare，Esaote，Toshiba，Siemens，Mindray 和 Hitachi，如表 3.1 所示) 的图像。每张有甲状腺结节的图像都由专家医生勾画出结节的区域，每张正常甲状腺的图像赋予一张相关的全黑 mask 图。因此本节可以得到 22 123 张大小与相应图像大小相同的 mask 图 (图 3.4)。

3.2 基于卷积神经网络的甲状腺结节自动分割

表 3.1 本节所用的甲状腺超声图像采集情况

系统	结节或者正常甲状腺		
	浙江大学附属邵逸夫医院	浙江省肿瘤医院	浙江大学附属第一医院
扫描人数	3822	1425	995
Philips IU22	5375+465	771	203
GE LOGIQ E9	280	1535	308
Esaote Mylab90	95	189	269
Toshiba	136	—	527
Siemens VFX13-5	118	164	—
Mindray	119	—	—
Hitachi HIVISION Preirus	268	—	—
总计	6391+465	2659+0	1307+0

注: 计数形式为甲状腺结节病变的数量 + 正常甲状腺的数量。

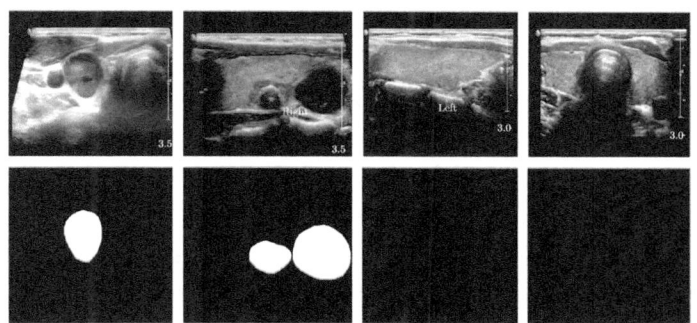

图 3.4 训练卷积神经网络所用的甲状腺结节图像和正常甲状腺图像的示例 (第 1 行) 以及相关的二值 mask 图 (第 2 行)

3.2.2 卷积神经网络结构

一般卷积神经网络的基本结构单元有卷积层 (convolution)、池化层 (pooling) 和全连接层 (fully connected) 等。不同的网络结构，其网络深度、网络宽度、收敛速度和泛化能力不一样，网络越深越难收敛，而且很容易过拟合。卷积神经网络的卷积核、局部池化算子和归一化算子交替作用在输入的图像上，输出对应的多层次不同等级的特征。

具体地，卷积层的具体运算可以表示为

$$x_j^l = \varphi\left(\sum_{i \in M_j} x_i^{l-1} * k_{ij}^l + b_j^l\right) \tag{3.1}$$

其中符号 $*$ 表示卷积运算符，l 表示层数，i 表示 $l-1$ 层的第 i 个神经元节点，j 表

示 l 层的第 j 个神经元节点，M_j 表示节点 j 的输入特征图集合，x_i^{l-1} 是 $l-1$ 层的节点 i 的输出也是 l 层的输入，k_{ij}^l 表示卷积核，φ 一般是一个非线性函数，称为激活函数，b_j^l 表示偏置[27]。各卷积层的每一个输入都与前一层的局部感受野相连，并提取该局部的特征。然后这些特征图经过选择后输出，再作为下一层的输入。卷积算子可以从输入的数据中提取不同的特征，且第一个卷积层通常可以提取低层次的特征，比如边缘、线和角。网络的层数越多，得到的特征层次越高。因此，卷积神经网络的能力一定程度上依赖于其层数的多少。此外通过卷积运算，可以使图像的特征增强，噪声降低。

池化层的具体计算为

$$x_j^l = \varphi\left(\beta \sum_{i \in M_j} \left(x_i^{l-1}\right)^{n \times n} + b_j^l\right) \tag{3.2}$$

其中 β 是训练的一个标量，M_j 是节点 j 的输入特征图的集合，φ 是非线性激活函数，b_j^l 是偏置。$\left(x_i^{l-1}\right)^{n \times n}$ 一般是前一层 $n \times n$ 大小的块的均值或者最大值，分别称为平均池化 (mean-pooling) 和最大池化 (max-pooling)[27]。后来 Zeiler 和 Fergus 提出了随机池化 (stochastic-pooling)[61] 以更好地减少特征提取的误差。我们知道平均池化是对邻域内特征点求平均，最大池化是对邻域内特征点取最大值。而特征提取的误差主要来自两个方面：① 邻域大小受限造成估计值方差的增大；② 卷积层参数误差造成估计均值的偏移。一般来说，平均误差能减小第一种误差，更多地保留图像背景信息，最大池化能减小第二种误差，更多地保留图像纹理信息。随机池化则介于两者之间，通过对像素点按照数值大小赋予一个概率，再根据此概率进行池化作用。在平均意义上，它与平均池化近似，在局部意义上，它又服从最大池化的准则。

全连接层一般采用 softmax 全连接，得到的激活值即卷积神经网络提取到的图像特征。实际上全连接层也是一种卷积层，只不过卷积核大小与输入图像的大小一致。一个卷积神经网络架构一般都有一个或者多个全连接层。而且全连接层的神经元越多，网络模型就越大，模型拟合能力越高，但计算速度就越慢，且容易出现过拟合。反之，神经元越少，网络模型就越小，模型拟合能力越低，但计算速度会越快，训练集与测试集上的差距就越小。因此设置适当的全连接层神经元数有利于提高网络的分类性能。

3.2.3 甲状腺结节分割的深度卷积神经网络架构

基于 2D 超声图像，本节设计了一个深度卷积神经网络模型，用来分割甲状腺结节。图 3.3 指出了卷积神经网络模型分割甲状腺结节的整个流程。表 3.2 给出了该卷积神经网络的详细架构。具体地，这个卷积神经网络包含 15 个卷积层和 2 个池化层。第一个卷积层的步长大小为 2 个像素,填充大小为 6 个像素,产生 96 个大小为 177×177 的特征图。这些特征图通过大小为 13×13 的卷积核与输入的特征图相连。而窗口大小为 3×3,步长大小为 2 个像素,填充大小为 1 个像素的池化层紧跟其后。接下来的两个卷积层都可以产生 256 个大小为 45×45 的特征图。每个特征图都通过大小为 5×5 的卷积核与上一层的所有特征图相连。这两个卷积层的填充大小为 2 个像素。第二个卷积层的步长大小为 2 个像素,而第三个卷积层的步长大小为 1 个像素。窗口大小为 3×3,步长为 2 个像素的池化层紧随第三个卷积层之后。除了最后两个卷积层,其余各个卷积层都是产生 384 个大小为 22×22 的特征图。而且这些卷积层的所有特征图都是通过大小为 3×3 的卷积核连接其上一层的所有特征图,步长大小都是 1 个像素,填充大小为 1 个像素。倒数第二个卷积层产生 256 个大小为 22×22 的特征图。该层的各个特征图通过大小为 3×3 的卷积核与上一层的所有特征图相连,步长大小为 1 个像素,填充大小为 1 个像素。最后一个卷积层会产生 1 个大小为 44×44 的特征图。这个特征图通过大小为 3×3 的卷积核与倒数第二层的所有特征图相连,步长大小为 1 个像素,填充像素为 1 个像素。

表 3.2　本节中所用到的卷积神经网络模型

Layer(层)	Input(输入)	Filter(卷积核)	Padding(填充)	Stride(步长)	Output(输出)
Conv1	$353 \times 353, 1$	$13 \times 13, 96$	6×6	2×2	$177 \times 177, 96$
MP1	$177 \times 177, 96$	3×3	1×1	2×2	$89 \times 89, 96$
Conv2a	$89 \times 89, 96$	$5 \times 5, 256$	2×2	2×2	$45 \times 45, 256$
Conv2b	$45 \times 45, 256$	$5 \times 5, 256$	2×2	1×1	$45 \times 45, 256$
MP2	$45 \times 45, 256$	3×3	0×0	2×2	$22 \times 22, 256$
Conv3	$22 \times 22, 256$	$3 \times 3, 384$	1×1	1×1	$22 \times 22, 384$
Conv4	$22 \times 22, 384$	$3 \times 3, 384$	1×1	1×1	$22 \times 22, 384$
Conv5a	$22 \times 22, 384$	$3 \times 3, 384$	1×1	1×1	$22 \times 22, 384$
Conv5b	$22 \times 22, 384$	$3 \times 3, 384$	1×1	1×1	$22 \times 22, 384$
Conv5c	$22 \times 22, 384$	$3 \times 3, 384$	1×1	1×1	$22 \times 22, 384$
Conv5d	$22 \times 22, 384$	$3 \times 3, 384$	1×1	1×1	$22 \times 22, 384$
Conv5e	$22 \times 22, 384$	$3 \times 3, 384$	1×1	1×1	$22 \times 22, 384$
Conv5f	$22 \times 22, 384$	$3 \times 3, 384$	1×1	1×1	$22 \times 22, 384$
Conv5g	$22 \times 22, 384$	$3 \times 3, 384$	1×1	1×1	$22 \times 22, 384$
Conv5h	$22 \times 22, 384$	$3 \times 3, 384$	1×1	1×1	$22 \times 22, 384$
Conv5i	$22 \times 22, 384$	$3 \times 3, 256$	1×1	1×1	$22 \times 22, 256$
Conv6	$44 \times 44, 64$	$3 \times 3, 1$	1×1	1×1	$44 \times 44, 1$

注:这里 "Conv" 记为卷积层,"MP" 记为池化层。

除此之外,该网络的激活函数为参数修正单元函数 PReLu[24],即 $\varphi(x_i) = \max(0, x_i) + a_i \min(0, x_i)$,其中系数 a_i 控制 PReLu 的值为负的部分的斜率。局部响应正则化方法紧随每个 PReLu 算子之后,用来制衡不同特征图上的相同空间位置的各个特征[30]。一个双倍作用层用来记录转换变量在池化作用中所选的最大响应位置，它可以将每个响应返回到原来的池化作用位置。一个 softmax 层用在最后一个卷积层输出的深层特征图上，产生两分类的一个分布。

3.2.4 训练卷积神经网络模型

图 3.5 的第一行指出了卷积神经网络模型的训练过程。具体地，在随机初始化的情况下，训练该卷积神经网络模型，用来分割甲状腺结节。随机采样甲状腺超声图像中大小为 353×353 图像块作为卷积神经网络模型的输入，图像块的标签是像素值位于区间 [0.1, 0.9] 的概率图。这些标签是根据图像块与其相关的二值 masks 之间的关系确定的。卷积神经网络的不同层分别以不同的特征图作为它们各自的输出。而无须人工干预的最大池化作用被用来得到邻近像素间的特征响应，使得卷积神经网络学习到的特征关于研究对象的位置具有空间不变性。这些特征最终被用来训练一个 softmax 分类器，输出关于甲状腺结节和正常甲状腺的分割概率图。而且整个网络通过随机梯度下降[30]进行微调。为了减少过拟合，本节使用了 l_2 正则化方法，即在所有层的损失函数中加入参数向量的 l_2 正则化项。除此之外，最近的一种称为分裂 Dropout(split Dropout, sDropout)[60] 的正则化方法也被用来避免过拟合。这种方法是通过一个随机向量将整个网络分裂为两个子网络分别训练，而不是丢掉一半的节点单元。训练好的两个子网络被当作后续权重和激活值的两个不同的输入，这样所有的权重都会被训练。在本节中，单元之间协调的分裂概率为 0.5。

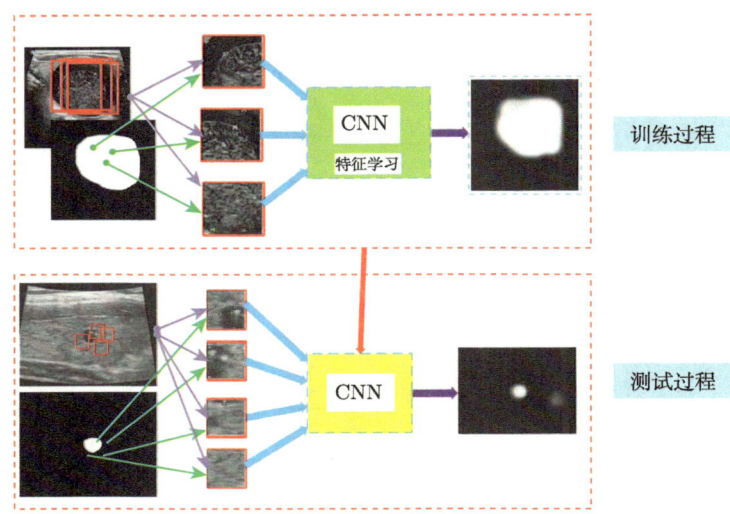

图 3.5 卷积神经网络方法分割模型的建立，该方法首先利用许多结节的图像块捕捉到输入的 2D 超声图像中结节的变化范围，然后获得的图像块被输入网络，同时计算有区别的特征，最后应用分类器产生分割的概率图

3.2.5 性能评估

为了评估各种分割方法的性能，本节利用真阳性率 (TPR)、假阳性率 (FPR)、Jaccard 指数、DICE 和修正的 Hausdorff 距离 (modified Hausdorff distance, MHD)[64] 来定量分析分割的准确性[29, 64]。如果记 GT 和 MS 分别为人工分割的 mask 图和模型算法得到的 mask 图。TPR 与 FPR 计算在数学建模基础部分已经给出，Jaccard 和 DICE 在数学上可以分别定义为

$$\text{Jaccard} = \frac{|\text{GT} \cap \text{MS}|}{|\text{GT} \cup \text{MS}|} \tag{3.3}$$

$$\text{DICE} = \frac{2 \times |\text{GT} \cap \text{MS}|}{|\text{GT}| + |\text{MS}|} \tag{3.4}$$

其中 |GT| 是人工分割 GT 的阳性像素数量，|MS| 是模型分割 MS 的阳性像素数量，|GT ∩ MS| 是 GT 和 MS 交集的阳性像素数量，|GT ∪ MS| 是 GT 和 MS 并集的阳性像素数量。另外，MHD 定义为

$$\text{MHD} = \max\{d(\text{GT, MS}), d(\text{MS, GT})\} \tag{3.5}$$

其中 $d(\text{GT, MS}) = \max_{\text{gt} \in \text{GT}} d(\text{gt, MS})$，点 gt 到集合 MS 的距离定义为

$$d(\text{gt, MS}) = \min_{\text{ms} \in \text{MS}} \|\text{gt} - \text{ms}\| \tag{3.6}$$

TPR 是真阳性像素的数量除以真实结节的像素 (专家医生勾画出的结节像素) 数量。这个百分比的值越高表示分割的结果越接近专家的估计。FPR 是假阳性像素的数量除以真实的结节像素数量。这个百分比越低表示分割结果越接近专家的估计。Jaccard 表示自动分割出来的真阳性像素与人工勾画出来的像素重叠的百分比。这个值越高表示分割准确率越高。DICE 位于区间 [0, 1] 上，其值越大表示分割准确率越高，而 MHD 的值越小表示两个区域越近似，也就意味着分割准确率越高。

3.2.6 模型分析与验证

3.2.6.1 实验设计细节

本节专注于评估自动分割甲状腺结节的卷积神经网络方法。该方法是将甲状腺结节的分割看成一个两分类的识别任务。此外该方法还采用了一种多视图的策略提高卷积神经网络的性能。具体地，从每个甲状腺结节图像和正常甲状腺图像中随机采样 128 个大小为 353×353 的图像块作为卷积神经网络的输入，分割的概率图 (图 3.6) 作为卷积神经网络的输出。为了对比，本节也实现了 3 种其他常用的分割方法，即水平集 (level set, LS) 方法[36]、支持向量机方法和径向基函数神经网络 (radial basis function neural network, RBFNN) 方法。

为了综合定量的评价所提出的方法, 本节在相同的数据集上做了 10 次交叉验证。具体的是, 原始的数据集被随机分成不相交的 10 组, 避免了同一患者的数据在不同交叉中出现。其中的 8 组数据被用来训练网络结构, 1 组数据被用来调节网络参数和验证网络模型, 1 组数据被用来测试和评估网络模型的性能。在本节中, 卷积神经网络的学习率被设置为 2×10^{-4}。局部响应正规化的参数 k、n、α、$\beta^{[30]}$ 在第一层正规化层中依次分别设置为 96、24、0.0005、0.75; 在第二个正规化层中依次分别设置为 256、16、0.0005、0.75。随机初始化权重的标准差为 0.01, 权重衰减速率为 0.0005; 权重和偏置的动量为 0.9, 并在 10 次循环中呈线性。除此之外, 对于 PReLu 函数, 控制其值为负的部分的斜率参数的初始值设置为 0.9, 并以大小为 0.01 的速度递减。同时, 本节通过在验证集上极小化损失函数, 以误差大小判断得到最优循环次数的一种粗估计。上述所有的参数和循环次数都将用于在所有交叉的测试集上测试卷积神经网络。

除此之外, 本节所有的实验环境为 Intel Xeon E5-2630L CPU(Central Processing Unit) 2.00 GHz, 32 GB RAM, 2 个内存 3GB Nvidia Geforce GTx780 Ti 的 GPUs(Graphics Processing Units), 系统为 64 位的 Windows 8 操作系统。操作平台有 C++ 和 MATLAB 2014。该卷积神经网络模型在 4 个 GPUs 上训练, 最优循环次数为 20, 耗时为 103.86 h; 然而利用该卷积神经网络模型分割甲状腺结节图像仅需要 0.08~0.16 s。支持向量机方法是基于工具包 LibSVM① 实现的。

3.2.6.2 卷积神经网络分割甲状腺结节的性能及与其他方法的对比

本节首先研究了基于卷积神经网络的模型在 2D 超声图像中对甲状腺结节进行分割。卷积神经网络的详细配置如表 3.2 所述。卷积神经网络方法所得到的相对应的分割概率图如图 3.6 所示。而且卷积神经网络方法的性能分别以 TPP、FPP、Jaccard、DICE 和 MHD 的形式给出 (表 3.3)。

为了对比所提出的卷积神经网络方法, 本节实现了分别由水平集方法, 支持向量机方法和径向基函数网络方法分割甲状腺结节。具体地, 利用文献 [36] 中的水平集方法分割 2D 超声甲状腺图像中的甲状腺结节。具体的能量泛函形如

$$E(\phi) = \lambda \int_{\Omega} g\delta_{\varepsilon}(\phi)|\nabla\phi|d\boldsymbol{x} + \mu \int_{\Omega} gH_{\varepsilon}(-\phi)d\boldsymbol{x} + \int_{\Omega} \frac{1}{2}(|\nabla\phi|-1)^2 d\boldsymbol{x} \tag{3.7}$$

其中 H_{ε} 和 δ_{ε} 分别是 Heaviside 函数和 Dirac 函数的正则化形式, 具体的定义分别为

$$H_{\varepsilon}(\phi) = \begin{cases} 1, & \phi(\boldsymbol{x}) > \varepsilon \\ \frac{1}{2}\left(1 + \frac{\phi}{\varepsilon} + \frac{1}{\pi}\sin\left(\frac{\pi\phi(\boldsymbol{x})}{\varepsilon}\right)\right), & |\phi(\boldsymbol{x})| \leqslant \varepsilon \\ 0, & \phi(\boldsymbol{x}) < -\varepsilon \end{cases} \tag{3.8}$$

---

① http://www.csie.ntu.edu.tw/cjlin/libsvm/

3.2 基于卷积神经网络的甲状腺结节自动分割

$$\delta_\varepsilon\left(\phi\left(\boldsymbol{x}\right)\right)=\left\{\begin{array}{ll} 0, & |\phi\left(\boldsymbol{x}\right)|>\varepsilon \\ \dfrac{1}{2\varepsilon}\left(1+\cos\left(\dfrac{\pi\phi\left(\boldsymbol{x}\right)}{\varepsilon}\right)\right) & |\phi\left(\boldsymbol{x}\right)|\leqslant\varepsilon \end{array}\right. \quad (3.9)$$

g 是图像边缘探测函数，具体的表达式为 $g=\dfrac{1}{1+|\nabla G_\sigma * I|^2}$，$G_\sigma$ 是标准差为 σ 的 Gaussian 核。λ,μ 是正的常数。可以看出，该方法的性能受到三个参数的影响，即，参数 λ 控制其拓扑改变以避免出现边界泄露问题，参数 μ 被用来控制正则项，参数 σ 控制 Gaussian 核。这些参数的数值与文献 [36] 中对应参数的数值是一样的。然而支持向量机方法和径向基函数网络方法则是将甲状腺图像中之前训练卷积神经网络所用的图像块作为输入的特征，产生甲状腺结节分割概率图。在本节的实验中，支持向量机核函数为径向基函数 (radial basis function, RBF) 核。有两个重要的参数会影响支持向量机方法的性能：正则化因子 C 和 RBF 核参数 α。一种网格搜索的方法[13] 被用来调节这两个参数，其搜索范围为 $C\in\{2^{-4},2^{-3},\cdots,2^4,2^5\}$ 和 $\alpha\in\{2^{-4},2^{-3},\cdots,2^4,2^5\}$。对于径向基函数网络的性能，隐藏层和输出层之间的权重通过 Moore-Penrose 的广义逆计算获得。径向基函数选择的是一个 Gaussian 核，利用含有 6 个聚类中心，经过 10 次迭代的 K-均值聚类方法获得 Gaussian 核的中心和窗宽。这些方法的实验结果也分别以 TPR、FPR、Jaccard、DICE 和 MHD 的形式给出 (表 3.3)。

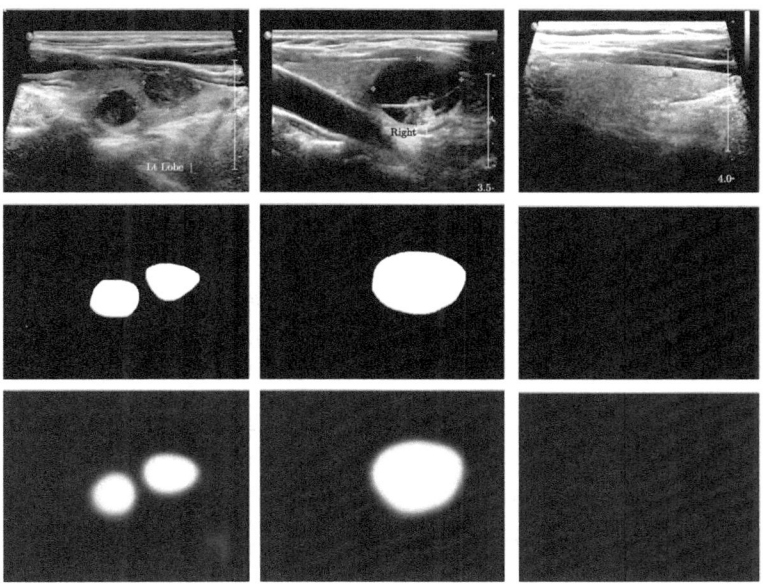

图 3.6　卷积神经网络分割甲状腺结节的效果。第 1 行展示了甲状腺结节和正常甲状腺的示例图；第 2 行和第 3 行分别展示了人工勾画的 mask 图和卷积神经网络方法生成的分割概率图

表 3.3 本节中不同模型分割甲状腺结节的性能指标的数字形式：均值 (标准差)

方法	Jaccard	DICE	TPR	FPR	MHD
CNN	0.85(0.01)	0.91(0.00)	0.88(0.01)	0.05(0.00)	0.70(0.19)
LS	0.38(0.09)	0.37(0.06)	0.72(0.11)	3.00(14.54)	3.80(9.20)
SVM	0.06(0.00)	0.11(0.00)	0.05(0.16)	13.15(90.93)	11.93(1.37)
RBFNN	0.05(0.00)	0.06(0.00)	0.27(0.06)	9.30(49.35)	20.29(100.74)

3.2.6.3 实验讨论

超声影像是诊断甲状腺结节最常用的工具之一。而且由于临床上诸如分类甲状腺结节和估计甲状腺结节形状、大小和位置的各种应用，自动且准确地分割对提高基于超声图像检测和有效诊断甲状腺结节的准确性很重要。然而超声图像中的甲状腺结节分割非常具有挑战性，这主要是因为甲状腺结节的不均匀表征以及周围类似强度的结构，而且这些甲状腺结节可能出现在甲状腺中任意位置，其形状、大小和对比度也各不相同。本节将甲状腺结节的分割看成一个图像块的分类问题，利用深度卷积神经网络方法解决甲状腺结节的分割问题。该卷积神经网络模型将超声图像中提取出来的图像块作为输入，并产生输入图像的内在特征表示，最后输出甲状腺结节的分割概率图。

据研究所知，尽管已经有一些基于深度学习的计算机辅助检测系统用于研究医学图像，但这是第一次研究基于深度卷积神经网络自动分割甲状腺结节。无须任何关于视觉特征的前提假设，该卷积神经网络模型就可以自动从 2D 甲状腺超声图像中学习输入图像块的本质的特征表示。而且卷积神经网络方法对噪声容忍度强，所以该方法的效果不受超声图像的噪声影响。除此之外，池化和正则化使得卷积神经网络在一定程度上具有几何变换、形变和照度的不变性。

为了评估所提方法的一般性，总共研究了 22 123 张来自不同超声系统的甲状腺图像。10 次交叉验证被用来说明卷积神经网络方法的有效性。除此之外，为了验证卷积神经网络方法优于传统的方法，本节实现了水平集方法，支持向量机方法和径向基函数网络方法用来对比。表 3.3 展示的实验结果表明对于甲状腺结节的分割，卷积神经网络的方法明显优于水平集方法、支持向量机方法和径向基函数网络方法。具体的结果为，卷积神经网络方法得到所有交叉的 Jaccard、DICE、TPR、FPR、MHD 的平均值分别为 0.85 ± 0.00、0.91 ± 0.00、0.88 ± 0.01、0.05 ± 0.00、0.70 ± 0.19。相比之下，水平集方法的 Jaccard、DICE、TPR、FPR、MHD 值分别为 0.38 ± 0.09、0.37 ± 0.06、0.72 ± 0.11、3.00 ± 14.54、3.80 ± 9.20；支持向量机方法的 Jaccard、DICE、TPR、FPR、MHD 值分别为 0.06 ± 0.00、0.11 ± 0.00、0.05 ± 0.16、13.15 ± 90.93、11.93 ± 1.37；径向基函数网络方法的 Jaccard、DICE、TPR、FPR、MHD 值分别为 0.05 ± 0.00、0.06 ± 0.00、0.27 ± 0.06、9.30 ± 49.35、20.29 ± 100.74。

3.2 基于卷积神经网络的甲状腺结节自动分割

为了评估深度卷积神经网络方法与其他不同分割方法之间性能差异的统计学意义，本节对几种常用的不同分割方法基于测试集得到的 Jaccard、DICE、TPR、FPR 与 MHD 值做了非参数的 Mann-Whitney-Wilcoxon 检验。所有的 p-值在表 3.4 中被报道。可以看出，所提出的深度卷积神经网络方法在很多情况下都显著优于水平集方法、支持向量机方法和径向基函数网络方法。这些结果也证明了与其他方法相比，深度卷积神经网络方法分割甲状腺结节更有效。除此之外，为了定量证明所提出的深度卷积神经网络方法的优势，图 3.7 可视化了甲状腺结节的分割结果。第 1 行是原始的甲状腺结节图像，下面 3 行分别为甲状腺结节真实的分割结果 (专家

表 3.4 卷积神经网络方法分别与水平集方法、支持向量机方法和径向基函数网络方法对比的统计实验结果

方法	Jaccard	DICE	TPR	FPR	MHD
CNN vs. LS	0.0007	0.0002	0.2400	0.0018	0.0010
CNN vs. SVM	0.0002	0.0002	0.0559	0.0002	0.0002
CNN vs. RBFNN	0.0002	0.0002	0.0002	0.0002	0.0002

注: 利用非参数的 Mann-Whitney-Wilcoxon 检测对表 3.3 中各算法模型的性能 (Jaccard、DICE、TPR、FPR 和 MHD) 计算其 p-值。

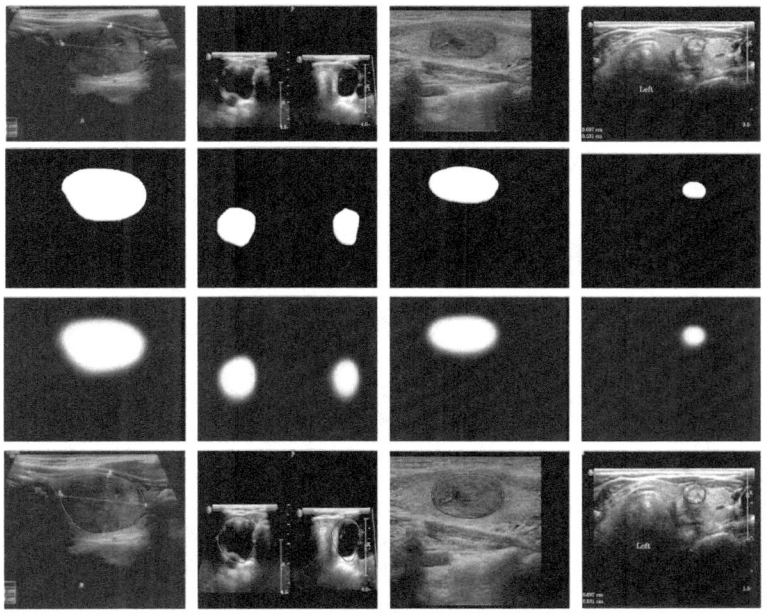

图 3.7 卷积神经网络分割的甲状腺结节图像示例。第 1 行是原始图像；第 2 行是人工勾画出的 mask 图；第 3 行是卷积神经网络得到的分割概率图；第 4 行为算法自动分割的结果

手动勾画的结果)、深度卷积神经网络方法的分割概率图与最终的分割结果。由此可以看出,深度卷积神经网络方法的分割结果跟专家的分割结果是相当接近的。而且这些图中有的结节边界模糊、对比度很低,所提出的方法依然可以很准确地找到甲状腺结节的边界。这些结果进一步表明了深度卷积神经网络方法分割甲状腺结节的有效性。

为了进一步比较不同方法的分割结果,图 3.8 给出了由不同方法得到的分割概率图。前两行分别给出了原始甲状腺结节图像和真实分割结果。第 3 行、第 4 行、第 5 行和第 6 行分别给出的是深度卷积神经网络方法、水平集方法、支持向量机方法和径向基函数网络方法的分割结果。我们可以看出,在错误的像素数量和结节边缘检测性能方面卷积神经网络方法都优于其他三种方法。通过观察可以发现大部分卷积神经网络方法分类错误的像素位于大片组织的对比区域,这是因为本节利用深度卷积神经网络分割甲状腺结节是基于图像块的,如果随机所选取的块的

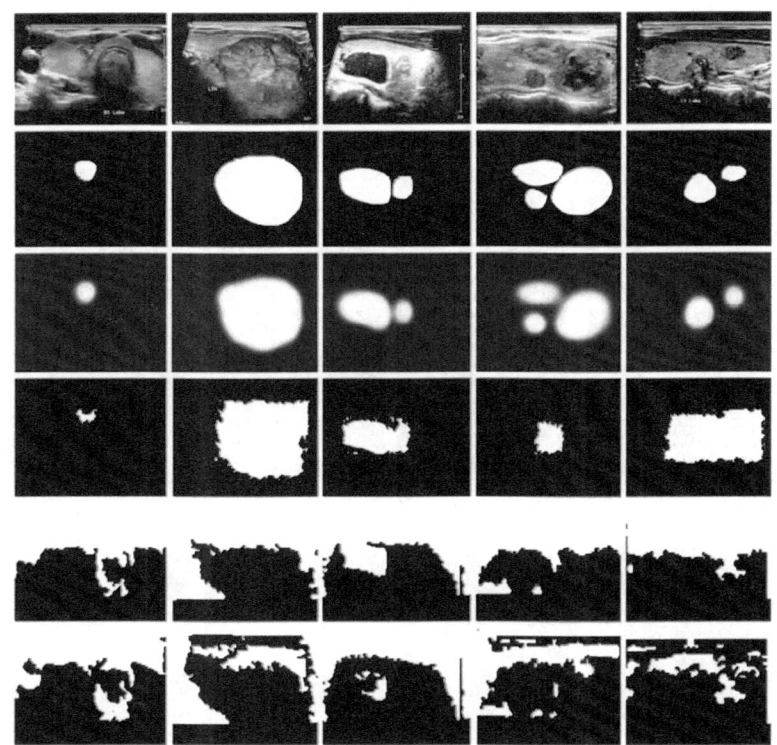

图 3.8　不同方法对甲状腺结节图像的分割示例。第 1 行是原始图像;第 2 行是人工勾画的 mask 图;第 3 行、第 4 行、第 5 行、第 6 行分别是卷积神经网络方法、水平集方法、支持向量机方法和径向基函数网络方法的分割结果

中心是边界像素，结果就会包含多种组织类型的像素。从实验结果可以看出，本节的方法目前对一些诸如很小的甲状腺结节或者多发的甲状腺结节的图像分割还不够准确，也容易出现过分割现象 (图 3.9)。这些结节或者表征是不均匀的，或者具有非常复杂且又与其纹理相似的背景。因此甲状腺结节分割性能水平有待将来进一步提升与进行相关研究。

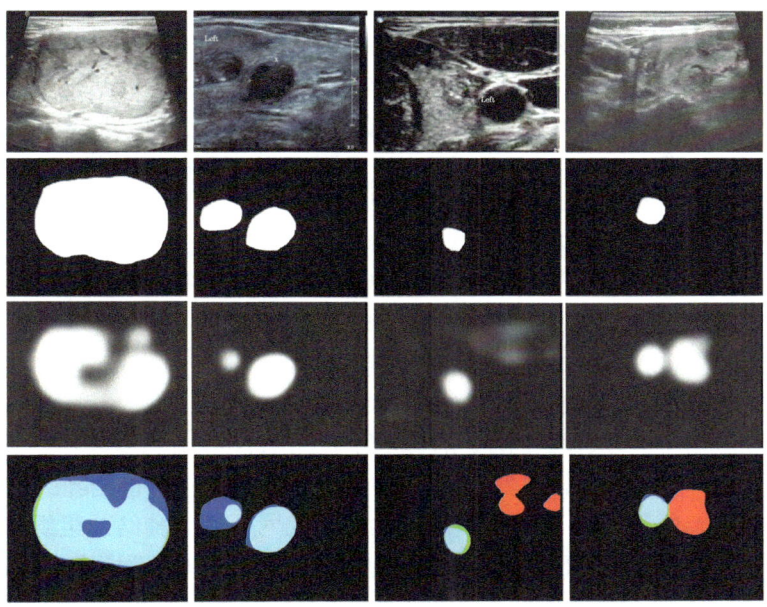

图 3.9 卷积神经网络甲状腺结节分割错误的图像示例。第 1 行展示的是原始图像；第 2 行是人工勾画的 mask 图；第 3 行是卷积神经网络得到的分割概率图；第 4 行分别是与人工分割和自动分割相关的 RGB 图，其中蓝色是真实的分割，绿色是卷积神经网络方法得到的最接近结节的区域，红色是算法完全分割错误的区域

3.3　基于卷积神经网络的甲状腺结节智能辅助诊断

大部分的甲状腺结节的超声影像具有结节内部异质性，表征不均匀，而且边界模糊。因此对于临床医生来说，只基于灰阶超声影像来正确地判别出甲状腺结节的良恶性非常困难。本节[39] 提出了一种混合模型方法进行甲状腺结节的智能诊断。该方法是由两个具有不同深度卷积层和全连接层的卷积神经网络融合而成，而且为避免陷入局部最优，这两个网络都有进行预训练。首先，这两个网络分别基于自然图像 ImageNet 数据集各自进行预训练。然后，输入甲状腺结节超声影像的图像块再分别重新训练两个网络，并将经过这两个卷积神经网络的卷积核、池化和正则

化作用得到的特征图融合。最后,将两个网络自动学习到的特征进行融合,基于这些融合的特征训练一个处理两分类任务的 softmax 分类器以诊断甲状腺结节的良恶性。所提出的方法在两个当地三甲医院的 15 000 张超声图像数据上验证。实验结果表明了本章所提出的方法可以准确且有效地诊断甲状腺结节。除此之外,基于融合的卷积神经网络模型比其他方法可以更好地识别甲状腺结节的良恶性,准确率为 83.02%±0.72%。这些结果都充分说明了该方法潜在的临床应用价值。

  本节考虑深度卷积神经网络方法建立甲状腺结节超声智能诊断模型。深度卷积神经网络是一类多层的、完全可以训练的模型,它们可以捕捉到输入与输出之间的高度非线性映射。卷积神经网络是一种典型的深度学习模型[30, 33],后来受计算机视觉问题的启发,发展了一系列适合解决图像相关问题的应用[16, 32, 34]。一般地,正如标准的多层感知机那样,卷积神经网络由标准堆栈式的卷积层 (记为 Conv,其后可以有对比度归一化层和池化层) 和紧随其后的一个或多个全连接层 (记为 Fc) 组成。每一层之后都是逐点非线性函数作为网络的激活函数[16]。网络的卷积核、局部邻域池化操作、正规化操作交替作用在输入的图像上,产生逐步复杂的层次结构特征。如果选择适当的正则化方法训练卷积神经网络[26, 40, 43],该卷积神经网络就可以在视觉异议和图像分类任务中取得很好的成效[16, 30, 59]。近年来,卷积神经网络也开始应用于医学领域中的分割、检测与识别任务,并取得了不错的效果。例如,文献 [15, 17] 基于病理图像,利用有监督的卷积神经网络检测乳腺癌细胞的有丝分裂。文献 [49] 利用无监督预训练的卷积神经网络进行肺结节组织的分类。文献 [52] 利用多尺度的卷积神经网络进行肺结节的分类。本节利用预训练的两个不同卷积神经网络建立融合深度卷积神经网络模型识别甲状腺结节的良恶性。

  基于 2D 灰阶超声图像,本节采用一种融合的深度卷积神经网络进行甲状腺结节分类。众所周知,深度卷积神经网络的学习是一种数据驱动下的特征学习。本节的深度卷积神经网络方法以甲状腺结节的图像块作为输入,产生相应的特征图作为输出。多个中间层利用卷积核、池化算子和正则化算子将输入映射到输出。网络包含的数以百万计的可训练的参数经过调整以适应于勾画的甲状腺结节数据。而且本节的深度卷积神经网络通过对底层特征到高层特征的建立,自动学习甲状腺结节的层次结构特征,然后利用这些特征训练一个处理两分类任务的 softmax 分类器识别甲状腺结节的良恶性。图 3.10 给出了基于融合卷积神经网络模型分类甲状腺结节的流程框架。首先,由专家医生粗略地勾画出每张甲状腺结节图像中的感兴趣区域 (regions of interest,ROIs),即甲状腺结节区域。其次,两个具有不同卷积层和全连接层的深度卷积神经网络分别基于自然图像的 ImageNet 数据集进行预训练。最后,基于甲状腺结节的图像块重新训练这两个卷积神经网络,并融合由这两个网络学习到的特征,训练一个 softmax 分类器以识别甲状腺结节的良恶性。本节的主要贡献包含以下几个方面:

1) 据文献调研所知，本节是第一次尝试利用深度卷积神经网络进行甲状腺结节的智能诊断。

2) 本节基于两个不同的深度卷积神经网络结构，建立了一个分类甲状腺结节的融合深度模型。这两个深度卷积神经网络都利用了预训练的策略进行初始化以避免陷入局部最优，而且也都采用了一种多视图策略提高网络的分类性能。

3) 本节在大量的未经任何复杂预处理的甲状腺结节超声图像数据上验证了本节所提出的算法，在没有人工干预的情况下，取得了客观的、令人鼓舞的结果。

4) 为了更直观地利用该系统，本节还设计了一种新的称为 TMI 的单值综合指标作为更客观地确定甲状腺结节良恶性的条件。用户可以根据这个指标很容易地判断甲状腺结节的良恶性。

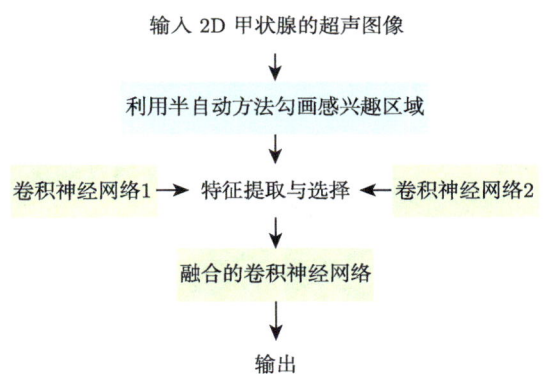

图 3.10　本节所提出的计算机辅助诊断技术分类甲状腺结节的流程图

3.3.1　甲状腺数据采集及其预处理

本节的方法与所批准的指导方针是一致的。所有的实验技术都经过三家当地三甲医院，即浙江大学附属第一医院，浙江大学医学院附属邵逸夫医院和浙江省肿瘤医院的确定。研究了从 4782 个患者 (平均年龄为 52 岁) 身上采集的 8148 个完全匿名的甲状腺结节病变 (单发或者多发) 数据。这些甲状腺结节由医生根据超声指导方针做了 FNA 活组织检查。结节的平均大小为 $2.5\,\mathrm{cm}\times1.8\,\mathrm{cm}\times2.1\,\mathrm{cm}$。所有带恶性结节的患者和带良性结节的患者都接受了手术，最后的临床诊断基于切除甲状腺结节的组织病理学检查。在本节中，有 4126 个甲状腺结节是良性的，有 4022 个甲状腺结节是恶性的。每个甲状腺结节各采集若干张横切或者纵切的图像，总共得到 15 000 张来自不同超声机 (Philips、GE-Healthcare、Esaote、Toshiba、Siemens、Mindray 与 Hitachi，如表 3.5 所示) 的甲状腺结节图像。由专家医生人工勾画出每张甲状腺结节图像中的结节区域。因此可以得到 15 000 个相应的 mask 图

(图 3.11)。这些甲状腺结节图像和相应的 mask 图大小相同,并同时被用来训练所提出的卷积神经网络模型。

表 3.5　本节研究的甲状腺结节图像数据的详细情况总计形式:良性结节的数量 + 恶性结节的数量

系统	结节数量	
	浙江大学医学院附属邵逸夫医院	浙江省肿瘤医院
Philips	5075	771
GE-Healthcare	230	1030
Esaote	95	189
Toshiba	136	—
Siemens	118	117
Mindray	119	—
Hitachi	268	—
总计	3260 + 2781	866 + 1241

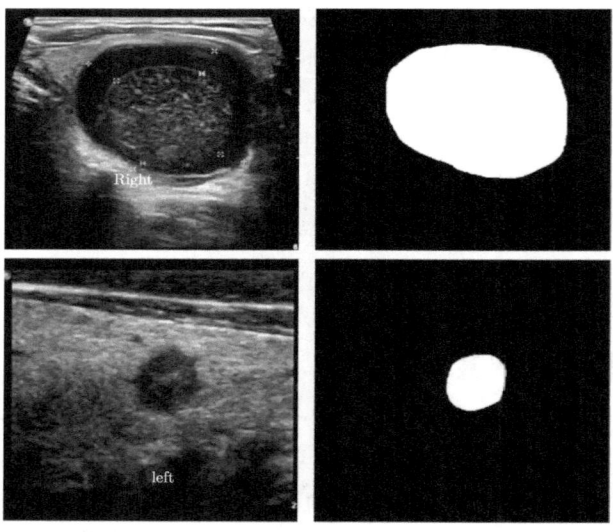

图 3.11　用于训练卷积神经网络结构的甲状腺结节示例图像 (第 1 列) 及其对应的二值 mask 图 (第 2 列)

3.3.2　融合的卷积神经网络架构

本节基于两个不同的卷积神经网络结构,设计了一个融合的卷积神经网络架构来诊断甲状腺结节。众所周知,基于卷积神经网络方法的计算机辅助诊断框架的实现有两个步骤:特征学习和分类。下面具体地以一个卷积神经网络结构输入

大小为 225×225 的图像块来解释本节中所提出的网络架构。该卷积神经网络记为 CNN1，其具体结构如图 3.12 所示，输入层包含两个分别与良性甲状腺结节和恶性甲状腺结节相关的大小为 225×225 的特征图。在特征学习时，该卷积神经网络结构利用三个卷积层提取特征，其后连接正规化层和池化层。在进行分类时，利用最后一个全连接层输出的特征训练 softmax 分类器以识别甲状腺结节的良恶性。

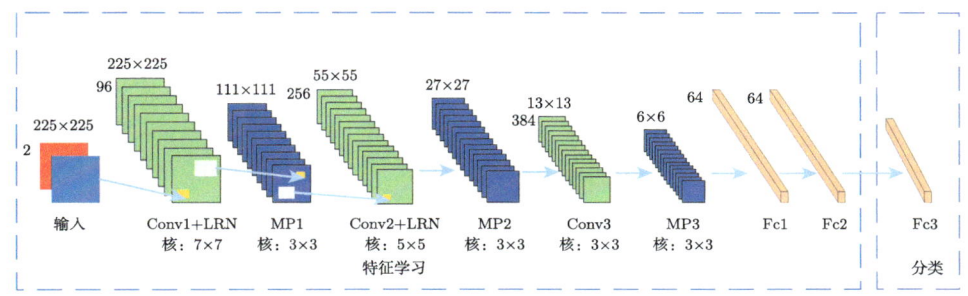

图 3.12 CNN1 的具体架构。它输入的是大小为 225×225 的图像块，各层输出的是对应的特征图，最终输出分类的一个分布 (Conv: 卷积层; MP: 最大池化层; LRN: 局部响应层; Fc: 全连接层)

具体地，该网络第一个卷积层产生 96 个大小为 111×111 的特征图。每一个特征图都通过大小为 7×7 卷积核与两个输入的特征图相连。这层的步长大小为 2 个像素，填充大小为 3 个像素。第二个卷积层产生 256 个大小为 27×27 的特征图。每个特征图都通过大小为 5×5 的卷积核与上一层所有的特征图相连。这一层的步长为 2 个像素。第三个卷积层产生 384 个大小为 6×6 的特征图。这些特征图都通过大小为 3×3 的卷积核与上一层所有的特征图相连。该层的步长大小为 1 个像素。该网络所用的激活函数为带参数的矫正线性单元函数 (parametric rectified linear unit, PReLu)[24]。

除了卷积层之外，CNN1 也使用了一些其他类型的层结构。具体地，窗口大小为 3×3 的最大池化层用在卷积层之后，步长大小为 2 个像素。局部响应正规化方法用在前两个 PReLu 层之后以平衡不同特征图在相同空间位置上的特征竞争[30]。三个全连接层用在第三个最大池化层之后，分别输出 64 个特征，64 个特征，1 个特征。第三个全连接层之后连接一个两分类的 softmax 层，通过极小化预测标签与真实标签之间的交叉熵，最终产生关于标签的一个分布。

第二个卷积神经网络 (记为 CNN2) 结构包含 5 个卷积层，3 个输出分别为 4096 个特征、4096 个特征、1 个特征的全连接层，其他层都与 CNN1 的对应层设置相同。前两个卷积层的卷积核大小、步长以及特征图的数量也都与 CNN1 的相同。除此之外，前两个卷积层和最后一个卷积层后紧跟着一个最大池化层，其步长大小设置为 2 个像素，窗口大小设置为 3×3。表 3.6 给出了这两个卷积神经网络结构的具体架构。

表 3.6　本节中所设计的卷积神经网络结构

Layer(层)	Input size(输入尺寸)	CNN1	CNN2
Conv1	225×225	$7 \times 7, 2, 96, _{/2}$	$7 \times 7, 2, 96, _{/2}$
MP1	111×111	$3 \times 3, _{/2}$	$3 \times 3, _{/2}$
Conv2	55×55	$5 \times 5, 96, 256, _{/2}$	$5 \times 5, 96, 256, _{/2}$
MP2	27×27	$3 \times 3, _{/2}$	$3 \times 3, _{/2}$
Conv3	13×13	$3 \times 3, 256, 384, _{/1}$	$3 \times 3, 256, 384, _{/1}$
Conv4	13×13	—	$3 \times 3, 384, 384, _{/1}$
Conv5	13×13	—	$3 \times 3, 384, 256, _{/1}$
MP3	6×6	$3 \times 3, _{/2}$	$3 \times 3, _{/2}$
Fc1	—	64	4096
Fc2	—	64	4096
Fc3	—	1	1

注："$_{/2}$"，"$_{/1}$"分别表示步长大小为 2 和 1。卷积层"Conv"的数字形式：卷积核大小、输入的数量、输出特征图的数量、步长。池化层"MP"的数字形式：窗口大小、步长。全连接层"Fc"的数字形式：输出特征图的数量。

据研究所知，不同的网络结构可以学习到不同的特征，浅层的网络适合学习低层次的特征，深层的网络可以充分学习到高层次的特征。而且网络层数越多，网络学习到的特征就越复杂。因此，基于 CNN1 和 CNN2 这两个网络构造一个融合的深度卷积神经网络模型 (记为 CNN1+2)。这个融合网络的架构 (图 3.13) 包括前面所提的两个网络的所有层结构，而且各个层的卷积核大小、步长以及最大池化层的窗口大小、步长也都分别与两个网络对应层的卷积核大小、步长以及其最大池化层的窗口大小与步长一样。因此该网络可以充分利用 CNN1 捕捉到甲状腺结节微妙的低层次特征，利用 CNN2 捕捉到甲状腺结节复杂的高层次特征，因此这个网络可以从甲状腺结节图像中学习到更多层次的特征。6 个全连接层的特征由 1 个

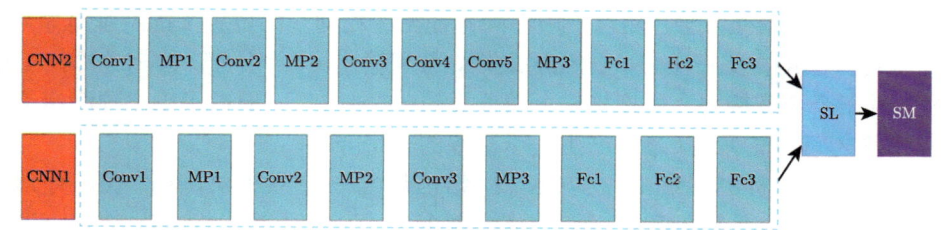

图 3.13　融合的卷积神经网络结构 (Conv：卷积层；MP：最大池化层；Fc：全连接层；SL：求和层；SM：softmax 层)

3.3 基于卷积神经网络的甲状腺结节智能辅助诊断

求和层融合后被用来训练 1 个 softmax 分类器。

3.3.3 训练融合的卷积网络模型

由于卷积神经网络是由非线性的若干层组成的,因此存在许多局部最小值。无论从什么邻域开始,基于梯度的优化损失函数都可能陷入局部极小。虽然如此,但是预训练的优势就是它可以网络在参数空间的一个区域内运行,这可以比随机选择初始参数的网络运行更深[22]。因此,本节中的两个卷积神经网络结构首先利用 ImageNet 数据集中的 130 万张自然图像进行预训练[47]。101 次迭代后的参数用来初始化这两个卷积神经网络的参数,然后再基于甲状腺结节图像的图像块训练这两个网络。从甲状腺结节图像中随机采样大小为 225×225 图像块作为卷积神经网络模型的输入。它们的中心位于对应的 mask 图内。整个网络通过后向传播进行随机梯度下降调节[30],与此同时计算出具有区别能力的特征图,最后这些特征图被用来训练一个 softmax 分类器以分类甲状腺结节。为了减少过拟合,本节利用了一种被称为 sDropout[60] 的正则化方法,它是 Dropout 的一种新拓展。这种方法将整个网络通过一个随机的向量分裂为两个子网络分别训练,而不是丢掉一半的单元节点。然后这两个子网络被用作后续权重连接和激活值的两个不同输入。本节中所有的权重时单元节点以 0.5 的概率被分裂到两个子网络。

融合的卷积神经网络的训练是基于以上两个卷积神经网络的训练。首先,如上所述的训练方法,具有不同卷积层和全连接层的两个网络 (CNN1 和 CNN2) 被单独训练。其次,融合由这两个卷积神经网络的卷积层、池化和正则化作用学习到多层次的特征。最后,一个 softmax 分类器利用融合的特征被训练用来诊断甲状腺结节 (图 3.14)。

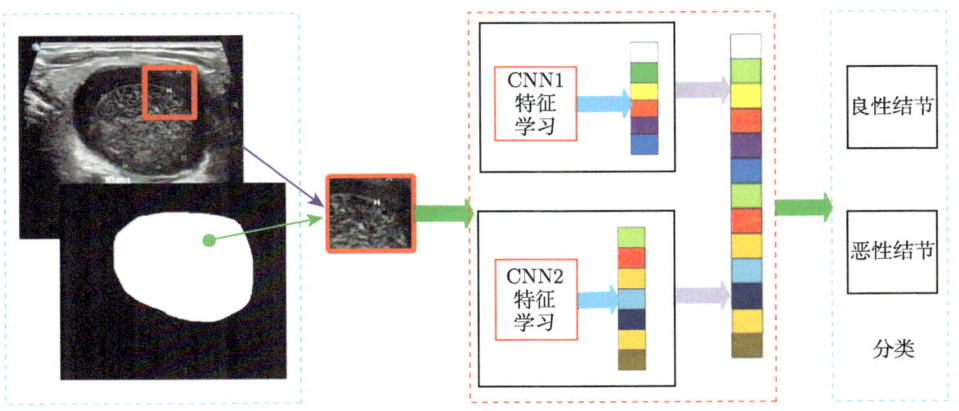

图 3.14 基于两个具有不同卷积层和全连接层的卷积神经网络的融合网络的训练

3.3.4 性能评估

在本节中，甲状腺结节智能诊断的性能由准确率、敏感性 (sensitivity)、特异性 (specifity) 和 ROC(receiver operating characteristic) 曲线评估。敏感性代表良性结节被正确识别为良性的百分比。特异性表示恶性结节被正确识别为恶性的百分比。准确率代表了甲状腺结节诊断正确的百分比。ROC 曲线是一条以 "1-specifity" 为 x 轴，以 "sensitivity" 为 y 轴的 2D 曲线。ROC 曲线下所围区域的面积 (area under the ROC curve，AUC) 表明了分类器在整个界值点范围内的性能。介于 0.5 和 1 之间的 AUC 值代表正确区分良性结节特征和恶性结节特征的概率。一个好的分类器的 AUC 值接近于 1[20]。

3.3.5 甲状腺的恶性指标

就大多数的分类方法来说，终端用户无法理解分类器是如何得到输出的类标签的。为了使分类过程对终端用户来说是比较鲜明的，本节利用由 CNN1 和 CNN2 学习到的特征组合构成了一个单值指标。将这个针对每张图像的甲状腺恶性指标 (thyroid malignancy index，TMI) 表示为

$$\mathrm{TMI} = \frac{\mathrm{CNN}(\mathrm{Fc1}) \times \mathrm{CNN}(\mathrm{Fc2})}{\mathrm{CNN}(\mathrm{Fc3})} \tag{3.10}$$

其中

$$\begin{aligned} \mathrm{CNN}(\mathrm{Fc1}) &= \mathrm{CNN1}(\mathrm{Fc1}) \times \mathrm{CNN2}(\mathrm{Fc1}) \\ \mathrm{CNN}(\mathrm{Fc2}) &= \mathrm{CNN1}(\mathrm{Fc2}) \times \mathrm{CNN2}(\mathrm{Fc2}) \\ \mathrm{CNN}(\mathrm{Fc3}) &= \mathrm{CNN1}(\mathrm{Fc3}) \times \mathrm{CNN2}(\mathrm{Fc3}) \end{aligned} \tag{3.11}$$

这些指标是无量纲的，因此不需要任何单位。在临床上，这些指标被设定一个阈值后，医生就可以据此得到一个判断甲状腺结节是良性还是恶性的客观分类。表 3.7 给出了关于甲状腺结节的两分类的 TMI 指标范围。这些指标可以便捷地被加载到一个应用软件程序中，有助于快速地、更客观地判断甲状腺结节的良恶性。而且从表 3.7 可以看出，对于没有任何重叠的两类，它们的值是截然不同的。

表 3.7 甲状腺结节的 TMI 指标范围

CNN 特征	良性	恶性	p-值
TMI	2.53E + 16 ± 3.20E + 15	3.87E + 15 ± 1.12E + 15	< 0.0001

3.3.6 模型分析与验证

3.3.6.1 实验设计细节

本节专注于评估卷积神经网络架构对甲状腺结节的分类诊断效果。训练 CNN1 和 CNN2 这两个网络结构时采用了单视图的测试策略。为了提高网络识别性能，测

3.3 基于卷积神经网络的甲状腺结节智能辅助诊断

试这两个网络结构时采用了一种多视图的策略。具体地，从每张甲状腺结节超声图像上随机采样 256 个大小为 225×225 图像块作为训练卷积神经网络的输入，输出的类别标签是 256 个视图的平均结果 (图 3.15)。融合的卷积神经网络模型是将两个卷积神经网络在多视图策略下学习到的特征融合后训练一个 softmax 分类器，然后对甲状腺结节进行分类。为了对比，本节也实现了一个最常用的分类方法，即支持向量机方法，且在本节的实验中，支持向量机的核函数选择的是径向基核函数。

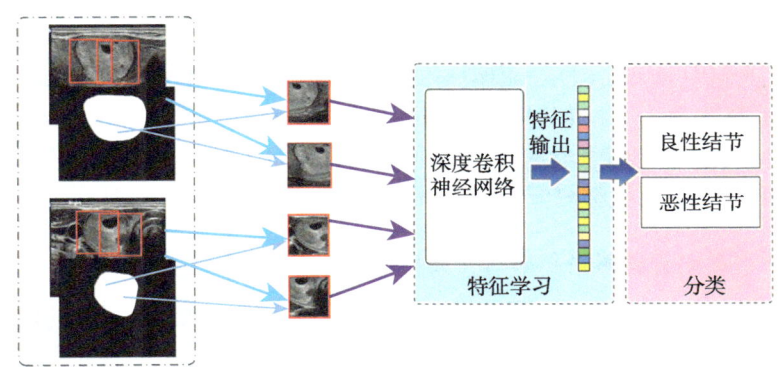

图 3.15　本节提出的融合卷积神经网络模型的测试过程。首先从 2D 超声图像提取多个图像块以捕捉结节变化的范围，然后将这些图像块同时输入融合卷积神经网络提取有识别能力的特征，最后利用 softmax 分类器来预测输入的结节超声图像的标签

为了评估分类器的可靠性和稳定性，在相同的数据集上，所有的实验都做了 10 组交叉验证。具体地，原始的数据集被随机地分成互不重叠的 10 组，以避免同一个患者的数据在不同交叉中出现。9 组交叉的数据被用来训练模型，1 组交叉的数据被用来测试模型的性能。并利用其中 1 组交叉实验调节卷积神经网络的参数。这些参数设置如下，权重的衰减和偏置的衰减都是 0.0005，学习率设置为 0.02 (被应用于一个大小为 10 的 mini-batch 的平均梯度)，动量参数设置为 0.9 且在 10 次循环上呈线性。除此之外，对于 PReLu，其控制负数部分斜率的系数初始值为 0.9，且以大小为 0.01 的速度递减。对于局部正规化，其参数 k, n, α, β[30] 在第一个正规化层被设置为 $k = 96, n = 24, \alpha = 0.0005, \beta = 0.75$，在第二个正规化层被设置为 $k = 256, n = 64, \alpha = 0.0005, \beta = 0.75$。与此同时，通过极小化这个交叉实验的测试数据，可以得到最优循环的一个粗近似。以上所有的参数和最优的循环次数都被用于其他 9 组交叉检验的卷积神经网络的训练。

有两个重要的参数对支持向量机方法的分类性能起着关键作用，即正则化因子参数 C 和径向基函数的核参数 σ。本节利用一种称为网格搜索的方法[13]对这两个参数进行调节，设定的搜索空间范围为 $C \in \{1 \times 2^{-5}, 1 \times 2^{-4}, \cdots, 1 \times 2^{3}, 1 \times 2^{4}\}$，

$\sigma \in \{1 \times 2^{-5}, 1 \times 2^{-4}, \cdots, 1 \times 2^{3}, 1 \times 2^{4}\}$。同样地，本节也利用一个交叉检验的测试来确定这两个参数，当测试其中一个参数时，另一个参数被固定，最终可以确定达到最低错误率的一组最佳参数组合 ($C = 0.1, \sigma = 0.05$)。然后在其他交叉检验时也采用这组参数。为了公平对比，本节中所用到的支持向量机方法的参数设置都是一样的，即正则化因子设置为 $C = 0.1$，径向基函数核的参数设置为 $\sigma = 0.05$。

除此之外，所有的实验环境为 Intel Xeon E5-2630L CPU，32 GB RAM，2 个显存为 3 GB 的 Nvidia Geforce GTX780 Ti GPU，操作系统为 64 位的 Windows 8 操作系统，编程语言为 C++ 和 MATLAB。本节的卷积神经网络方法基于 cuda-convnet 工具包[①] 实现。CNN1 模型与 CNN2 都是在 2 个 GPUs 上训练，CNN1 训练的最优循环次数为 60，耗时为 7.38 h；CNN2 训练的最优循环次数为 100，耗时为 15.57 h；尽管训练每个卷积神经网络模型的时间比较长，但是利用该卷积神经网络模型测试一张甲状腺图像仅需要 0.3~0.6 s。

3.3.6.2 不同卷积神经网络结构对甲状腺结节的诊断性能

本实验首先研究了不同网络结构对甲状腺结节识别的影响，详细的网络配置如表 3.6 所述。这些网络结构的分类性能以平均的分类准确率、敏感性和特异性及其标准差的组合形式表达 (表 3.8)。由这些结果可以看出，融合的卷积神经网络方法的预测性能普遍比较高。为了检验基于卷积神经网络的方法捕捉到的特征模式，输入大小为 225×225 图像块，如图 3.16 所示，可视化了两个卷积神经网络的第一个卷积层的 96 个卷积核。这些结果表明不同的网络结构可以训练出不同的卷积核。与文献 [62] 中的观察类似，尽管这些卷积核可以提取诸如边缘与角这样的初始图像特征，但是不同的卷积核却可以捕捉到不同的特征。为了进一步观察卷积神经网络方法是否可以有效地分类甲状腺结节，本节利用文献 [57] 中的方法可视化了卷积神经网络学习出来的特征图，如图 3.17 所示，可以看出卷积神经网络学习到的特征可以很好地区分甲状腺的良恶性结节。除此之外，为了验证多视图策略对卷积神经网络性能的影响，表 3.9 给出了单个视图策略下和多视图策略下的网络模型测试错误率。由

表 3.8 基于不同的卷积神经网络模型对甲状腺结节进行分类的性能

方法	ACC/%	SEN/%	SPE/%
CNN1	81.94 (1.19)	80.57 (1.69)	83.20 (2.32)
CNN2	82.34 (1.01)	81.94 (1.96)	82.82 (2.23)
CNN1+2	**83.02 (0.72)**	**82.41 (1.35)**	**84.96 (1.85)**

注：ACC: 准确率；SEN: 敏感性；SPE: 特异性。黑体的数值是本章研究中最好的结果。数字的形式：均值 (标准差)。

---

① https://code.google.com/p/cuda-convnet/

3.3 基于卷积神经网络的甲状腺结节智能辅助诊断

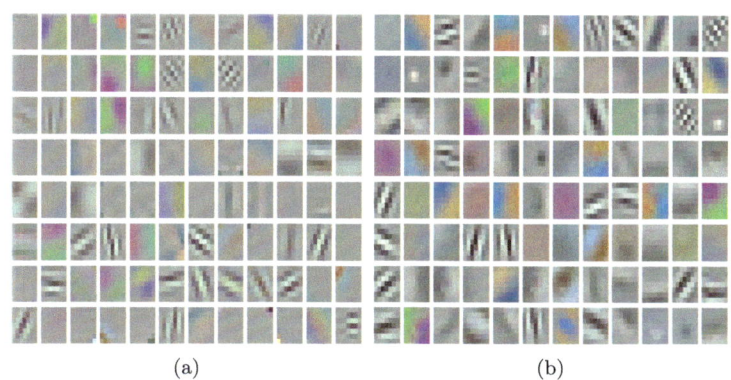

图 3.16 输入大小为 225×225 的图像块后，可视化不同卷积神经网络的第一个卷积层的 96 个大小为 7×7 的卷积核。(a) 展示的是 CNN1 的第一个卷积层的卷积核；(b) 展示的是 CNN2 的第一个卷积层的卷积核

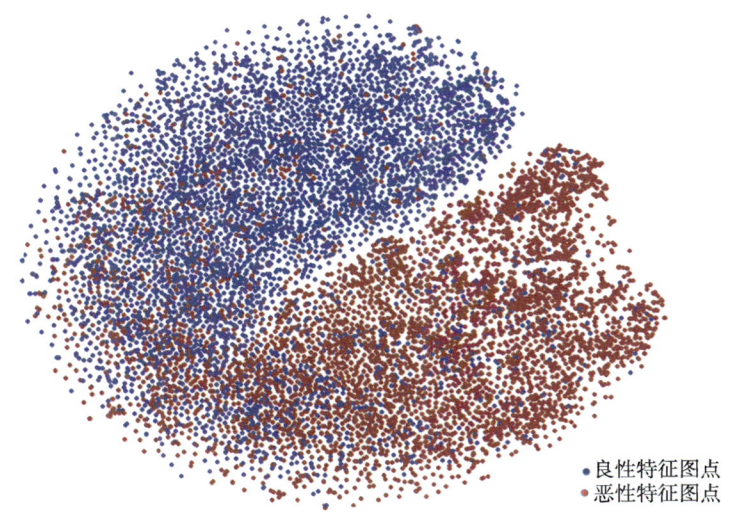

图 3.17 空间可视化卷积神经网络自动学习到的特征。正样本 (良性结节的特征图) 与负样本 (恶性结节的特征图) 分别以二维平面上蓝色与红色的点表示。可以看出两类有一个清晰的分界

表 3.9 本节中单个视图策略和多视图策略下网络模型测试的错误率

方法	错误率/%	
	单视图	多视图
CNN1	19.33	18.06
CNN2	18.86	17.66

此表格可以看出，与单视图策略相比，多视图策略下的性能有明显提升，这也证明了基于独特的卷积神经网络方法学习出来的高层次特征提供了输入图像的一个鲁棒性的表示。

3.3.6.3 与其他学习方法之间的比较

为了综合定量地评价卷积神经网络学习到的特征图，本节比较了支持向量机 (核为径向基函数核) 方法分别基于网络 CNN1 学习到的特征、灰度共生矩阵特征、直方图特征识别甲状腺结节的性能。具体地，首先，本节利用网络 CNN1 的第一个全连接层 (Fc1) 输出的特征训练支持向量机分类甲状腺结节。主成分分析被用来减少统计参数的数量，并计算出可以充分描述样本主要特征的线性组合。由主成分分析方法产生的 23 个主成分和网络 CNN1 的 Fc1 层的所有特征分别作为支持向量机的输入，训练支持向量机分类器。然后一种常用的纹理特征，即灰度共生矩阵特征被提取出来训练支持向量机分类器。为了避免超声波传输和反射过程中的衰减效应，计算灰度共生矩阵时，角度参数被设置为 0°，距离参数被设置为 1。本节基于每个灰度共生矩阵都各自计算了 8 种纹理特征：自相关性 (autocorrelation，Gactoc)、差异性 (dissimilarity，Gdissi)、能量 (energy，Generg)、熵 (entropy，Gentro)、局部同质性 (local homogeneity，Glhomo)、相关性 (correlation，Gcorre)、对比度 (contrast，Gcontr) 和集群突出 (cluster prominence，Gcprom)[55]。最后，作为一个对比的基准，本节利用直方图特征训练支持向量机分类器。具体地计算了超声甲状腺结节图像灰度水平的直方图，再通过计算其均值 (mean，Hmea)、方差 (variance，Hvar)、偏度 (skewness，Hske)、峰度 (kurtosis，Hkur)、能量 (energy，Hene) 和熵 (entropy，Hent) 来表示甲状腺结节的纹理特征[4, 63]。基于支持向量机的各种方法的结果也是以平均分类准确率、敏感性和特异性及其标准差的形式被呈现在表 3.10 中。这些结果表明了基于卷积神经网络学习到的特征对甲状腺结节的分类比基于灰度共生矩阵特征或者基于直方图特征对其分类更有效。而且主成分分析方法可以提高基于卷积神经网络学习到的特征的支持向量机方法的性能。

表 3.10 该表格给出了利用不同特征的支持向量机方法对甲状腺结节进行分类的性能

方法	ACC/%	SEN/%	SPE/%
CNN1(Fc1)+SVM	82.93 (1.98)	82.06(1.62)	**83.88 (2.36)**
CNN1(Fc1)+PCA+SVM	**83.05 (0.81)**	**82.34 (1.59)**	83.86 (2.26)
GLCM+SVM	78.89 (3.02)	77.78 (3.90)	61.69 (3.03)
Histogram+SVM	65.89 (4.99)	63.78 (4.72)	59.69 (4.22)

注：ACC：准确率；SEN：敏感性；SPE：特异性。黑体的数值是本章研究中取得最好的成果。数字的形式：均值 (标准差)。

除此之外，本节给出了不同方法的诊断性能的 ROC 曲线 (图 3.18) 与箱形图

(图 3.19)。从这些结果可以看出基于卷积神经网络的方法在分类甲状腺结节方面

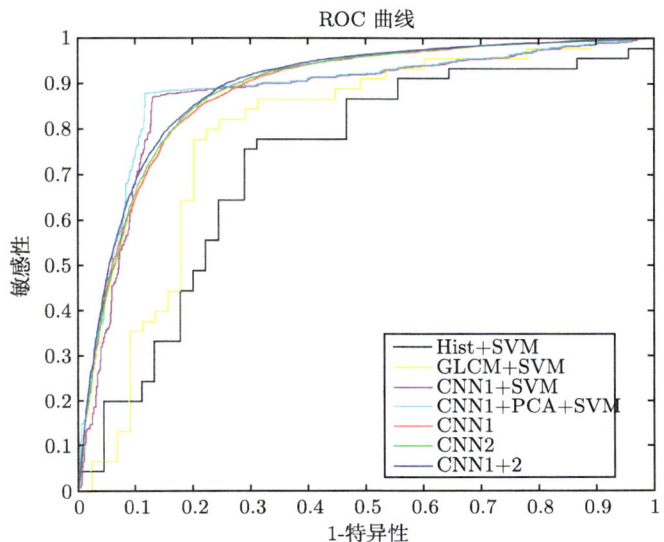

图 3.18 不同方法进行甲状腺结节分类时的性能的 ROC 曲线。特异性表示恶性结节被识别为恶性的百分比，敏感性表示良性结节被识别正确的百分比

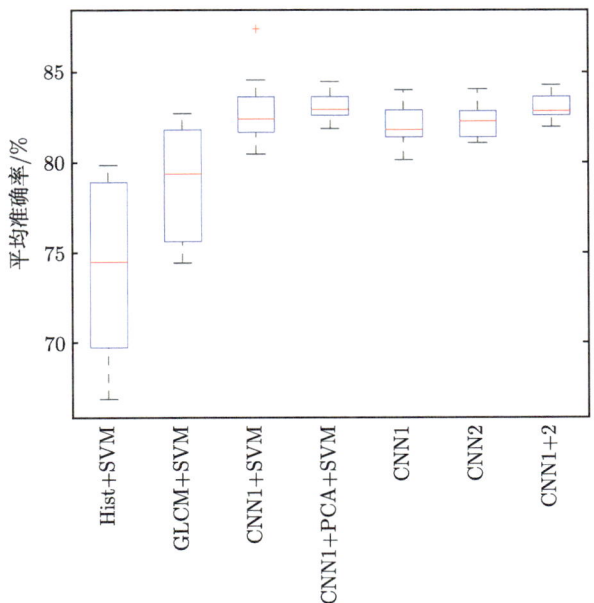

图 3.19 评估不同方法分类甲状腺结节良恶性的箱形图。每一个箱子中心红线为中位数，箱子的边缘为两个四分位数，异常值被单独表示成孤立的点

明显优于其他的方法。具体地，预训练的网络 CNN1 和网络 CNN2 的融合模型可以达到准确率为 83.02%±0.72%、敏感性为 82.41%±1.35%、特异性为 84.96%±1.85%。

3.3.6.4 实验结果统计分析

表 3.11 介绍了良性甲状腺结节与恶性甲状腺结节数据集的所有特征，分别给出了良性结节与恶性结节各类特征的数量、数值以及各类特征统计分析的 p-值。p-值在 0.0001 以下的特征具有临床显著性。从这个表格可以看出，卷积神经网络从甲状腺结节的超声图像自动学习出来的特征具有统计显著性，而且远远优于人工设计的特征。为了评估性能差异的统计显著性，本节对各种方法得到的 AUC 值进行了非参数的 Mann Whitney U 检验[44]。本实验的结果如表 3.12 所示，并且给出了 AUC 值的 95% 的置信区间，$p < 0.05$ 被认为是统计显著性的。从这个统计结果可以看出，基于卷积神经网络方法不仅是具有统计显著性的，而且其基于学习到的特征的支持向量机方法的结果明显超越了基于灰度共生矩阵特征的支持向量机方法或者基于直方图特征的支持向量机方法。

表 3.11 甲状腺良恶性结节的不同特征的数量、均值 ± 标准差和 p-值

特征	数量	良性	恶性	p-值
CNN1(Fc1)	64	93.49 ± 36.42	72.29 ± 24.94	<10E−8
CNN1(Fc2)	64	79.96 ± 175.60	290.12 ± 103.84	<10E−8
CNN1(Fc3)	1	1.09 ± 19.50	−1.02 ± 19.54	<10E−8
CNN2(Fc1)	4096	22.65 ± 53.87	104.18 ± 48.61	<10E−8
CNN2(Fc2)	4096	236.93 ± 150.13	11.48 ± 113.20	<10E−8
CNN2(Fc3)	1	0.20 ± 23.31	−0.18 ± 23.27	<10E−8
Gactoc	1	238.01 ± 46.97	242.54 ± 36.67	0.14
Gdissi	1	10.03 ± 1.07	9.98 ± 0.65	0.33
Generg	1	0.01 ± 0.001	0.001 ± 0.003	0.01
Gentro	1	6.67 ± 0.24	6.72 ± 0.11	<10E−4
Glhomo	1	0.10 ± 0.018	0.10 ± 0.01	0.04
Gcorre	1	−0.001 ± 0.13	0.01 ± 0.09	0.02
Gcontr	1	151.37 ± 26.09	150.29 ± 16.24	0.49
Gcprom	1	5.13E+04 ± 1.43E+04	5.52E+04 ± 1.07E+04	<10E−8
Hmea	1	2.16 ± 2.04	2.10 ± 1.72	0.34
Hvar	1	2.19 ± 2.76	2.06 ± 1.67	0.27
Hske	1	2.44 ± 5.62	2.05 ± 1.71	0.21
Hkur	1	2.16 ± 1.94	2.11 ± 1.73	0.47
Hene	1	2.07 ± 1.78	2.15 ± 1.80	0.30
Hent	1	2.09 ± 1.75	2.07 ± 1.52	0.38

3.3 基于卷积神经网络的甲状腺结节智能辅助诊断

表 3.12 本节中不同方法的 AUC 值和 95% 置信区间 (confidence interval, CI)

方法	AUC (%)	95% CI
CNN1	88.51 (1.96)	[0.8789 0.8904]
CNN2	88.64 (1.79)	[0.8804 0.8917]
CNN1+2	**89.30 (1.68)**	[0.8879 0.8991]
CNN1(fc1)+SVM	89.15 (1.90)	[0.8856 0.8962]
CNN1(fc1)+PCA+SVM	89.22 (1.88)	[0.8860 0.8968]
GLCM+SVM	79.31 (3.22)	[0.6999 0.8572]
Histogram+SVM	65.69 (3.98)	[0.6356 0.8132]

注: AUC 值的形式: 均值 (标准差)。黑体的数值是本节研究中得到的最好的 AUC 值。$p < 0.05$ 被认为是具有统计显著性的。

3.3.6.5 实验讨论

本节主要是利用卷积神经网络的方法解决甲状腺结节诊断问题。卷积神经网络是一种典型的深度学习方法。这种方法可以避免由于不准确的图像预处理 (如去噪、增强、边界分割等) 结果造成的潜在错误以及由欠鲁棒性的特征集合造成的分类偏差。据研究所知，虽然已有一些基于深度学习的计算机辅助诊断方法研究医学图像，但这是第一次尝试利用卷积神经网络进行甲状腺结节的分类。与基于靠人类经验设计人工特征进行分类的传统方法相比，卷积神经网络可以在没有任何相关视觉特征假设的情况下，从 2D 甲状腺结节超声数据中自动提取有效的特征。卷积神经网络具有很好的噪声容忍度，也可以充分利用输入图像的 2D 结构。甲状腺结节的边界、边缘以及不同的纹理特征都可以由不同的卷积核、池化算子和正则化算子交替作用得到。除此之外，卷积神经网络在一定程度上对几何转换、变形和照明具有不变性。图 3.16 表明了不同的卷积神经网络学习到的卷积核是不同的，因此不同的卷积神经网络可以学习到不同的特征。

为了鉴定所提方法的泛化能力，本节中的实验研究了 15 000 张不同超声系统的图像。10 次交叉验证被用来说明卷积神经网络方法的有效性。正如图 3.17 所示，基于卷积神经网络的方法可以有效地对甲状腺结节进行分类。这些结果与具有较多卷积层的卷积神经网络学习到的特征可以表示深层次结构以及具有较多的可训练的参数的事实相一致，这样的网络可以捕捉到输入与输出之间的复杂关系。表 3.8 中的结果表明了融合的卷积神经网络方法比单独的 CNN1 或者单独的 CNN2 都有效。这主要是因为融合的卷积神经网络结构具有更多不同的卷积层，更适合于有效地提取甲状腺结节图像中的多层次特征。

除此之外，为了评估卷积神经网络学习到的特征优于传统人工设计的特征，本节也实现了基于灰度共生矩阵特征的方法和基于灰度直方图特征的方法作为比较。具体的特征由表 3.12 给出。表 3.10 中的实验结果表明了支持向量机方法利用

CNN1 学习到的特征识别甲状腺结节比支持向量机方法利用灰度共生矩阵特征或者直方图特征识别甲状腺结节有效。这些结果就意味着卷积神经网络可以学习到更有效的特征来表示不同甲状腺结节的图像内容。

为了使终端用户更加透明地读懂分类结果，对于每一个甲状腺结节的超声图像，本节设计了一个由网络 CNN1 和网络 CNN2 学习到特征组合而成的单值指标，称为 TMI。一旦所提出的方法在更大的数据集上得到验证，该融合模型就可以作为一个日常临床实践上的辅助诊断工具。这项技术不会产生任何安装费用，而且可以提供给医生一个客观且有价值的第二建议，帮助他们在对甲状腺结节做细针穿刺检查之前就可以准确地鉴别甲状腺结节的良恶性。

目前，还没有解析的方法可以用来设计卷积神经网络的超参数（比如其层数、各层的单元数、卷积核大小等）。正如本节所描述的，这些超参数主要是由人类经验获得的。尤其是深度卷积神经网络，它们需要更多的数据来达到一个更好的泛化能力，以减少过度拟合问题。因为目前的数据集还不足以研究深度卷积神经网络以表示甲状腺结节更高层的影像特征，所以如何取得更高的准确率以及更高的性能水平还有待进一步研究。

3.4 本章结论与应用新模式探索

基于超声图像的甲状腺结节诊断对超声引导下细针穿刺起着关键性作用，然而由于超声图像低信噪比、低对比度等，这成为一项具有挑战性的任务。本节提出了一种混合的方法分类甲状腺结节，该方法是由两个预训练的卷积神经网络融合而成的网络模型。表 3.8 与表 3.10 展示的实验结果表明了深度卷积神经网络方法是一种新的综合解决甲状腺结节智能分类问题的方法。而且融合卷积神经网络方法可以提高模型分类甲状腺结节的能力。如图 3.20 所示为第三方测试甲状腺结节智能诊断性能的结果。这还只是一个初步研究，甲状腺超声数据集还不能充分覆盖或者代表临床实践中真实的人口基数。本节的实验利用了具有很少隐藏层的深度卷积神经网络。但是研究表明当应用适当地正则化时，具有许多隐藏层的深度卷积神经网络在视觉识别任务中产生了非常好的性能[30]。在将来，一旦有足够多的临床数据，就可以研究具有更多隐藏层的深度卷积神经网络，以便可以实现基于 2D 超声图像更准确地识别甲状腺结节的良恶性。

超声影像诊断的优势与难点都很显然，如何高效地利用超声影像的优势，克服其临床诊断难点，建立精准的超声智能诊断系统具有很大的挑战性，但是具有非常重要的临床意义，值得深入探索。目前本算法已经对甲状腺、乳腺超声智能诊断做了一些研究工作，颈动脉斑块、宫颈癌、肝癌等超声影像的智能诊断系统的建立也是具有挑战性的工作。各类深度学习算法与模型的研究，结合一定的临床应用背景

3.4 本章结论与应用新模式探索

一直是研究者关注的热门课题,如何针对不同的病灶影像特征、不同的超声机器参数设置出适当的深度学习框架仍有很多问题亟待解决,譬如怎样更好地进行深度卷积神经网络或者其他网络结构的设置,如何更合理地量化深度卷积神经网络学习到的特征,如何将学习的特征与临床指标对应等。

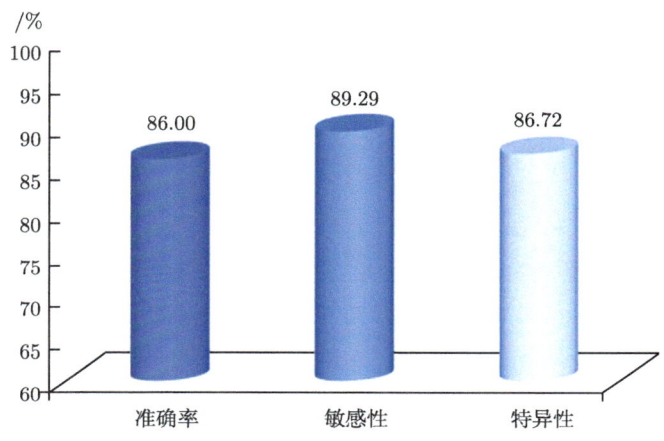

图 3.20 第三方测试甲状腺结节诊断性能

虽然深度学习算法还有很多问题难以解决,但基于深度学习方法建立病灶智能诊断系统,用于医学影像的处理与分析还是非常值得关注的。深度学习是基于数据驱动的学习方法,它可以从海量的医学影像中自动学习到从低层次到高层次的高敏感性特征,找到对病灶诊断最有帮助的影像特征,而且还可以客观量化,尤其对超声诊断标准化具有十分重要的意义。此外基于深度学习建立的人工智能诊断系统,也可以帮助医生解决同病异影以及异病同影的问题。

目前本节的研究结果已经在医院建立的人工智能诊疗室开始应用,辅助医生进行病灶诊断。例如,浙江大学孔德兴团队发表文献 [38] 和 [39] 中的算法已经落地,目前已经在浙江大学附属第一医院、杭州蒋村街道医院等医院部署了自主研发的甲状腺结节智能诊断系统。图 3.21 为浙江大学附属第一医院实时使用该甲状腺结节智能诊断系统对结节进行诊断。并在杭州蒋村街道医院建立了 DE-超声人工智能诊室,在 2017 年 12 月 14 日,成立了浙江省数理医学学会医学影像人工智能辅助诊疗中心,而且自从杭州蒋村街道医院的 DE-超声人工智能诊室投入使用以来,进行甲状腺超声检查 500 余人次,其中人工智能提示阳性 230 余人次,10 多例提示癌变可能,回访 4 例已进行手术治疗。因此人工智能可以成为超声科医生的得力助手,成为分级诊疗的好帮手,而且随着辅助诊疗手段的日益完善,居民对中心满意度逐年提高,如图 3.22 可以看出蒋村街道医院年度门诊就诊人次显著上升。

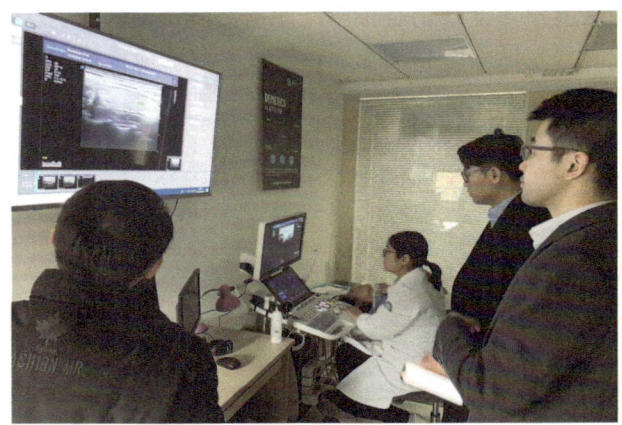

图 3.21　甲状腺结节智能诊断系统的试用

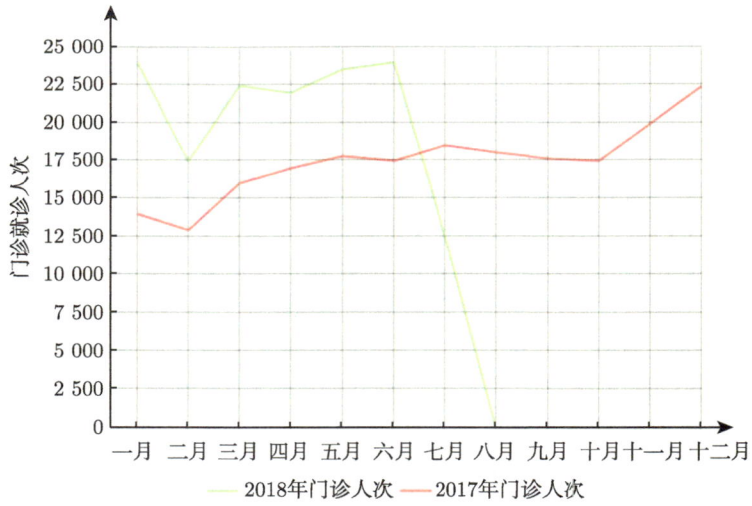

图 3.22　自投入使用 DE-超声人工智能诊室，蒋村街道医院的年度门诊就诊人次变化

参 考 文 献

[1] National Cancer Institute. thyroid cancer. information available at. http://www.cancer.gov/cancertopics/types/thyroid, 2020.

[2] Acharya U R, Sree S V, Krishnan M M R, et al. Non-invasive automated 3D thyroid lesion classification in ultrasound: A class of thyroscan systems. Ultrasonics, 2012, 52(4): 508-520.

[3] Acharya U R, Swapna G, Sree S V, et al. A review on ultrasound-based thyroid cancer tissue characterization and automated classification. Technology in Cancer Research & Treatment, 2014, 13(4): 289-301.

[4] Ahmadvand A, Daliri M R. A review on texture analysis methods in biomedical image processing. OMICS Journal of Radiology, 2016, 5(2): 1-2.

[5] Bagci U, Yao J, Caban J, et al. A graph-theoretic approach for segmentation of pet images. Conference Proceedings: Annual International Conference of the IEEE Engineering in Medicine and Biology Society, 2011, (10): 8479-8482.

[6] Baloch Z W, Fleisher S, LiVolsi V A, et al. Diagnosis of "follicular neoplasm": A gray zone in thyroid fine-needle aspiration cytology. Diagnostic Cytopathology, 2002, 26(1): 41-44.

[7] Bibicu D, Moraru L, Biswas A. Thyroid nodule recognition based on feature selection and pixel classification methods. Journal of Digital Imaging, 2013, 26(1): 119-128.

[8] Bushberg J T, Boone J M. The Essential Physics of Medical Imaging. Philadelphia: Lippincott Williams & Wilkins, 2011.

[9] Cai L Y, Wang X, Wang Y Y, et al. Robust phase-based texture descriptor for classification of breast ultrasound images. Biomedical Engineering Online, 2015, 14(1): 26.

[10] Carvalho C, Rocha R, Campilho A. Classification approach for measurement of atherosclerosis using B-mode ultrasound carotid images. International Conference Image Analysis and Recognition, 2013: 539-546.

[11] Chang C Y, Chen S J, Tsai M F. Application of support-vector-machine-based method for feature selection and classification of thyroid nodules in ultrasound images. Pattern Recognition, 2010, 43(10): 3494-3506.

[12] Chang C Y, Lei Y F, Tseng C H, et al. Thyroid segmentation and volume estimation in ultrasound images. IEEE Transactions on Biomedical Engineering, 2010, 57(6): 1348-1357.

[13] Chen Y W, Lin C J. Combining SVMs with various feature selection strategies. In Feature Extraction. Berlin: Springer, 2006: 315-324.

[14] Chikui T, Okamura K, Tokumori K, et al. Quantitative analyses of sonographic images of the parotid gland in patients with Sjögren syndrome. Ultrasound in Medicine & Biology, 2006, 32(5): 617-622.

[15] Ciresan D, Giusti A, Gambardella L M, et al. Deep neural networks segment neuronal membranes in electron microscopy images. Advances in Neural Information Processing Systems, 2012: 2843-2851.

[16] Ciresan D, Meier U, Schmidhuber J. Multi-column deep neural networks for image classification. In IEEE Conference on Computer Vision and Pattern Recognition (CVPR), 2012: 3642-3649.

[17] Cireşan D C, Giusti A, Gambardella L M, et al. Mitosis detection in breast cancer histology images with deep neural networks. Medical Image Computing and Computer-Assisted Intervention-MICCAI 2013. Berlin: Springer, 2013: 411-418.

[18] Coatney R W. Ultrasound imaging: Principles and applications in rodent research. Ilar Journal, 2001, 42(3): 233-247.

[19] Ding J R, Cheng H D, Ning C P, et al. Quantitative measurement for thyroid cancer characterization based on elastography. Journal of Ultrasound in Medicine, 2011, 30(9): 1259-1266.

[20] Downey Jr T J, Meyer D J, Price R K, et al. Using the receiver operating characteristic to asses the performance of neural classifiers. International Joint Conference on Neural Networks, 1999: 3642-3646.

[21] Dubrovina A, Rosman G, Kimmel R. Multi-region active contours with a single level set function. IEEE Transactions on Pattern Analysis & Machine Intelligence, 2015, 37(8): 1585-1601.

[22] Erhan D, Manzagol P A, Bengio Y, et al. The difficulty of training deep architectures and the effect of unsupervised pre-training. Immunology of Fungal Infections, 2009, 5: 153-160.

[23] Fukushima K. Neocognitron: A self-organizing neural network model for a mechanism of pattern recognition unaffected by shift in position. Biological Cybernetics, 1980, 36(4): 193-202.

[24] He K M, Zhang X Y, Ren S Q, et al. Delving deep into rectifiers: Surpassing human-level performance on imagenet classification. arXiv preprint arXiv: 1502.01852, 2015.

[25] Helmstaedter M, Briggman K L, Turaga S C, et al. Connectomic reconstruction of the inner plexiform layer in the mouse retina. Nature, 2013, 500 (7461): 168-174.

[26] Hinton G E, Srivastava N, Krizhevsky A, et al. Improving neural networks by preventing co-adaptation of feature detectors. arXiv preprint arXiv:1207.0580, 2012.

[27] Huang F J, LeCun Y. Large-scale learning with svm and convolutional for generic object categorization. In IEEE Computer Society Conference on Computer Vision and Pattern Recognition, 2006: 284-291.

[28] Koundal D, Gupta S, Singh S. Computer-aided diagnosis of thyroid nodule: a review. International Journal of Computer Science and Engineering Survey, 2012, 3(4): 67-83.

[29] Koundal D, Gupta S, Singh S. Automated delineation of thyroid nodules in ultrasound images using spatial neutrosophic clustering and level set. Applied Soft Computing, 2016, 40: 86-97.

[30] Krizhevsky A, Sutskever I, Hinton G E. Imagenet classification with deep convolutional neural networks. In Advances in Neural Information Processing Systems, 2012: 1097-1105.

[31] Lansford C D, Teknos T N. Evaluation of the thyroid nodule. Cancer Control, 2006,

13(2): 89-98.

[32] Boser B E, Lecun Y, Denker J S, et al. Handwritten digit recognition with a back-propagation network. In Advances in Neural Information Processing Systems, 1990, 2(2): 309-404.

[33] LeCun Y, Bottou L, Bengio Y, et al. Gradient-based learning applied to document recognition. Proceedings of the IEEE, 1998, 86(11): 2278-2324.

[34] Lee H, Grosse R, Ranganath R, et al. Unsupervised learning of hierarchical representations with convolutional deep belief networks. Communications of the ACM, 2011, 54(10): 95-103.

[35] Lewis C M, Chang K P, Pitman M, et al. Thyroid fine-needle aspiration biopsy: variability in reporting. Thyroid, 2009, 19(7): 717-723.

[36] Li C M, Xu C Y, Gui C F, et al. Distance regularized level set evolution and its application to image segmentation. IEEE Transactions on Image Processing. 2010, 19(12): 3243-3254.

[37] Ma J, Luo S, Dighe M, et al. Differential diagnosis of thyroid nodules with ultrasound elastography based on support vector machines. In 2010 IEEE Ultrasonics Symposium (IUS), 2010: 1372-1375.

[38] Ma J L, Wu F, Jiang T A, et al. Ultrasound image-based thyroid nodule automatic segmentation using convolutional neural networks. International Journal of Computer Assisted Radiology and Surgery, 2017, 12(11): 1895-1910.

[39] Ma J L, Wu F, Zhu J, et al. A pre-trained convolutional neural network based method for thyroid nodule diagnosis. Ultrasonics, 2017, 73: 221-230.

[40] MacKay D J C. Probable networks and plausible predictions: a review of practical Bayesian methods for supervised neural networks. Network: Computation in Neural Systems, 1995, 6(3): 469-505.

[41] Menchón-Lara R M, Sancho-Gomez J L. Fully automatic segmentation of ultrasound common carotid artery images based on machine learning. Neurocomputing, 2015, 151(1): 161-167.

[42] Moon W K, Shen Y W, Bae M S, et al. Computer-aided tumor detection based on multi-scale blob detection algorithm in automated breast ultrasound images. IEEE Transactions on Medical Imaging, 2013, 32(7): 1191-1200.

[43] Nowlan S J, Hinton G E. Simplifying neural networks by soft weight-sharing. Neural Computation, 1992, 4(4): 473-493.

[44] Qin G S, Hotilovac L. Comparison of non-parametric confidence intervals for the area under the ROC curve of a continuous-scale diagnostic test. Statistical Methods in Medical Research, 2008, 17(2): 207-221.

[45] Rago T, Scutari M, Santini F, et al. Real-time elastosonography: useful tool for refining the presurgical diagnosis in thyroid nodules with indeterminate or nondiagnostic

cytology. The Journal of Clinical Endocrinology & Metabolism, 2010, 95(12): 5274-5280.

[46] Ravishankar H, Prabhu S M, Vaidya V, et al. Hybrid approach for automatic segmentation of fetal abdomen from ultrasound images using deep learning. IEEE International Symposium on Biomedical Imaging, 2016: 779-782.

[47] Russakovsky O, Deng J, Su H, et al. Imagenet large scale visual recognition challenge. International Journal of Computer Vision, 2014: 1-42.

[48] Savelonas M A, Iakovidis D K, Legakis I, et al. Active contours guided by echogenicity and texture for delineation of thyroid nodules in ultrasound images. IEEE Transactions on Information Technology in Biomedicine, 2009, 13(4): 519-527.

[49] Schlegl T, Ofner J, Langs G. Unsupervised pre-training across image domains improves lung tissue classification. Medical Computer Vision: Algorithms for Big Data. Berlin: Springer, 2014: 82-93.

[50] Selvathi D, Sharnitha V S. Thyroid classification and segmentation in ultrasound images using machine learning algorithms. In IEEE International Conference on Signal Processing, Communication, Computing and Networking Technologies, 2011: 836-841.

[51] Shan J, Cheng H D, Wang Y X. Completely automated segmentation approach for breast ultrasound images using multiple-domain features. Ultrasound in Medicine & Biology, 2012, 38(2): 262-275.

[52] Shen W, Zhou M, Yang F, et al. Multi-scale convolutional neural networks for lung nodule classification. Information Processing in Medical Imaging. Berlin: Springer, 2015: 588-599.

[53] Singh N, Jindal A. Ultra sonogram images for thyroid segmentation and texture classification in diagnosis of malignant (cancerous) or benign (non-cancerous) nodules. International journal of Engineering and Innovative Technology, 2012, 1(5): 202-206.

[54] Sipos J A. Advances in ultrasound for the diagnosis and management of thyroid cancer. Thyroid, 2009, 19(12): 1363-1372.

[55] Soh L K, Tsatsoulis C. Texture analysis of SAR sea ice imagery using gray level co-occurrence matrices. IEEE Transactions on Geoscience and Remote Sensing, 1999, 37(2): 780-795.

[56] Turaga S C, Murray J F, Jain V, et al. Convolutional networks can learn to generate affinity graphs for image segmentation. Neural Computation, 2010, 22(2): 511-538.

[57] van der Maaten L, Hinton G. Visualizing data using t-SNe. Journal of Machine Learning Research, 2008, 9: 2579-2605.

[58] Vorländer C, Wolff J, Saalabian S, et al. Real-time ultrasound elastography-a non-invasive diagnostic procedure for evaluating dominant thyroid nodules. Langenbeck's Archives of Surgery, 2010, 395(7): 865-871.

[59] Wan L, Zeiler M, Zhang S, et al. Regularization of neural networks using dropconnect.

Proceedings of the 30th International Conference on Machine Learning (ICML-13), 2013: 1058-1066.

[60] Wu F, Hu P J, Kong D X. Flip-rotate-pooling convolution and split dropout on convolution neural networks for image classification. arXiv preprint arXiv: 1507.08754, 2015.

[61] Zeiler M D, Fergus R. Stochastic pooling for regularization of deep convolutional neural networks. Eprint Arxiv, 2013.

[62] Zeiler M D, Fergus R. Visualizing and Understanding Convolutional Networks. European Conference on Computer Vision. Berlin: Springer, 2014: 818-833.

[63] Zhang J G, Tan T N. Brief review of invariant texture analysis methods. Pattern Recognition, 2002, 35(3): 735-747.

[64] Zhang W L, Li R J, Deng H T, et al. Deep convolutional neural networks for multi-modality isointense infant brain image segmentation. NeuroImage, 2015, 108: 214-224.

[65] Zhu C R, Zheng T Z, Kilfoy B A, et al. A birth cohort analysis of the incidence of papillary thyroid cancer in the united states, 1973-2004. Thyroid, 2009, 19(10): 1061-1066.

第 4 章　儿童发育诊断中的数理医学问题和方法

本章内容
1. 儿童骨龄智能诊断及其相关数理医学问题
2. 骨龄评估研究进展
3. 总结与展望

4.1　研究背景

生长发育是儿科独有且极其复杂的过程。生长受内、外多种因素影响，且各种因素彼此相互作用，不但决定身高增长的速度和时间，最终还决定个体终身高。连续性研究发现，激素和基因的复杂性，决定了正常生长的变异性和异常生长的可能性[4]。追踪儿童的生长状况是健康状况敏感性指标，也是正常儿童生长发育的主要组成部分。当发现生长速度出现不可解释的过快或过慢情况，或出现家族身高百分位不相符的生长轨迹的时候，均需要密切观察并及时就医检查[4]。20 世纪初，由于青少年儿童生理成熟度个体差异大，许多学者相继提出以骨骼、牙齿、第二性征和身体形态等作为指征的成熟度评价方法。经过长期实践检验，骨成熟度最终成为公认的评价生物年龄或成熟度状况的重要方法。

骨骼年龄 (bone age，BA) 简称骨龄，作为反映骨成熟度的指标，表示骨化中心的成熟程度，现在我们一般指以骨骼实际发育水平同骨发育标准进行比较而得的一个骨骼年龄。正常情况下，骨龄和实际年龄相对应，骨龄与实际年龄相比落后或者提前 1 年都是正常的。当进行青少年儿童生长发育监测的时候，可以根据骨龄来评价和分析青少年儿童体格生长是否与实际年龄一致，以便早期发现生长偏离，如有异常可以及时进行相关干预治疗，因而骨龄在青少年儿童生长发育领域中得到极其广泛的应用。骨龄还可以用于预判青春期发育情况，用于对儿童剩余身高进行早期评估，是国际通用的用于预测成年终身高的重要客观指标[5]。

4.1.1　骨龄评定的意义

骨龄体现了骨骼实际的发育水平，具有重要的临床意义，这里仅针对儿科领域的临床意义介绍如下：

1) 通过骨龄与生物年龄的差别可以间接了解儿童的生长潜力。骨龄大于实际

4.1 研究背景

年龄 1 岁以上的孩子,如果其身高落后于骨龄对应的身高,那么说明其生长潜能丢失明显,成年终身高一般就不高。同理,骨龄落后于实际年龄 1 岁以上的孩子,如果身高是正常的,身体健康的情况下,拥有较多的生长潜力和空间,其最终身高不会太矮。并且通过骨龄的纵向监测对一些矮小儿童的治疗也有很大的指导意义。

2) 骨龄的测定对一些儿科内分泌疾病的诊断有很大的帮助。例如,先天性甲状腺功能减退症、完全性生长激素缺乏症的患者,骨龄比实际年龄小 2 岁以上;先天性肾上腺皮质增生症、中枢性性早熟的儿童骨龄比实际年龄大 2 岁以上。

3) 骨龄可以用于预测青少年儿童的成年身高。一般根据骨龄、生物年龄、父母身高可以预测青少年儿童的成年终身高。但是,年龄越小的孩子预测的准确性越差。一般不用骨龄来预测 6 周岁以下儿童的成年终身高。

下面以骨龄在内分泌疾病中的两个应用例子来说明骨龄在临床应用上的重要作用。

案例 4.1　骨龄落后于生物年龄

患儿,女,9 岁 5 个月。生长迟缓近 3 年,近 1 年身高增加约 4 cm,平时身体健康,运动智力发育未见异常。患者是足月顺产的,出生体重 3.0 kg,无窒息难产史。父亲身高 179 cm,母亲身高 159 cm。体格检查:体态匀称,面容幼稚,身高 122 cm(-2.5 SDS),体重 24 kg,双乳 B1 期,心肺腹阴性。辅助检查:骨龄 6 岁 10 个月 (G-P 图谱法,其骨龄片如图 4.1 所示),染色体 46,XX,甲状腺功能正常。生长激素 (GH) 药物激发试验示 GH 峰值 4.1 ng/ml,类胰岛素生长因子 -1.98 ng/ml。

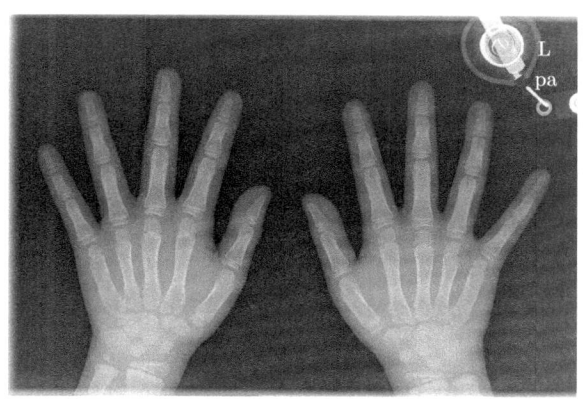

图 4.1　9 岁 5 个月的女性患儿骨龄 6 岁 10 个月

诊断:生长激素缺乏症。

分析:患者身高达到矮小标准,生长迟缓明显,体态匀称,临床资料怀疑生长激素缺乏症可能,骨龄片结果显示骨龄落后生物年龄 2 年以上,类胰岛素生长因子 -1 低下,更加支持生长激素缺乏症,进一步生长激素药物激发试验结果示生长

激素峰值 <5 ng/ml,诊断生长激素缺乏症成立。

临床上出现骨龄落后实际年龄,需要考虑以下常见疾病:生长激素缺乏症、甲状腺功能减退症、体质性青春期发育延迟、营养不良等。

案例 4.2　骨龄明显提前于生物年龄

患儿,女,8 岁 1 个月,因发现乳房增大半年余就诊。患者半年前发现乳房增大,身高增加明显,近 3 个月身高增加 3 cm,无头痛、呕吐。以往身体健康,足月顺产,出生体重 3.0 kg。父亲身高 168 cm,母亲身高 156 cm。体格检查:身高 136 cm,体重 30 kg,双乳 B2 期,阴毛 PH1 期。性激素基础值促黄体生成素 (LH) 1.2 mIU/ml,卵泡刺激素 (FSH) 4.3 mIU/ml,雌二醇 (E_2):25 pg/ml,卵巢容积左侧 1.8 ml,右侧 1.7 ml,骨龄片提示 11 岁 (G-P 图谱法,其骨龄片如图 4.2 所示),LHRH 激发试验示 LH 峰值 10 mIU/ml,FSH 峰值 9.8 mIU/ml。

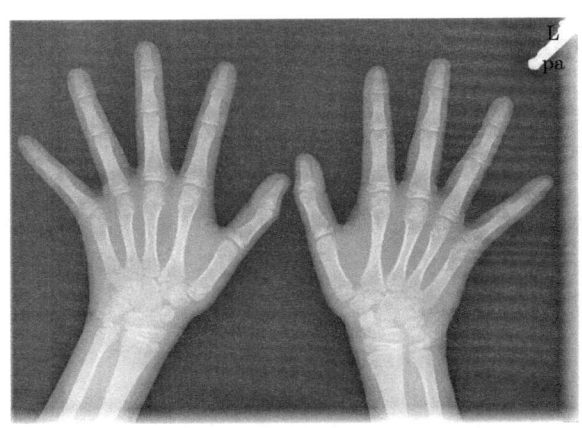

图 4.2　8 岁 1 个月女性患儿骨龄 11 岁

诊断:中枢性性早熟。

分析:患者 8 岁前出现乳房发育,伴有生长加速 (生长速率 1 cm/月),性激素基础值 LH>0.3 mIU/ml,卵巢容积 >1 ml,骨龄提前 3 年,据此诊断中枢性性早熟基本成立,进一步 LHRH 激发试验示 LH 峰值 >5.0 mIU/ml,LH 峰值/ FSH 峰值 >0.6,诊断明确。

临床上出现骨龄明显提前的情况,需要考虑以下常见疾病:下丘脑垂体性腺轴病变 (中枢性性早熟、青春期快速进展)、肾上腺导致雌激素增多的疾病 (先天性肾上腺皮质增生症、肾上腺肿瘤) 以及其他导致雌激素增多的疾病 (如肥胖症、芳香化酶活性增强、分泌雌激素类的肿瘤、外源性雌激素摄入、遗传因素等)。

4.1.2　骨龄片拍摄需求

现在骨骼成熟度一般通过检查左手腕骨 X 射线正位片来进行评估,即骨龄根

4.1 研究背景

据骨骼在 X 线摄像中的特定图像来确定。因此，骨龄片需要借助放射科 X 线摄片机来拍摄，虽然每次摄片的辐射剂量是安全的，但是一般不建议儿童常规、尤其是频繁地拍摄骨龄片。当儿童出现以下情况的时候，可以考虑拍摄骨龄片，并进行骨龄的评定。

1) 身高明显落后于同年龄同性别的儿童，尤其是达到矮小标准的，需要拍摄骨龄片。简单的判断方法就是儿童的身高比同龄同性别的儿童落后超过 10 cm。这往往可能存在生长发育性疾病，需要找专科医生进行评估。

2) 儿童的身高近期长得特别快，建议拍骨龄片。青春期发育前孩子的身高增长是比较匀速的，如果发现儿童的身高增长特别快，那就需要注意了，尤其是 8 岁前的孩子，要注意性早熟的问题。这时一般医生会建议拍摄骨龄片，以了解具体情况。

3) 发育窜高后，身高增加开始放慢时建议拍骨龄片。生长速度每 3 个月不到 2 cm 时，如果这时孩子的身高还不理想，建议拍摄骨龄片了解生长潜力和空间，进行成年终身高的预测，这时的骨龄预测是非常准确的，有经验的小儿内分泌专家预测误差可以控制在 1 cm 左右。

4) 某些专业对儿童身高有特殊要求的，需要预测成年终身高的，可以通过骨龄评定来辅助预测终身高。

骨龄片的拍摄与否应该是由专业的医生根据具体临床情况来决定的，一般情况下每半年或 1 年复查一次即可，特殊情况下，才会选择 3 个月左右复查。骨龄的影响因素非常多，但骨龄在小儿生长发育的临床诊断、治疗中又非常重要，因此如果孩子出现生长发育方面的问题时，应该及时找内分泌领域的儿科专家进行把关。

4.1.3 骨龄评定中的数理医学问题

基于骨发育标准的骨龄评价方法主要有计数法、图谱法和计分法 3 种类型。目前骨龄专家临床上通常根据 Greulich-Pyle(GP) 图谱法[10] 或者 Tanner Whitehouse(TW) 计分法[24] 来评定骨龄，然后与患者的实际年龄比较，作为生长发育、剩余生长潜能和判断统计学上生长情况的评估指标[4]。另外，司法鉴定方面，骨龄可以提供科学、客观的生物年龄鉴定。目前我国相关的骨龄评定通常还是采用骨龄专家人工读片的方式完成，而人工判读具有工作量大、测定周期长、重复性差、主观性强等缺点。例如，通常采用计分法进行骨龄评定时需要观察病例左手腕部 X 线片的手掌指骨、腕骨及桡尺骨下端的骨化中心发育程度，如图 4.3 所示，按照桡骨、尺骨、掌骨、指骨及腕骨各部分，与标准图谱比对确定对应骨块的分值，综合判断然后给出具体的评估骨龄。显然，准确的骨龄判读依赖于专家的经验，且人工判读在医院大规模的常规检查中存在不稳定、欠可靠、耗时且易出纰漏的缺点。然而，如果骨龄评估不准确，就可能会对患儿的生长发育造成误导，出现误诊或延误治疗的情况。因此，基于临床获得的 X 线片数据，建立简单、快速、精准、可重复性强的骨龄自动化评估系统是骨龄研究工作的重点之一。

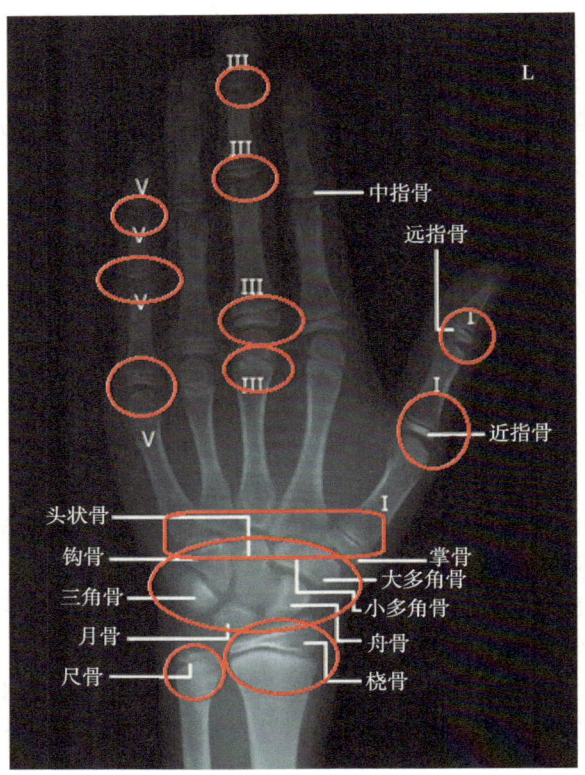

图 4.3　基于 TW3 方法的手腕骨 X 线片感兴趣区域

在基于图像的骨龄自动评估中，最为关键且基础的步骤是手腕骨感兴趣区域的分区块精准提取和识别。而图像分割和识别是图像处理中的两个重要研究分支。在医学图像处理中，图像分割技术可以辅助医生进行定量分析，更好地制定治疗方案。在骨龄自动化评价系统中，图像分割为手腕骨自动评估系统提供主要的方法支持。由于手腕骨 X 线片的图像特点，该问题的解决存在背景复杂、区域覆盖（二维空间覆盖）、边界不清等问题，因此国内外很多机构和学者试图通过图像处理的方法来攻克相应难点，研制全自动的计算机骨龄评估系统，用以实现骨龄的自动评估。全自动骨龄评估系统经历了从最初针对不同部位感兴趣区域采取不同方法的方式来提取手骨，到半自动提取部分 ROIs，到全自动提取部分 ROIs，直到 2017 年基于深度学习方法实现真正意义上的全自动的骨龄自动评估。但是目前的骨龄评估系统的正确率、评估速率等还有提升空间，且不同种族及区域存在成长差异，因而基于骨龄、年龄、身高、体重和双亲身高、区域、种族等多源异构数据，构建全自动骨龄智能诊断系统，对研究基于医学图像处理技术与数学统计方法的儿童生长发育智能评估系统具有重要意义。下面我们对骨龄研究历史上的重要评估方法、智能骨龄评估中的部分重要的图像处理相关方法进行相应的简单介绍。

4.2 骨龄评估

骨龄研究主要经历了计量骨化中心的计数研究阶段、骨龄图谱的图谱研究阶段、骨发育评分的计分研究阶段和骨发育的计算机信息处理与图像处理的研究阶段。其中前三个研究阶段着重点在于骨龄的评估方法，是基于人工的。最后面的阶段是现在所处的阶段，即为了实现骨龄评估与分析的自动化阶段。下面我们主要从骨龄评估方法和自动评估中图像处理相关方法与技术两个方面来展开。

4.2.1 骨龄评估方法

自 20 世纪初 (1907 年) 有关学者将伦琴射线应用于人类骨发育研究以来，人体骨骼系统的生长发育过程得到了详细的观察研究，各种评价骨成熟度的方法相继问世。

1) **计数法**　1938 年公布的 Vogt 和 Vickers 的方法[26] 是计数法的代表成果。通过 X 射线片能观察到骨骼的发育情况，这使得研究者能观察到骨化中心 (主要针对 7 个腕骨) 和骨骺融合的时间及状态，从而促使研究者得出按骨化中心出现的数目和骨骺融合的数目来判定骨龄的计数法。

但是后来计数出现骨化中心和骨骺融合的研究没有得到相应重大进展，很多相关研究者转向了图谱法和计分法的研究。经过长期的临床检验验证，这两个方法是有效的。

2) **图谱法**　在众多公开发表的骨发育图谱中，出版于 1950 年，修改于 1959 年的 GP 图谱[9, 10] 是至今仍被广泛采用的图谱。使用图谱法评定骨龄的时候，选用患者性别对应的图谱，选出与其 X 射线片接近的图谱，对应图谱上标注的年龄就被视为患者的骨龄。在一张手腕骨 X 射线片上，可能有部分骨骼的发育超前或者落后，并不能找到与患者完全一致的图谱，一般选择与大多数骨骼发育水平接近的图谱来判定骨龄。若手腕骨 X 射线片所示的各骨发育情况介于两张标准图谱之间，一般考虑选择最接近的图谱所对应的年龄作为骨龄判定的依据。基于骨龄图谱，人们还开始了预测成年身高的研究[15, 21]。

由于个体不同骨块发育速度不一定相同，有时候根据图谱法很难确定患者的骨龄，而且相邻两张图谱所标定的骨龄有 3 个月、6 个月及 1 年的时间间隔。鉴于图谱法的不足，分别考虑各个感兴趣骨块发育程度的计分法便得到了很好的发展。

3) **计分法** 1954 年 Tanner 和 Whitehouse 在 Acheson 提出计分法，他们在骨发育期别评分方法的启发下，根据骨发育等级可靠性检验的研究结果，于 1962 年提出了一套较完整的骨龄评分方法 TW1[22, 23]。该方法设想单个骨块发育反映的是单一的成熟过程，而各个骨发育综合反映个体的成熟度，也就是说，分别考虑不同感兴趣骨块的发育状况来综合评定骨龄更接近个体的真实骨龄。1975 年，Tanner 等合并了一些不易区分的期，将手腕部骨分为 7 个腕骨、13 个 RUS(radius, ulna, and short bones)(桡骨远端、尺骨远端、短骨即掌骨、指骨)，共计 20 个骨的三个评分系统，从而将 TW1 法修改为 TW2 法。2001 年，Tanner 等以原英国部分青少年儿童、美国得克萨斯州青少年儿童、西班牙青少年儿童为样本，重新制定了新的骨龄标准和评价图表，即 TW3 方法[24]，这相对于原有的其他 TW 方法覆盖了不同地域、不同种族。TW3 方法就是通过左手手腕骨 X 射线片进行骨发育分期。桡骨、尺骨远端和掌骨、指骨骨端的骨发育，从出现骨化中心、形成骨骺，到骨骺发生结构改变，最后干、骺融合，解剖形态上经过一系列有规律的变化。各腕骨的发育主要从出现原发性骨化中心，到完全成形，其解剖形态上的系列变化也是有规律可循的。

合理的手腕骨 X 射线分期和各期的专有标志是准确判断骨发育期的根本保证。基于 TW3 的具体分期方法，将手腕部 20 个骨骺的骨发育分为 8 期或 9 期，即桡骨、掌骨、指骨、钩骨、大多角骨各分为 9 期，尺骨和 7 个腕骨各分为 8 期。各期的顺序以英文字母表示如下：

A 期：骨化中心尚未出现。

B 期 (萌出期)：骨化中心刚出现。

C 期 (骨核期)：骨化中心的轮廓清楚。

D 期 (增大期)：长骨骨骺或腕骨核增长到一定大小。

E 期、F 期、G 期 (构形期)：长骨骨骺或腕骨核逐步成形，如关节面、骨突的形成，与邻近骨关系的变化等。

H 期 (近成熟期)：若骨只分 8 期，则为成熟期。

I 期 (成熟期)：长骨的干、骺端融合开始、完成，或腕骨核接近达到成熟形态。

国内骨龄评价标准：自 20 世纪 30 年代，我国学者开始了对骨龄的研究，并产生了一些代表性的成果。1964 年，李国珍等在 0~18 岁正常人群中抽样，首次制定了中国人骨龄百分计数法，并于 1979 年进行了修订[3]。1992 年，张绍岩等制定了中国人手腕骨发育评价标准，于 1993 年公开发表，该标准被称为《中国人手腕骨发育标准 —— CHN 法》[2]，并被首次确定为我国体育行业标准。该方法选择哈尔滨、石家庄、西安、长沙、重庆、福州 6 地 22 160 名 0~19 岁健康人群，是基于修改的 TW2 骨发育等级标准评定手腕部每块骨的发育程度制定的。随着生活水平的提高，我国青少年儿童的生长发育出现了显著加速的长期趋势。于是在 2002 年，张绍岩等开始修订《中国人手腕骨发育标准 —— CHN》，其标准化样本为 0~20 岁的

4.2 骨龄评估

17 401 名城市汉族正常人群，其中男性 8685 名，女性 8716 名，并于 2005 年初步完成了骨龄标准修订。根据国际上骨龄研究进展和不同领域骨龄的应用特点，该标准修订版在骨龄评价方法和标准的制定方面做了很大的修改，该修订后的标准称为《中国人手腕骨发育标准 —— 中华 05》[1]。

由于不同国家和地区的长期应用检验和验证，GP 图谱法和 TW 计分法已经成为国际间骨成熟度评价的经典方法。随着骨龄评估方法的日渐成熟，骨龄自动评估的计算机辅助问题得到了更多的关注，并有很多专家致力于骨龄智能评估系统的建立，在相关的 ROI 提取、识别、判定中作出了许多重要工作。下面就部分骨龄评估中的图像处理相关代表方法进行简单介绍。

4.2.2 智能骨龄评估中的图像处理相关方法

鉴于临床上人们常用的图谱法和计分法存在人工评定不稳定、欠可靠、耗时且易出纰漏等特点，自 20 世纪 70 年代起人们就开始探讨使用计算机来分担人工读片和分析的工作，从此骨龄研究开启了计算机辅助诊断的研究阶段。相关科学家在骨龄计算机评估系统中做了很多探索工作，为全自动骨龄智能诊断系统的构建奠定了夯实的基础。其中手腕骨 X 射线片 ROI 图像提取能为自动评估系统提供主要的方法支持和定量数据；手腕骨或者对应骨块的识别或配准有助于骨龄判定分析，因此骨龄研究过程中图像处理领域相关的问题就转化为一个多目标分割与识别的问题。而手腕骨 X 射线片存在背景复杂 (针对计分法)、区域覆盖 (一般从 8 岁左右开始，腕骨处覆盖情况逐渐明显，如图 4.4 所示)、边界不清 (特别是骨骺处，如图 4.5 所示) 的问题，使得近四十年来，国内外众多专家学者利用图像处理技术来研究智能骨龄评估系统，但是直到现在还没有实现相应智能系统在临床上的广泛推广和使用。下面简单介绍骨龄计算机辅助系统发展历史上图像处理领域中相对有代表性的工作。

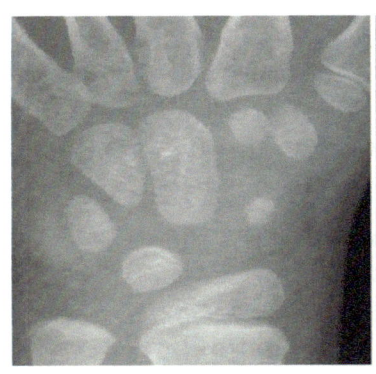
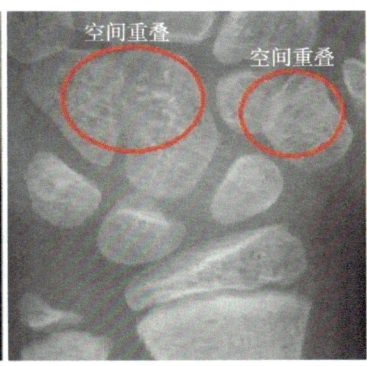

6 岁女孩　　　　　　　　　　8 岁女孩

图 4.4　腕骨处骨骼影像覆盖

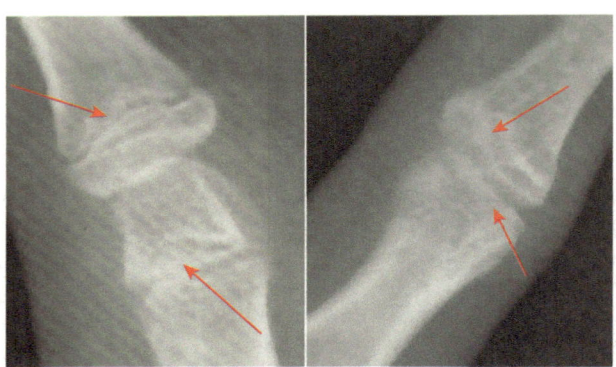

图 4.5 骨骺边界不清

1) **基于模型的手腕骨分割系统 HANDX** 1989 年，Michael 和 Nelson 提出了一个基于模型的手腕骨自动分割系统，并将其命名为 HANDX[13]，这是第一个半自动骨龄评估系统。该系统能够自动查找、分割、测量手腕骨 X 射线片中的骨块。在预处理阶段，系统通过基于模型的直方图修正方法来对图像进行归一化。分割时，基于手腕骨感兴趣区域内外解剖结构与机制信息以及生理学上图像边界的定义，成功找到并勾画出骨块的轮廓。最后，基于分割得到的图像可以测量得到骨块轮廓相对于坐标轴的长度与宽度，用于满足临床需求。

2) **CASAS 系统** 1994 年，Tanner 和 Gibbons 提出了一个计算机辅助骨龄评分系统 (computer-assisted skeletal age score，CASAS)[19]。该系统[20]基于每个 RUS 骨块的原型图像，用来代表对应骨块的成熟阶段，即每个阶段由一个图像模板来定义。输入的 X 射线片通过手动放大每个骨块，找到两三个最为相似的模板。接着系统自动计算骨块与每个模板的相关系数，该系数即为骨块与模板的相似度。CASAS 系统根据相似度计算出对应的成熟阶段。CASAS 系统寻找相似模板的自动化过程使得骨龄评定的稳定性大大提升。

3) **基于 PDM 的手骨分类** 1996 年，Al-Taani 等提出了一个基于点分布模型 (point distribution models，PDM) 的新方法用于手腕部骨块的分类[6]。该方法大致分为两个阶段：训练阶段和分类阶段。在训练阶段，收集每个类别的相关骨块实例，允许学习到的对应类别图像发生一定程度的形变，从而建立能表示每一类别骨块的对应模型。在分类阶段，所有模型与输入图像进行对比，该输入图像的类别就是与其最接近的模型所在的类别。当模型与输入图像匹配时，通过最小距离分类器计算匹配程度。系统通过两个实验对无名指的两个骨块 (第三末节指骨和中节指骨) 进行分类来测试性能。第一个实验直接将点分布模型应用于末节指骨，而第二个实验将点分布模型应用于骨骺部分。实验结果显示，第二个实验可达到更好的分类效果，但是这个方法只适用于骨骺分离的情况。

4) **基于指骨感兴趣区域特征的骨龄评定**　2001 年，Pietka 等通过指骨感兴趣区域特征提取实现了基于 TW2 计分法的骨龄自动识别[16]。该方法首先用一个预处理函数来确定骨骺和干骺端感兴趣区域 (epiphyseal/metaphyseal regions of interest, EMROIs)，然后通过特征提取函数提取 EMROIs 中的特征。该方法用提取的特征来描述骨骼的发育阶段比单纯的视觉比较更客观。

5) **基于 ASM 的方法**　2003 年，Niemeijer 等通过形状和纹理信息，实现了基于 TW2 方法的骨龄自动评估[14]。该方法基于主动形状模型 (active shape model, ASM)[7] 分割骨块，主要包括五个步骤。首先，依据 TW2 标准，对全部阶段建立平均形状模型。然后建立一个主动形状模型用于确定待测感兴趣区域中骨块的形状和位置。其次，训练 ASM 用于对比训练图像和平均图像。然后，计算待测感兴趣区域与平均模型内骨块周围固定区域的相关程度，该过程得到五个相关值，选择最大的值确定待测图像的骨龄阶段。最后，这五个相关系数作为输入训练神经网络或线性判别分类器 (linear discriminant, LD) 预测匹配骨龄阶段，实验证明一阶神经网络能得到理想的效果。增加 ASM 提取的特征数，可以提高预测骨龄阶段的准确率。

6) **基于活动轮廓的全自动手腕骨提取方法**　2003 年，Luis-Garcia 等通过活动轮廓的方法实现自动检测骨块的轮廓[8]。首先，通过先验知识将初始轮廓定位在骨块内部。然后，利用自适应的活动轮廓方法确定感兴趣骨块的轮廓。他们还提出一个新的截断技术来防止活动轮廓演化过程中被外力牵引远离骨块的轮廓边缘。不过实验结果表明该算法的性能与图像的分辨率相关，过低的分辨率将导致算法无法正常运作。

7) **BoneXpert 系统**　2009 年，Thodberg 等设计开发了一款名为 BoneXpert 的全自动骨龄评估系统[25]。该方法主要基于形状驱动且由三层架构组成。第一层，基于活动表征模型 (active appearance model, AAM) 重建骨块边缘；第二层，通过主成分分析方法计算每个骨块的骨龄；第三层，将各骨骨龄转换成整体骨龄。系统对 3000 幅手腕部 X 射线片训练建模，使用形状、强度、纹理信息共同用于骨龄的预测。因此系统运行时不需要先验知识和人工干预，并且具有较高的准确度。

8) **基于相关原型的 SVM 分类算法**　2013 年，Harmsen 等设计开发了一款半自动骨龄评估系统[11]。系统包括五个部分：第一步，从影像中提取 14 个骨骺区域；第二步，在保留原有特征的基础上对每个区域进行图像检索；第三步，使用图像特征训练分类器模型；第四步，通过交叉检验的方法评估分类器的性能；第五步，将分类器应用于待测图像。对每一类别图像，采用支持向量机 (support vector machine, SVM) 结合原型图像的交叉相关的方法进行分类，其中原型图像通过随机选取各类别的手部图像得到。该系统具有较好的鲁棒性和通用性，因为系统所有的先验知识来自参考数据库而非所需建模的图像处理算法。与其他算法相比，该系统不需要诸如 GP 图谱法和 TW 计分法对骨龄级别进行描述的语义图，它是完全基于具有充足数据且带有注释的图像数据库。此外，使用相关原型减少了应用时的对比次数，大大提高了分类器的性能。

9) 基于字典学习的骨龄评估　2016 年，Sheshasaayee 和 Jasmine 基于有识别力的字典学习算法来完成骨龄评估[17]。为了进一步提高医学图像的质量，该方法通过基于主成分分析 (principal component analysis，PCA) 的噪声水平评估算法，消除 X 射线片图像的噪声，提高图像质量。接着，基于核支持向量机 (kernel support vector machine，KSVM) 算法，通过对应医学图像特征得到准确的图像分类，并得出待测图像的相似性分数。使用有识别力的字典学习 (discriminative dictionary learning，DDL) 算法，根据相似性分数得出匹配结果。实验证明，在基于内容的医学图像检索 (content based image retrieval in medical applications，IRMA) 中 DDL 能得到理想的实验效果。DDL 算法具有较强的灵活度，在未来的研究中可以探索更多 DDL 在基于内容的医学图像检索中的理论创新和应用。

以往图像处理技术领域骨龄评估还是普遍基于传统的人工勾画手腕部感兴趣区域，或者自动提取部分感兴趣区域，而深度学习主要考虑将图像作为整体信息直接输入卷积神经网络进行处理。深度卷积神经网络不同隐含层所提取的感兴趣区域，除了可以显示人工读片感兴趣区域特征之外，学者们认为可能还存在某些其他自身深度特征。也就是说，深度学习在图像特征提取方面可能比传统方法及人工判别更精细。自 2017 年以来，很多优秀团队在骨龄自动评估的深度学习研究中取得了一些突破性的成果。

10) BoNet 系统　2017 年，Spampinato 等提出了几种基于深度学习的方法来自动评估骨龄的系统，研究结果显示人工读片和该系统自动读片间的平均差异约为 0.8 年[18]，获得了当时最先进的研究成果，实现了骨龄自动评估研究从浅层到深度学习的很好过渡。此外，这是第一个在公共数据库 (具体数据分布如表 4.1 所示) 上对所有年龄段 (0~18 岁)、种族 (亚裔、黑色人种、白色人种、西班牙裔) 和性别 (男性、女性) 的数据都进行测试，并将源代码开源的骨龄自动评估系统。首先，他们对现有的训练好的卷积神经网络 (如 OverFeat、GoogLeNet 和 OxfordNet) 在 1391 幅 X 射线片上进行测试，结果表明即使是根据普遍图像训练的深度学习算法，也可以应对所有可能情况自动地进行骨龄评估。该工作将 OverFeat、GoogLeNet 和 OxfordNet 三个现有模型分别与各自在 X 线片数据库中微调后的评估结果进行对比，结果显示 GoogLeNet 微调后的性能最佳。作者将本文研究开发的可定制的 CNN 骨龄评估系统命名为 BoNet(图 4.6)，该方法对不同种族、年龄段、性别的样本均具有较好的有效性和鲁棒性。该研究中，还给出了 BoNet 的 ROIs 与临床上 TW 方法关注区域的对比图。如图 4.7 所示，很容易发现第 Ⅰ、Ⅲ、Ⅴ 手指相关区域上，BoNet 关注的和 TW 相同，剩余两个手指关注不同。TW 方法比较关注腕骨区域，而 BoNet 不仅关注了小部分的腕骨区域，而且将桡骨

4.2 骨龄评估

表 4.1 图像数据集[18] 中 1391 幅 X 射线片按性别、种族和年龄分布情况表

年龄	性别和种族							
	男性				女性			
	A	B	C	H	A	B	C	H
0	2	5	3	4	1	4	3	1
1	5	5	5	5	5	5	5	5
2	5	5	5	5	5	5	5	5
3	5	5	5	5	5	5	5	5
4	5	5	5	5	5	5	5	5
5	9	9	10	9	8	9	7	10
6	6	7	8	9	6	9	7	10
7	7	9	9	10	7	9	8	10
8	5	10	10	10	9	11	9	9
9	7	10	7	10	7	9	8	10
10	14	15	11	12	15	12	12	14
11	15	15	14	14	12	10	13	15
12	15	15	13	15	14	15	15	15
13	15	15	12	15	15	15	13	15
14	12	14	10	14	13	12	11	14
15	10	10	10	10	10	10	10	10
16	10	10	10	10	10	10	10	10
17	10	10	10	10	10	10	10	10
18	10	10	10	10	10	10	10	10
	167	**184**	**167**	**182**	**167**	**175**	**166**	**183**
总数			700				691	
				1391				

注: A: 亚裔; B: 黑色人种; C: 白色人种; H: 西班牙裔。

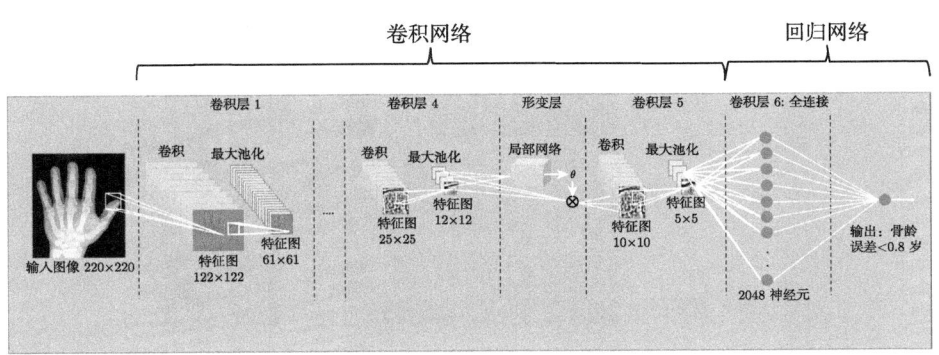

图 4.6 BoNet 系统: 该系统包含 5 个卷积层, 主要目标是提取底层和中间层的视觉特征, 在最后一个卷积层上有一个形变层处理非刚性物体形变, 系统最后还有一个完全连接层连接一个输出神经元做骨龄回归 (图片改编自文献 [18])

和尺骨视为骨龄评估的重要关注区域。图 4.7 中 BoNet 学习的特征具体显示如图 4.8 所示。该研究还分析了所有深度学习得到的相关特征, 发现事实上 TW 方法关注的 ROIs、BoNet 都有学习到, 尽管其中很多区域的重要性并不显著 (如腕骨区域)。

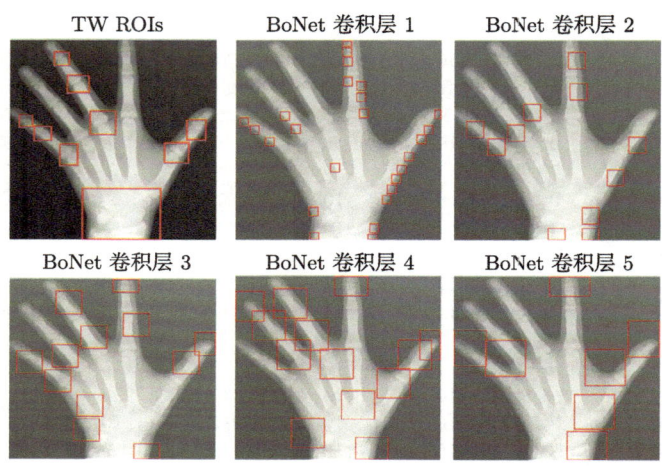

图 4.7　TW 方法中关注的 ROIs 以及 BoNet 特征学习中关注的 ROIs(图片来自文献 [18])

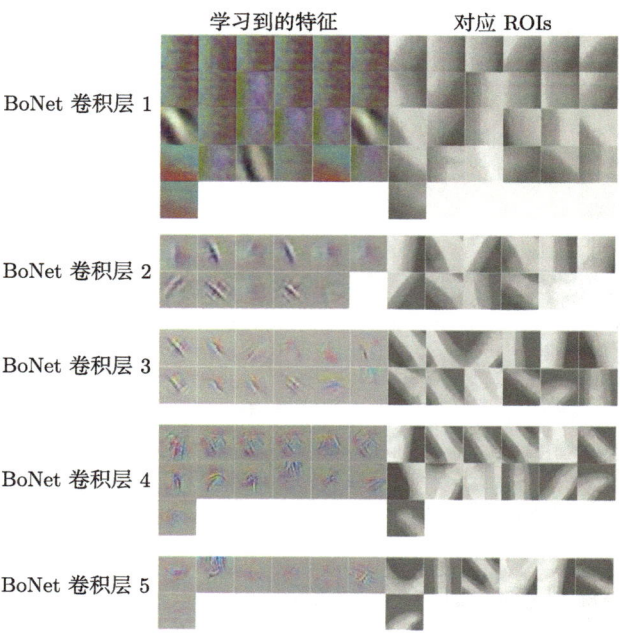

图 4.8　BoNet 每一层学习到的手腕骨特征及其对应 ROIs(图片来自文献 [18])

Spampinato 等基于这个发现，猜测很多现在临床上关注的特征可能没有必要太过重视，而类似桡骨、尺骨等区域则需要更多的临床关注。如果经过进一步的研究证明这个发现是正确的，那么这将对骨龄的临床发展具有十分重要的意义。

11) **自动生成结构化放射学报告的全自动骨龄评估系统**　2017 年，Lee 等提出了一套能生成结构化放射学报告的基于深度学习的全自动骨龄评估系统 (如图 4.9 所示)[12]。该研究选用实际年龄为 5~18 岁的 4278 例女性样本和 4047 例男性样本 (样本数据年龄分布如图 4.10 所示) 作为数据集。通过骨骼、组织、背景、视准以及标记注释五类不同的取样点，来训练网络拓扑结构为 LeNet-5 的检测 CNN。在预处理工具中，对测试图像归一化处理后，置于已训练的检测 CNN 中建立标记映像，并进一步生成掩模，然后输入视觉通道进行分割、增强对比、降噪、边缘锐化处理实现图像预处理。之后通过比较选择微调的 GoogLeNet 作为合适的迁移学习网络，对训练样本进行数据扩充来避免过度拟合。实验结果显示，在已实现数据扩充且进行预处理的图像中，进行微调后的 ImageNet 预训练 CNN 测试准确度最

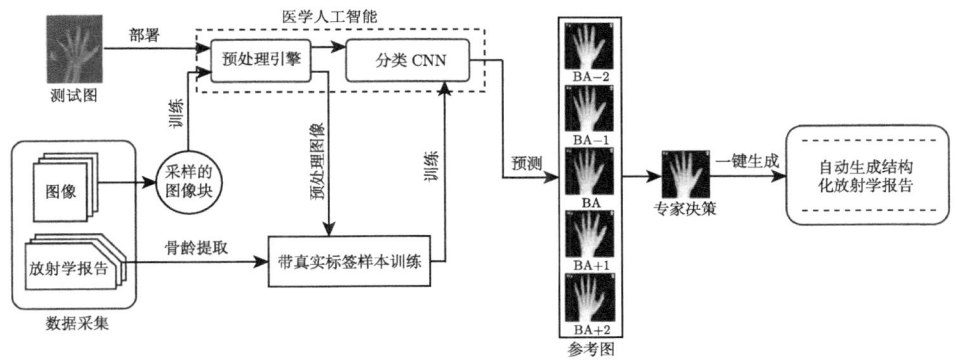

图 4.9　基于深度学习的全自动骨龄评估系统 (图片改编自文献 [12])

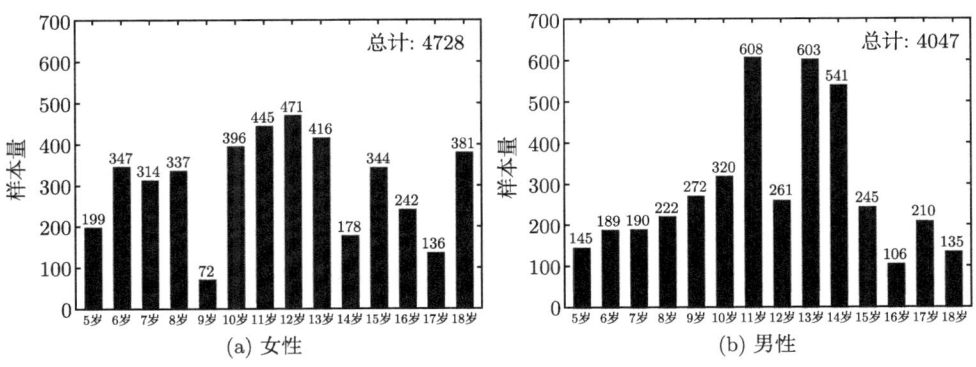

图 4.10　文献 [12] 中研究样本数据分布图

高，其女性组准确率为 57.32%，男性组准确率为 61.40%。女性骨龄评估误差在 1 年内的准确率为 90.39%，2 年内为 98.11%，均方根误差为 0.93 岁。男性骨龄评估误差在 1 年内的准确率为 94.18%，2 年内为 99.00%，均方根误差为 0.82 岁。实验过程中，还利用密封式方法[27]生成注意力图谱。精心挑选了 6 个具有代表性的注意力图谱来代表每个类别的一般趋势，其可视化结果 (图 4.11) 显示，青春期之前深度神经网络识别部位集中于腕骨和指骨中、远端，青春早、中、晚期多集中于指骨部分，而青春期之后又集中于腕部。

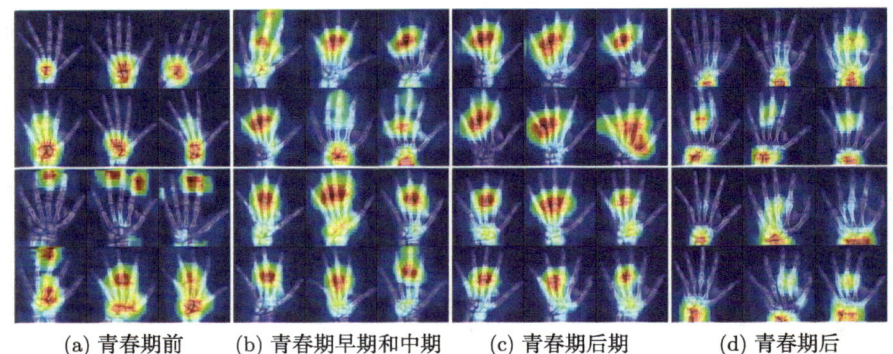

(a) 青春期前　　(b) 青春期早期和中期　　(c) 青春期后期　　(d) 青春期后

图 4.11　女性 (上面两行) 和男性 (下面两行) 在骨骼四个主要成长阶段 (青春期前，青春期早期和中期，青春期晚期，青春期后) 相关示例的注意力图谱。(a)：青春期前，其中女性骨龄 2~7 岁，男性骨龄 3~9 岁；(b)：青春期早期和中期，其中女性骨龄 7~13 岁，男性骨龄 9~14 岁；(c)：青春期后期，女性骨龄 13~15 岁，男性骨龄 14~16 岁；(d)：青春期后，女性骨龄大于 15 岁，男性骨龄大于 17 岁 (图片来自文献 [12])

目前我国临床采集的手腕骨 X 射线片数据存在采集部位或姿势不标准的情况，存在曝光的可能，存在图像前景、背景的灰度分布不统一等现象。事实上实际具有骨龄评估临床需求的年龄分布是不均衡的，男女之间也存在差别。我们基于浙江大学医学院附属第一医院儿科提供的随机选取的临床手腕骨 X 射线片数据，得到检查骨龄的男女对应年龄分布 (图 4.12)。图 4.12 中显示平均女性检查人数比男性多，女性在 6 岁前后和 11 岁前后检查相对突出，男性在 5 岁左右和 13 岁前后检查相对集中。其原因主要在于 6 岁前后女孩出现乳房发育，临床上会结合骨龄来判断是否真性发育并预测成年终身高。11 岁和 13 岁左右分别是女性和男性出现第二性特征、青春期身高快速增长的时期，如果青少年儿童身高增长不明显，家长往往会选择去医院就诊，临床上需要通过骨龄来评估剩余生长潜力，从而决定是否需要医学干预。由于不同地域和种族骨骼发育情况是有差异的，因此，基于国际上现有的研究基础进行我国青少年儿童的骨龄自动化评估系统研究还是有必要的。

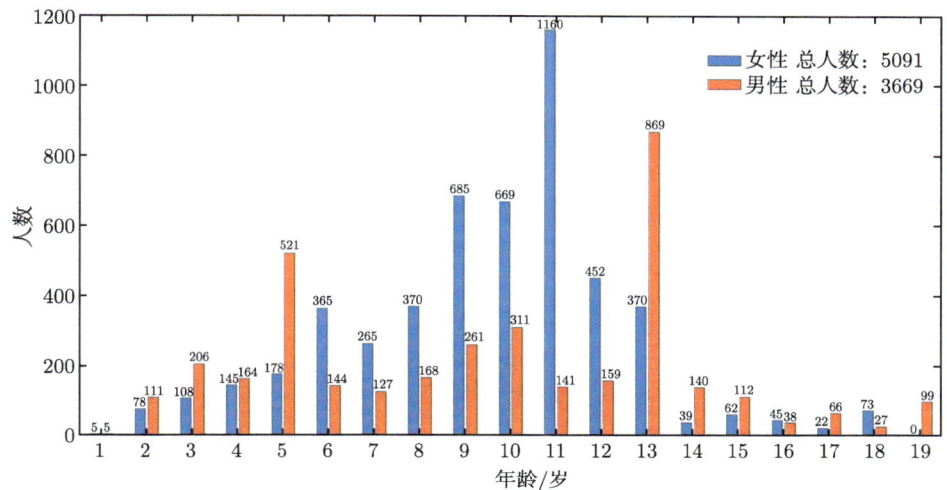

图 4.12　检查骨龄男女对应年龄数据分布统计

4.3　总结与展望

骨龄评估系统的评估要基于其结果的有效性和准确度，此外运行速度也是一个重要的评估指标。一般来说，骨龄评估系统的图像处理与分析部分主要包括以下三个阶段：图像预处理、ROIs 提取和分类识别。采集数据的质量，预处理的效果、ROIs 的提取精度、ROIs 中特征的提取和选择、分类的正确率等，每个阶段的处理均可能对整体系统的正确率及速率产生影响。针对实际临床采集的手腕骨 X 射线片数据的特点，一些影响骨龄评估系统性能的因素，同时也影响着骨龄评估系统的未来发展趋势。未来骨龄自动评估系统研究可以针对提高规范数据采集质量、提升预处理效果、有区分地对待不同年龄段的感兴趣区域提取、重要特征的提取与选择、提高分类正确率等方面开展相关工作。

随着生活水平的提高，骨龄的临床检查得到普及，骨龄评估系统对骨龄客观化的评估受到人们越来越多的关注，同时越来越多的研究人员投入到全自动骨龄评估系统的研发当中。随着图像处理技术的不断发展，以及硬件设备水平的提升，越来越多的新技术被应用于全自动骨龄评估系统的研究中。相信在相关研究人员的努力下，全自动骨龄评估系统能够不断得到完善，从而服务临床，扩大骨龄评估系统应用的受众面。

参 考 文 献

[1] 张绍岩, 刘丽娟, 吴真列, 等. 中国人手腕骨发育标准 —— 中华 05 I. TW3-CRUS、TW3-

C 腕骨和 RUS-CHN 方法. 中国运动医学杂志, 2006, 25(5): 509-516.
[2] 张绍岩, 杨士增, 邵伟东, 等. 中国人手腕骨发育标准 —— CHN 法. 体育科学, 1993, (6): 33-39.
[3] 李果珍, 高润泉. 中国人骨发育的研究–骨龄百分计数法. 中华放射学杂志, 1979, 13(1): 19-23.
[4] 皮卡, 艾伦, 陈晓波. 儿科内分泌学: 诊治与实践. 北京: 人民军医出版社, 2012.
[5] 王燕, 张绍岩, 蒋竞雄. 骨龄评价在儿童保健中的作用. 中国儿童保健杂志, 2013, 21(3): 285-287.
[6] Al-Taani A T, Ricketts I W, Cairns A Y. Classification of hand bones for bone age assessment. IEEE International Conference on Electronics, 1996, 2: 1088-1091.
[7] Cootes T F, Hill A, Taylor C J, et al. The use of active shape models for locating structures in medical images. Image and Vision Computing, 1994, 12(6): 355-365.
[8] Luis-Garcia R D, Martinfernandez M, Arribas J I, et al. A fully automatic algorithm for contour detection of bones in hand radiographs using active contours. IEEE International Conference on Image Processing, 2003, 3: 421-424.
[9] Greulich W W, Pyle S I. Radiographic Atlas of Skeletal Development of Hand and Wrist. California: Stanford University Press, 1950.
[10] Greulich W W, Pyle S I. Radiographic Atlas of Skeletal Development of the Hand and Wrist. 2nd ed. California: Stanford University Press, 1966.
[11] Harmsen M, Fischer B, Schramm H, et al. Support vector machine classification based on correlation prototypes applied to bone age assessment. IEEE Journal of Biomedical and Health Informatics, 2013, 17(1): 190-197.
[12] Lee H, Tajmir S, Lee J S, et al. Fully automated deep learning system for bone age assessment. Journal of Digital Imaging, 2017, 30(4): 427-441.
[13] Michael D J, Nelson A C. HANDX: a model-based system for automatic segmentation of bones from digital hand radiographs. IEEE Transactions on Medical Imaging, 1989, 8(1): 64-69.
[14] Niemeijer M, Van Ginneken B, Maas C A, et al. Assessing the skeletal age from a hand radiograph: Automating the Tanner-Whitehouse method. Proceedings of SPIE-The International Society for Optical Engineering, 2003, 5032: 1197-1205.
[15] Paley J, Talor J, Levin A, et al. The multiplier method for prediction of adult height. Journal of Pediatric Orthopaedics, 2004, 24(6): 732-737.
[16] Pietka E, Gertych A, Pospiech S, et al. Computer-assisted bone age assessment: image preprocessing and epiphyseal/metaphyseal ROI extraction. IEEE Transactions on Medical Imaging, 2001, 20(8): 715-729.
[17] Sheshasaayee A, Jasmine C. A novel pre-processing and kernel based support vector machine classifier with discriminative dictionary learning for bone age assessment. Research Journal of Applied Sciences, Engineering and Technology, 2016, 12(9): 933-

946.

[18] Spampinato C, Palazzo S, Giordano D, et al. Deep learning for automated skeletal bone age assessment in X-Ray images. Medical Image Analysis, 2017, 36: 41-51.

[19] Tanner J M, Gibbons R D. Automatic bone age measurement using computerized image analysis. Journal of Pediatric Endocrinology and Metabolism, 1994, 7(2): 141-146.

[20] Tanner J M, Gibbons R D. A computerized image analysis system for estimating Tanner-Whitehouse 2 bone age. Hormone Research in Paediatrics, 1994, 42(6): 282-287.

[21] Tanner J M, Landt K W, Cameron N, et al. Prediction of adult height from height and bone age in childhood. A new system of equations (TW Mark II) based on a sample including very tall and very short children. Archives of Disease in Childhood, 1983, 58(10): 767-776.

[22] Tanner J M, Whitehouse R H. Standard for skeletal maturity. Part I. Paris: International Children's Centre, 1959: 1-20.

[23] Tanner J M, Whitehouse R H, Healy M J R. A new system for estimating the maturity of the hand and wrist, with standards derived from 2600 healthy british children.Part II.The Scoring System. Paris: International Children's Centre, 1962: 1-8.

[24] Tanner J M. Assessment of Skeletal Maturity and Prediction of Adult Height (TW3 method). 3rd ed. London: Elsevier Science Pub.B.U., 2001.

[25] Thodberg H H, Kreiborg S, Juul A, et al. The bonexpert method for automated determination of skeletal maturity. IEEE Transactions on Medical Imaging, 2009, 28(1): 52-66.

[26] Vogt E C, Vickers V S. Osseous growth and development. Radiology, 1938, 31(4): 441-444.

[27] Zeiler M D, Fergus R. Visualizing and understanding convolutional networks. European Conference on Computer Vision, 2014: 818-833.

第三部分
智能辅助手术篇

第 5 章 智能辅助手术导论

> **本章内容**
> 1. 肝脏智能辅助手术系统
> 2. 肝脏数据采集

随着外科学理念的变革和相关学科技术的发展，精准外科已经成为现代外科治疗的新理念和新标准。精准外科是现代数字化技术与传统外科手术融合形成的新型外科手术技术体系。它以对病情的精确定性、分析和准确判断为基础，兼顾患者的生理状况、社会状况等因素，对手术做出个性化的循证决策；继而对手术方案进行精密设计与精确模拟，预判手术实施中可能遇到的个性化问题，并制订相应的解决方案，尽量排除因手术经验积累、术式手法等人为因素导致的手术风险；最后高精度、高效率地实施以微创化、可视化、可控化、标准化为特征的手术。精准外科手术旨在实现以最小创伤侵袭 (M)、最大脏器保护 (M)、最低医疗耗费 (M) 获得最佳治疗效果 (M) 的理想目标 (4 M 目标)。

"精准外科"涵盖了包括病情评估、临床决策、手术规划、手术作业和围术期管理在内，以手术为中心的外科实践全过程。外科手术要做到精准，医生必须清楚地了解病灶的位置和病变部位的详细结构，获得定量化的三维立体信息，并预判手术中可能出现的突发状况等诸多因素。在此基础上，还要考虑手术患者的特点，据此制订个性化的手术方案。在开放式手术、腔镜手术、微创介入手术等方式下，术前评估、术中导航及术后疗效评估均需要精确的器官/组织分割、三维重建、多模态图像配准融合、虚拟现实交互等技术支持[5]。在如今机器学习、人工智能蓬勃发展的背景下，集合数学、物理、现代医学、计算机科学等多门学科与技术的智能辅助手术系统可以为精准外科的实现提供新思路、新方法。

智能辅助手术系统是计算机辅助手术系统 (computer aided surgery, CAS) 的发展和延拓。计算机辅助手术系统最初在 1986 年由日本、美国和瑞士同时开发，其目的是使用计算机技术 (主要是计算机图形学技术) 来模拟医学手术所涉及的各种过程，包括手术规划、手术模拟、手术导航、辅助性治疗规划等。其中，著名的达芬奇手术机器人辅助系统[10] 由美国直觉外科 (Intuitive Surgical) 公司研发，于 2000 年通过美国食品药品监督管理局批准并获得相应证书，开始在美国及全世界范围内销售和使用。经过三十多年的发展，特别是机器学习、人工智能技术的发展与应用，计算机辅助手术系统朝着越来越智能化的方向发展。智能辅助手术系统可以利用医学影像数据，如术前的 CT 和 MR 进行器官与组织的三维重建，还原病灶与周围脉管结构的真实立体解剖构象，并根据个体解剖特点辅助进行术前规划、虚拟切割和风险评估。例如，由青岛大学附属医院与青岛海信集团联合开发的海信计算机辅助手术系统 (Hisense CAS)[2] 从 CT 等影像资料提取腹腔脏器、血管等信息进行三维重建和体积计算，应用于肝脏、肾脏等外科疾病手术中。智能辅助手术近年来在临床的许多方面都有深入的应用，包括肝胆外科、神经外科、耳鼻喉科和整形修复外科等。其中，器官及组织体数据的分割和表面重建是进行手术规划和手术模拟的关键。

在术前，搜集二维和三维的医学影像数据，利用图像处理算法进行器官与组织的分割与表面重建，并通过三维可视化技术构建三维解剖学模型。一方面，通过计算目标区域的面积、体积等指标，可评估手术的可行性和术后发生器官衰竭等情况的概率。另一方面，外科医生能够根据手术需要对三维解剖模型进行移动、旋转、透明化等操作，任意调整观察角度，这样能更加直观地了解病灶。然后，通过虚拟现实交互技术进行模拟手术，对手术方案进行反复操作并不断修正，使得外科手术在术前可反复"彩排"，显著降低手术风险、减少术中决策时间，提高手术成功率。

在微创介入手术中，实时、可靠的导航系统还可以帮助精确实施预定的手术方案。导航系统主要用到了体数据的三维重建与可视化，多模态图像配准和融合，以及空间定位技术等关键技术。具体而言，依靠空间定位和影像配准技术，导航系统将患者术前或术中影像和手术床上患者解剖结构准确对应，确定手术靶点，并将手术器械的位置在患者影像上以虚拟探针的形式实时更新显示，使医生对手术器械相对患者解剖结构的位置一目了然，使手术更加快速、更精确、更安全。术中导航设备首先需要快速启动、无延时图像显示、快速准确定位匹配、无缝功能与参数转换等强大的性能来保证手术实施的准确性。其次，设备也要尽量保证能在各种环境下长时间无故障地运行，能够迅速从故障中恢复并发现手术进行情况与预定方案的不同。满足这些性能需求的同时，设备的便携性、功耗和成本也是需要考虑的因素。

作为一门关于数学、物理、现代医学、计算机科学、信息论及大数据科学相交叉的学科，数理医学的核心理论与技术在智能手术辅助中发挥着重要作用。精准肝脏外科是精准手术理念在肝胆外科的应用之一，是一系列现代化技术与传统手术肝胆外科术后的综合与优化。本篇的内容主要围绕着智能辅助手术系统在精准肝脏外科手术中的关键技术与应用进行讨论。接下来，针对肝癌的几种主要治疗手段，介绍活体肝移植、肝肿瘤切除术、肝癌消融的术前规划、术中导航和术后疗效评估过程对智能辅助手术系统的临床需求。另外，我们将介绍肝脏影像数据的特点及采集。第 6 章介绍肝脏自动分割及腹部多器官自动分割方法及临床应用案例。

第 7 章介绍肝脏静脉的分割与拆分。第 8 章介绍肝癌热消融术的理论、方法及应用。第 9 章介绍肝肿瘤的自动分割方法。

5.1 肝脏智能辅助手术系统

据统计，我国原发性肝癌的新发和死亡病例占据世界总量的一半[9]，位居我国恶性肿瘤死因的第三位。目前，手术切除、活体肝移植、射频消融术、介入治疗、靶向治疗及以免疫生物治疗为主的综合治疗是各种常见肝脏良恶性疾病的主要治疗方法。但由于我国是乙型肝炎 (乙肝) 大国，肝癌患者大多合并乙肝病毒感染及肝硬化，术前肝功能受损，且肝脏解剖结构复杂多变，这些均使得肝癌治疗的根治性和安全性面临巨大挑战。

肝脏是人体最大的实质性器官，成人肝脏重 1200 ~ 1500 g。正常肝脏为红褐色，质地柔软，肝脏的上面隆凸成为膈面，朝向前上方，膈面上的韧带将肝脏分为大而厚的右叶和小而薄的左叶。肝右叶上邻右肺底部，下邻右肾，肝左叶上连心脏，下邻胃部。肝脏的下面凹凸不平形成脏面，朝向后下方，与腹腔器官相邻。脏面中部有 H 形的两条纵沟和一条横沟。左侧纵沟前部有肝圆韧带，右侧纵沟前部容纳胆囊，后部紧接下腔静脉。横沟即为肝门，肝脏固有动脉、门静脉、肝管以及淋巴管等由此进入肝脏[3]。图 5.1 显示了肝脏在人体腹部的位置和肝脏的结构。

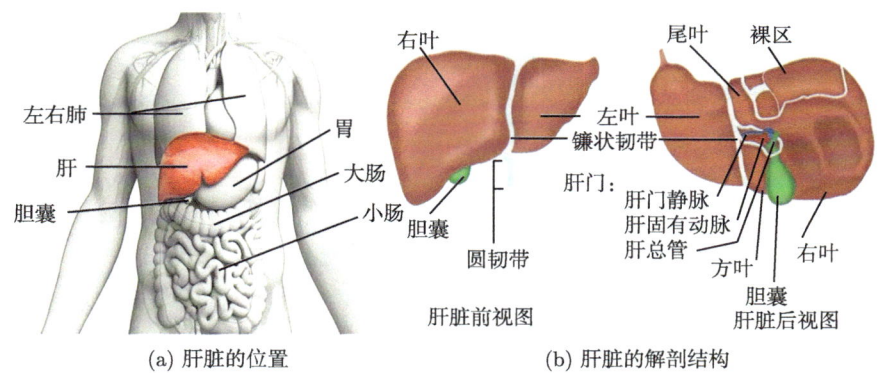

(a) 肝脏的位置　　　　　　(b) 肝脏的解剖结构

图 5.1　肝脏的位置与解剖结构

精准肝脏外科，旨在通过最大化病灶去除、最大化脏器保护、最小化创伤侵袭等多策略的均衡 (Three Max or Min, 3 M)，实现手术安全化、治疗高效化和干预微创化的多目标优化[1]。"精准" 概念贯穿精密术前规划、精工手术操作和精良术后护理的围手术期全过程，而精密的手术规划是实现精准肝脏手术的先决和保障。精准肝脏外科手术规划的要点主要包括：① 确定目标病灶的病理边界和必要切除范围；② 确保必需功能性肝体积 (essential functional liver volume，EFLV) 和必需保留范围；③ 确定预留肝脏的脉管结构、功能和剩余功能性肝体积 (functional liver remnant volume，FLRV)；④ 确定最佳的肝切除方式及最佳的肝实质离断层面；⑤ 确定需要切除/重建的管道及相关术中注意事项。在如今精准外科手术的时代，将影像技术与计算机、数学、物理等理论技术相融合，建立计算机辅助手术系统，可以大大降低手术风险，对手术的成功至关重要。

精准肝切除

肝切除是针对肝内病变，尤其是肝脏恶性肿瘤的一线治疗选择。肝切除术是将肝脏的局部性病变，包括肝肿瘤、肝外伤、肝脓肿、肝内胆管结石、肝囊肿等，应用外科技术，施行肝段、肝叶及半肝切除 (图 5.2)[4]，而保留足以维持功能的正常肝组织。肝脏具有丰富血流，手术中有效地控制出血是肝切除成功的关键。肝切除术后常见并发症有出血、肝衰竭、胆瘘、感染等。术前准确的评估、术后积极预防和正确处理并发症是降低手术死亡率的重要环节。

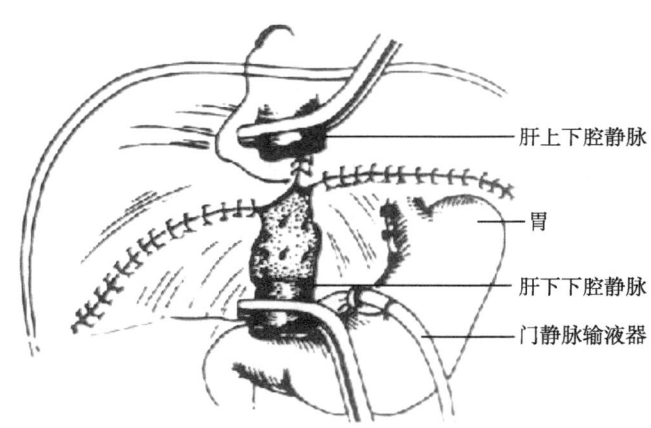

图 5.2　病肝切除后腹腔情况 (来自文献 [4])

肝肿瘤切除手术需要充分考虑手术的可行性、安全性及切除方式的选择。肝脏体积是反映肝脏储备功能的一项重要指标，可客观反映肝脏的大小和肝实质的容量，间接反映肝脏的血流灌注和代谢能力，用于客观评价病肝对手术的承受能力，指导选择合适的手术方式。通过在螺旋 CT 每个图层上描绘出肝脏的边缘，即进行肝脏分割，可以测量肝脏体积，这种方式具有良好的准确性和可重复性，并且测量精度越来越高，许多研究也已证实 CT 测量肝脏体积的可靠性。不仅如此，以分割结果为基础进行三维肝脏模型重建，可直观地显示肿块在肝脏中的位置，还原脏器脉管结构和病灶真实、立体的解剖关系，并根据不同个体的解剖学特点和病灶血管的流域分析结果。更进一步，在三维模型上进行虚拟切除，确定切面，可确定切除肝脏部分和残余肝脏部分 (图 5.3)，并精确地估计全肝体积、残余肝体积及残肝体

5.1 肝脏智能辅助手术系统

积百分比来进行风险评估。这些都是精准肿瘤切除术不可缺少的步骤。图 5.4 显示了在肝脏精准外科手术规划系统中,可从 CT 图像中三维重建肝脏及内部主要血管结构,并且进行手术切除模拟,以及计算各个组织的体积。肝脏分割在上述的肝肿瘤切除手术术前评估阶段具有关键的作用。但手工描绘 CT 每个图层是一个耗时耗力的工作,且存在二次偏差,因此需要自动分割算法及软件来替代复杂的人工绘制和计算。

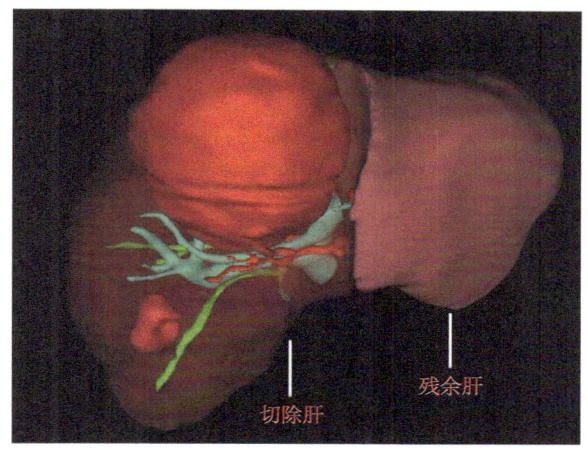

图 5.3　模拟肝肿瘤切除 (浙江大学第一附属医院实例)

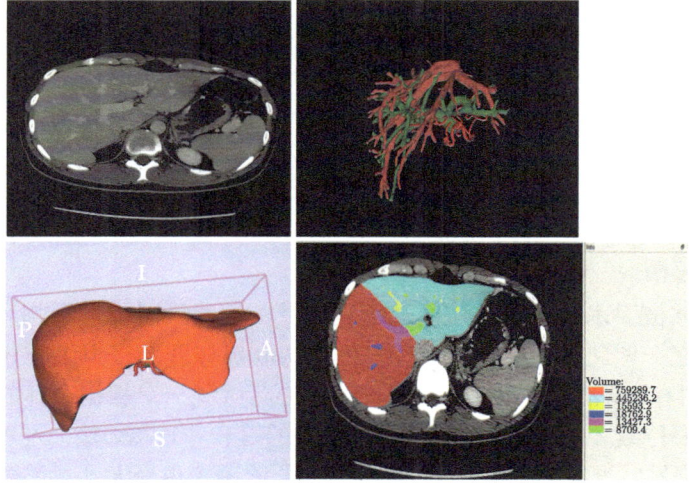

图 5.4　智能辅助肝肿瘤切除中的虚拟切除与手术评估

智能辅助手术系统利用图像处理软件,特别是以最新的机器学习/深度学习为算法核心，可以精确、自动地完成肝脏分割。除此之外，智能辅助手术系统还能通过图像配准、三维重建及渲染、虚拟交互等技术完成肝肿瘤切除的虚拟切除和手术评估功能 (图 5.4)。首先，需从四期 CT 图像中提取肝脏信息、病灶信息和肝内管道信息，完成对肝脏轮廓、肝内脉管及病灶的三维重建，以直观显示各个重要结构之间的空间位置关系 (图 5.5)。进一步，确定目标病灶的病理边界和必要切除范围、必需功能性肝体积和必需保留范围，确定预留肝脏体积、结构和功能，对不同方案进行虚拟切割以确定最佳的肝实质断离层面及需要切除重建的血管，系统评估手术风险并制定风险对策。上述智能辅助手术的关键技术包括肝脏轮廓提取、病灶边界勾画、肝内管道 (包括门静脉、肝静脉、下腔静脉和扩张胆道) 的提取与重建、肝区分割等一系列医学图像分割、三维重建问题。另外，因为需要从不同期 CT 图像中提取血管、病灶信息，并且在同一个空间中显示，所以还需进行多期 CT 图像的配准、融合步骤，这涉及医学图像配准问题。

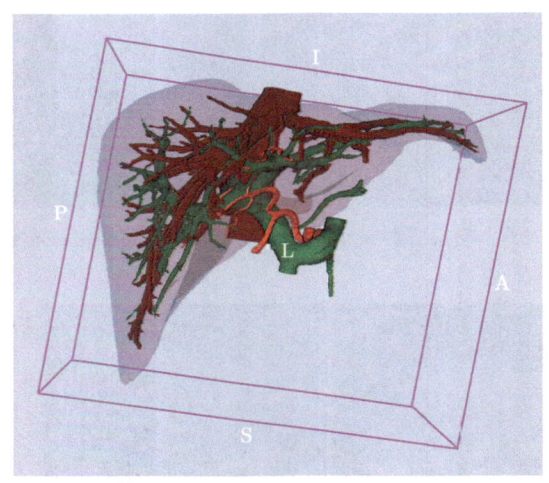

图 5.5　肝脏结构三维显示 (浙江大学第一附属医院实例)

活体肝移植

活体肝移植手术是目前被广泛认可和接受的一种针对晚期肝病和急性肝衰竭的治疗方案之一[8]。它是从健康捐肝人体上切取部分肝脏作为供肝移植给患者的手术方式 (图 5.6)。活体肝移植手术是最复杂的手术之一，根据个体的实际状况整个手术过程要持续 4~18 小时，需要进行无数的缝合和连接。整个过程还需要应付各种未知或突发状况。除手术过程外，恰当的肝源遴选也极大地影响着手术的成功和成活率。由于手术属于择期手术，术前如果能充分了解供体、受体肝内外血管、胆道影像，测量肝脏体积，并进行充分的术前讨论制定出周密的治疗方案，那么手术的风险和难度便会极大地降低。

活体肝移植的术前解剖结构评估主要是通过 CT 增强检查来完成。CT 图像是以不同的灰度来表示、反映器官和组织对 X 射线的吸收程度。增强检查就是通过静脉注入造影剂来人工增强组织间 X 射线吸收差别,同时利用不同组织和血流对造影剂吸收的数量和分布的各自特点和规律,提高 CT 图像的对比度,分清特定组织的界限,使其密度、形态、大小等也显示得更加清楚。肝脏的血液供应是双重的,其中 20%~25% 来自肝动脉,75%~80% 来自门静脉,大多数肝癌由肝动脉供血,造影剂经上述两条途径随血流进入肝脏。受检查者在服用造影剂后,根据肝实质及腹主动脉的时间–密度曲线形态,将肝脏增强过程分为动脉期、门静脉期及静脉期,因此扫描也在不同的曲线峰值下分三个时段进行 (见图 5.9)。第一个阶段得到的是动脉期图像,其中主要是动脉血管显影;第二个阶段是门静脉期图像,主要是肝脏和门静脉显影;第三个阶段是静脉期图像,主要是肝脏和静脉显影。影响肝脏图像质量的因素有很多,如造影剂量、扫描层厚、扫描时间点选取、血管直径、密度、扫描的机器设备等。许多生理因素和病理因素 (如严重的心、肝、肾功能不全、肿瘤或病变侵犯) 等也严重影响肝脏强化的程度和峰值出现的时间。肝脏 CT 图像之间质量差异性给建立稳定的处理算法提出了很大挑战。

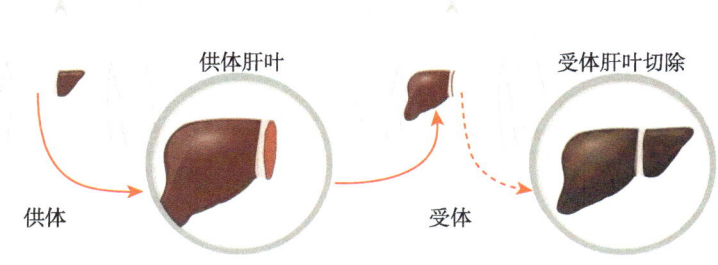

图 5.6 肝移植过程

活体肝移植的术前解剖评估需要提取肝脏和血管,并将血管和肝脏重建出一个完整的肝脏和血管的三维系统,最后将重建的肝脏和血管曲面三维可视化 (图 5.5)。值得注意的是,由于呼吸原因,不同的扫描时间段得到的肝脏和血管,有一定程度的非线性形变。因此在不同扫描期融合的过程中,还需要对非线性形变进行恢复。在得到的重建结果基础上,医生可以方便地测量肝脏的体积、血管的局部直径及血管的特定形态,并模拟肝脏手术,以期为后续手术制定最可靠的方案。

肝癌消融

肝癌消融是继肝肿瘤切除、活体肝移植之外另一种有效的肝癌治疗手段。统计显示,仅有 20%~30%[11] 的肝癌患者可以接受手术切除治疗。而肝癌消融疗法因费用低、创伤小及恢复较快等优点而得到飞速发展。该方法往往可以达到与肝切除术、肝移植相媲美的治疗效果,并且,消融术后若复发也可进行多次反复消融,是治疗肝癌最有效的方式之一。肿瘤局部消融治疗技术包括化学消融和物理消融两大类型。无水酒精注射术 (percutaneous ethanol injection, PEI) 是化学消融的代表性方法。物理消融则包括以射频消融术 (radiofrequency ablation, RFA) 和微波消融术 (microwave ablation, MWA) 为代表的热消融及氩氦刀为代表的冷冻消融术 (cryoablation, CA)。近年来应用于临床的高强度聚焦超声治疗 (high intensity focused ultrasound, HIFU) 和激光消融治疗 (laser-induced interstitial thermotherapy, LITT) 也被归为局部热消融治疗的范畴[6]。

以射频消融为例,它是通过插入肝肿瘤内的射频针尖发出中高频的射频波造成组织细胞离子振荡摩擦产热,使局部温度达到 70~100°C,引起细胞变形坏死,并能使肿瘤周围血管凝固闭塞,阻断瘤体血供,防止发生转移 (图 5.7①)。射频消融治疗方式主要包括超声引导下经皮消融治疗、术中射频消融治疗、腹腔镜下射频消融治疗。经皮肝穿射频消融是最常采用的一种治疗方式,其优点是定位准确、实时监测,且无放射性损伤、成本低廉、操作简便。虽然射频消融在治疗肝癌方面取得了较好的临床疗效,但在实际临床应用中还面临许多困难,要做到精准可靠,还需借助许多智能辅助技术。

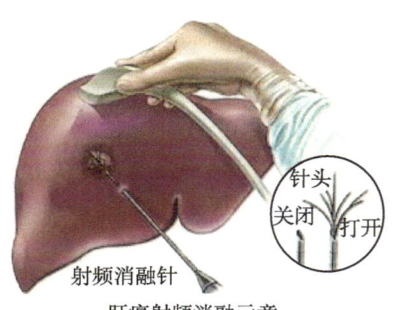

射频消融针

肝癌射频消融示意

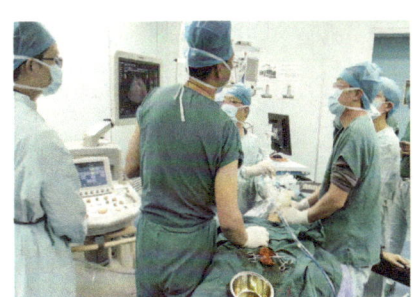

射频消融手术场景

图 5.7 肝癌射频消融 (左图来自网络)

将智能辅助手术系统引入肝癌消融的治疗过程中,通过精准模拟消融手术可以提高传统经验决定的消融治疗的效果。肝癌的精准消融主要涉及四方面的工作,即图像分割、图像配准、消融热场计算及影像引导的导航等多种技术。① 基于患者术前的影像信息制定合适的治疗方案。在术前,通过 CT、MR 或超声影像确定病灶的真实空间位置及提取目标区域,并计算其大小、体积等指标;基于得到的肿瘤及周边组织器官的相互空间位置关系、肿瘤的大小等信息,设计一针或多针的消融方案,并根据方案设定消融设备参数。② 影像引导的术中实时导航。在超声或者多模态影像融合的引导下,根据术前规划的方案进行进针、观察和修正消融针位

---

① https://safemedtrip.com/radiofrequency-ablation-procedure-for-liver-cancer.html

置、设备参数等操作,以制订更好的消融治疗方案。③ 术后评估。根据消融前后采集的影像,对消融坏死区域的位置、大小及对目标肿瘤的覆盖情况进行分析,定量评估消融效果以确定是否进行二次消融治疗,保证消融的全覆盖性。

综上所述,基于薄层断面肝脏图像的肝脏、血管、肿瘤的分割与三维重建、肿瘤消融热场计算与消融方案规划、图像配准在肝癌治疗的计算机辅助手术规划与导航中起着关键的作用。后面几章,我们将就肝脏分割、血管分割、肝脏肿瘤分割、热消融中的肿瘤精确定位、多模态影像配准、术后疗效评估等关键技术核心内容展开介绍,并介绍这些技术在临床的应用案例。

5.2 肝脏数据采集

肝脏疾病的常规影像学检查手段包括超声、X 射线检查、肝血管造影、CT、MR 等[7](见图 5.8)。其中,超声和 X 射线成像都是二维图像,不能清晰地反映肝脏的变化。肝血管造影是利用介入手段将导管插入相应的肝血管内进行血管造影的 X 射线诊断方法,主要有肝动脉造影、门脉造影及腹腔动脉造影中的混合肝脏血管造影。肝血管造影能够准确判断有无肝内血管异常、评价肝病灶血供情况、了解有无肿瘤新生血管,从而帮助定性诊断、进行介入性治疗,一般用于其他无创性影像学方法不能发现病灶或虽然发现了病灶,但不能准确定性诊断的疑难患者。CT 和 MR 都是三维图像,均具有较高的空间分辨率,能够清晰地显示肝内病变。但相比于 CT,MR 成像设备比较贵,并且对操作人员和诊断医生的要求更高,所以 MR 的检查费用比较昂贵。另外,CT 对病灶的检出率相对 MR 检查要更高,且成像时间较短。因此,CT 检查在日常临床中更为广泛。

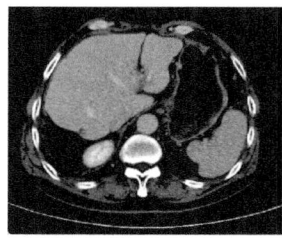
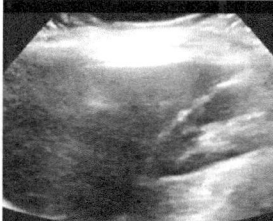
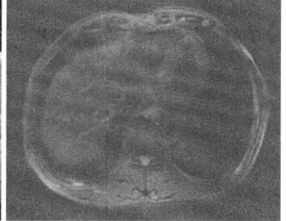

(a) CT 扫描图像　　　　(b) 超声扫描图像　　　　(c) MR 扫描图像

图 5.8　肝脏影像学检查方式

5.2.1　CT 图像特点

CT 图像具有诸多优点。首先,CT 是真正的断面图像,与普通 X 射线的层面影像比较,CT 得到的横断面图像层厚准确,无层面以外结构的干扰,图像清晰、密度分辨力高。其次，CT 能够准确地测量各组织的 X 射线吸收衰减值，通过各种计算，或借助计算机和某些图像处理软件，可作病灶的形状和结构等定量分析。但是，CT 图像也存在一些缺点，CT 图像的极限空间分辨率低于普通 X 线摄影。另外，CT 的定位、定性诊断只能相对比较而言，其准确性受到各种因素的影响。在定位方面，CT 对于体内小于 1 cm 的病灶，常常容易漏诊。在定性方面，也常受到病变的部位、大小、性质及病程长短、患者的体型和是否配合检查等诸多因素的影响。CT 图像基本上只反映了解剖学方面的情况，较少有脏器功能和生化方面的资料。

CT 检查方法有很多种，包括平扫、增强扫描 (三期、延迟) 和介入性 CT(interventional CT)。CT 平扫对诊断部分病变如脂肪肝等，显示肝出血及钙化是不可缺少的，必须作为常规检查进行。增强扫描是以静脉团注的方式注入 80~100 ml 含碘对比剂。增强扫描可以显示平扫不能发现或可疑的病灶，能判断病灶的血供情况以帮助鉴别病灶的性质，能显示肝内血管解剖。增强扫描方式有多种：

1) 同层动态增强扫描　获得病灶强化的时间-密度曲线，通过观察曲线的上升斜率、峰值和下降段形态，判断病灶的动脉供血丰富程度及病灶内血管的通透性情况。

2) 多期增强扫描 (dual-phase or multi-phase scanning)　注入对比剂后在肝动脉强化峰值期、门静脉强化峰值期、肝实质强化峰值期分别进行肝动脉期 (hepatic arterial phase)、门静脉期 (portal venous phase)、肝实质期 (equilibrium phase) 完成全肝扫描，仅进行前两项为双期扫描，再加做延迟 (肝实质期) 扫描，则称三期扫描。如图 5.9 显示了同一个被试对象的 CT 三期增强扫描和平扫图像。

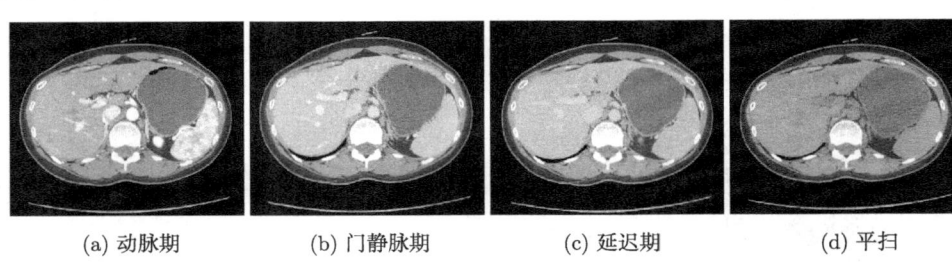

(a) 动脉期　　　　(b) 门静脉期　　　　(c) 延迟期　　　　(d) 平扫

图 5.9　肝脏 CT 多期扫描

介入性 CT 包括碘油造影 CT、肝动脉造影 CT 和动脉性门静脉造影 CT 等，均属有创性检查，操作复杂，有一定风险性。

5.2.2　肝脏多期 CT 扫描

1) 适应证与扫描前准备　适应证包括肝脏的良恶性肿瘤、肝脏囊肿、肝脏脓肿、弥漫性肝脏疾病、肝脏外伤及肿瘤治疗后的复查等。扫描前准备：患者去掉外衣和胸腹部金属饰物,训练患者扫描时的屏气。在扫描过程中患者的体位必须保持不动,对不合作的患者及婴幼儿可采用药物镇静。本检查需注射对比剂,根据采用离子或非离子型对比剂,做或不做过敏试验。

2) **检查体位和扫描范围** 检查体位为患者仰卧,身体置于床面中间,双手上举。扫描范围从右膈面至肝脏下缘,或依据病变情况具体确定。

3) **扫描方式和参数** 扫描基线右膈面。扫描参数动脉期为 120/200/0.5,静脉期为 120/200/0.5,平衡期为 120/200/0.5。探测器宽度均为 0.75 mm。重建层厚动脉期 5 mm,静脉期 8 mm,平衡期 8 mm,重建间隔动脉期 5 mm,静脉期 8 mm,平衡期 8 mm。一次旋转床移动距离动脉期 12 mm,或螺距等于 1,静脉期 15 mm,平衡期 15 mm 或螺距等于 1.25,FOV 为 380 mm。

4) **对比剂的使用** 使用口服对比剂:扫描前 30 分钟口服 1%~1.5% 的阳性对比剂稀释液 500 ml,临扫描时再口服相同浓度的阳性对比剂稀释液 500 ml。对比剂用量和注射速度:成年人一般用量为 100~120 ml,儿童按体重用量为 2 ml/kg。用压力注射器静脉给药,注射速率 3~4 ml/s。扫描延迟时间:扫描延迟时间为 22~25 s(动脉期)/55~60 s(门脉期)/120 s(平衡期)。怀疑肝血管瘤时,延迟时间常需在 300 s 以上。

5) **摄影和图像后处理** 摄影的原则是平扫和增强都拍摄,发现病灶,在病灶的不同密度处需测 CT 值,并且平扫与增强 CT 值的测量位置需保持一致。窗宽、窗位 W 250、C 25(平扫);W 300、C 35~50(增强)。必要时行局部放大摄影,并采用工作站的图像后处理软件做最大密度投影(MIP)和多平面重建(MPR)图像处理。

参考文献

[1] 董家鸿, 叶晟. 开启精准肝胆外科的新时代. 中华普外科手术学杂志, 2016, 10(3): 181-184.

[2] 崔楷悦, 董蒨, 苏南. Hisense CAS 计算机辅助手术系统在儿童第二肝门区肿瘤手术切除中的应用. 中华小儿外科杂志, 2018, 39(5): 329.

[3] 廖亚平. 肝脏解剖学. 上海:上海科学技术出版社, 1982.

[4] 吴建卫. 临床肝移植. 上海:上海第二军医大学出版社, 1997.

[5] 唐雷. 数字医学技术与精准外科手术. 中国实用妇科与产科杂志, 2012, 28(1): 7-9.

[6] 吴宇旋. 肝脏消融治疗技术实战图解. 北京:科学技术文献出版社, 2013.

[7] 金征宇. 医学影像学. 北京:人民卫生出版社, 2015.

[8] 严律南. 中国大陆活体肝移植的现状及展望. 中国普外基础与临床杂志, 2018, 25(8): 7-9.

[9] Bray F, Ferlay J, Soerjomataram I, et al. Global cancer statistics 2018: GLOBOCAN estimates of incidence and mortality worldwide for 36 cancers in 185 countries. CA:

A Cancer Journal for Clinicians, 2018, 68(6): 394-424.

[10] Furbetta N, Palmeri M, Guadagni S, et al. Gastrointestinal stromal tumours of stomach: robot-assisted excision with the da vinci surgical system regardless of size and location site. Journal of Minimal Access Surgery, 2019, 15(2): 142-147.

[11] Liang P, Dong B W, Yu X L, et al. Prognostic factors for percutaneous microwave coagulation therapy of hepatic metastases. American Journal of Roentgenology, 2003, 181(5): 1319-1325.

第6章 肝脏 CT 图像自动分割

本章主要内容
1. 临床需求与挑战
2. 肝脏自动分割研究现状
3. 基于全卷积神经网络和局部先验信息的肝脏自动分割
4. 腹部多器官分割
5. 总结与展望

6.1 临床需求与挑战

在肝肿瘤切除、活体肝移植与肝癌消融治疗手术中，均需要进行肝脏结构的三维重构与可视化，其中一个核心技术便是肝脏分割。作为临床广泛使用的影像检查手段，从 CT 图像中提取肝脏轮廓可以为三维重建、体积计算、距离衡量等计算机辅助手术规划的关键步骤提供依据。

肝脏 CT 分割，即从 CT 影像中提取肝脏的边界轮廓。根据肝脏分割的自动化程度，可以分为手工勾画、半自动分割和全自动分割。手工勾画一般由技术人员或影像科医生在交互式软件上通过逐层勾画的方式进行肝脏边界轮廓的描绘，获得较为准确的肝脏边界。但是一般的肝脏 CT 图像包含 200~300 层切片，人工逐层勾画是一个非常耗时、耗力、烦琐的工作，且容易受到人主观因素的影响，缺乏可重复性，因此难以在大量的病例上及时处理。半自动分割方法需要用户输入一定的信息，如肝脏的初始区域，然后利用算法进行自动分割。全自动分割方法直接对 CT 图像进行算法分割，自动化程度高，可以用于高通量临床数据的批量处理，更适用于日常临床中。因此，在肝脏计算机辅助手术系统中，半自动或全自动的肝脏分割模型及相应的快速算法是目前临床需求和研究的重点方向。

然而，肝脏自动分割面临许多难点与挑战。从图像处理的角度来讲，肝脏 CT 图像分割是一个典型的两相分割问题，即将 CT 图像中每一个像素点划分到肝脏区域内部 (目标区域) 或者肝脏区域外部 (背景区域)。虽然，肝脏 CT 图像可以一定程度地展现出肝脏的解剖结构，但要从 CT 图像中提取精准的肝脏边界，仍有不少困难需要克服。具体来说，CT 图像中肝脏分割的难点主要有以下 5 点。

1) 肝脏 CT 图像背景极其复杂。由于肝脏位于右腹部，毗邻多个腹部器官与

组织 (如肾脏、脾脏、胃、心脏、胰腺、肌肉组织等),所以肝脏 CT 分割是一个复杂背景下的二值分割问题。

2) 肝脏 CT 图像对比度低、边界模糊。肝脏与周围毗邻的器官组织在灰度、纹理上非常相近,这使得两者之间的边界模糊不清,难以勾画。

3) 肝脏的大小、位置、形状在不同个体之间差异大。特别是,肝脏疾病的出现会使得肝脏形状变化异常。这个特点限制了一般化的先验形状在肝脏分割问题中的应用。

4) 肝脏内部灰度、纹理特征的异质性。这是因为肝实质、肝动脉、肝门静脉、肝静脉及潜在肝脏病灶在 CT 图像上表现出完全不同的灰度与纹理特征。而灰度、纹理特征的异质性一直是图像分割中的一个难点。

5) 肝脏 CT 图像之间的质量具有一定的差异性。受造影剂的具体使用量、扫描层厚、扫描时间点的选择及肝脏疾病等因素的影响,肝脏强化的程度不尽相同。这为建立一个鲁棒的肝脏分割算法带来了困难。

图 6.1 通过几个典型的肝脏 CT 图像展示了肝脏分割问题的难点。图 6.1(a) 中的肝脏内部存在病变区域,造成了肝内灰度、纹理异质的特点,且肝脏与胃之间的边界模糊,难以区分。图 6.1(b) 的肝内肿瘤区域呈现低密度外观,肝脏与毗邻组织边界模糊。图 6.1(c) 的肝脏形状与一般肝形状差异巨大。

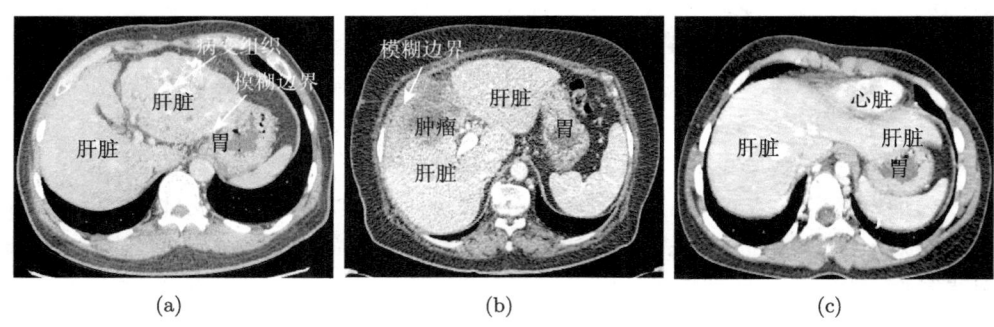

图 6.1 肝脏 CT 分割的难点示意

6.2 肝脏自动分割研究现状

肝脏自动分割实际上包括两个任务,一是肝脏的自动定位,二是肝脏边界轮廓的精确勾画。由于肝脏 CT 图像背景复杂、肝脏与周围脏器组织共享灰度分布,以及不同肝脏在位置、形状、大小等方面的差异性造成了肝脏自动定位的困难。另外,肝脏边界的精确勾画需要克服肝脏边界模糊不清、肝脏内部灰度不均匀的困难。

到目前为止,国内外学者提出了许多肝脏 CT 图像半自动或全自动的分割方法。一类方法是基于单纯的图像信息，如灰度、梯度和其他初级的特征进行分割。常用的方法有基于区域生长的方法 [30]、基于阈值的方法 [22]、基于水平集的方法 [10,24]、基于图论的方法 [15,18]。另一类方法是基于先验形状的模型方法，它们利用典型的肝脏形状来约束分割过程，因此该类方法具有更好的鲁棒性。此类方法主要有统计形状模型方法 (statistical shape model, SSM) [11,21,29] 和图谱分割方法 (atlas-based segmentation method) [3,7,19]。

基于图像信息的方法中，通常通过阈值和形态学算子，或者通过用户交互获得肝脏的初始化轮廓。这些方法的最终分割结果一般对所选取的阈值或初始化比较敏感，面临的主要挑战是：防止分割区域泄漏到肝脏周围具有相似灰度值的粘连器官或组织中，并且处理具有不均匀灰度分布的肝区。统计形状模型的方法利用大量已分割的肝脏作为训练样本，通过统计学习的方法得到肝脏在不同个体之间的形变范围，从而得到可形变的肝脏模型。该类方法的主要难点在于用有限的样本构造能够刻画肝脏形变的一般化肝脏模型。图谱分割方法把图像分割问题转化为图像配准问题，将图谱图像配准到目标图像空间，然后将对应的标签图像也形变到目标图像中，获得分割结果。然而，该方法的结果受到配准精度的影响，且具有较大的计算量。

随着医学大数据时代的来临，深度学习被广泛用于医学图像分析。深度学习是机器学习的一个分支，通过在大数据集上训练具有大规模参数的模型来完成对新数据的处理任务。相比于传统机器学习方法 (如支持向量机、人工神经网络、随机森林回归算法等)，深度学习不需要人工特征设计、筛选过程，能够在训练过程中自动地学习与任务相关的层级特征，在医学图像的处理与诊断方面取得了令人瞩目的结果。作为深度学习中被广泛使用与研究的一类模型，深度卷积神经网络 (convolutional neural network, CNN) 在医学图像分割中的应用取得了成功。其中，2015 年由斯坦福大学 Long 等提出的一种 CNN 的扩展模型——全卷积神经网络 (fully convolutional neural network, FCN) [13] 在二维图像语义分割中取得了不错的效果。几乎在 FCN 模型被提出的同时，浙江大学孔德兴教授团队提出了一种具有类似思想的 CNN 模型 [6,14]，该模型利用 "Doublesize" 层实现网络中特征图像的上采样，使得 CNN 模型可对三维输入图像进行端到端的体素类别预测，并且在三维增强 CT 肝脏的自动定位与精准分割中取得了很好的结果。下面我们介绍这种针对病变肝脏的基于全卷积网络的自动分割方法 [6]。

6.3 基于全卷积神经网络和局部先验信息的肝脏自动分割

本节介绍的肝脏自动分割方法的处理流程如图 6.2 所示：首先，构建并训练 CNN 模型来学习肝脏的先验概率图，并自动检测肝脏的位置。其次，对网络预测的概率图进行简单的阈值处理，得到肝脏初始分割和先验形状。再次，将先验信息有效地加入一个新的能量泛函分割模型中，以准确地描绘肝脏表面。所提出的精细化分割模型融合了先验信息以及图像信息，包括先验形状的空间位置、肝脏概率图、灰度分布、区域表征及图像的梯度信息。考虑肝脏外观的不均匀性和大的形状变化，模型利用了来自初始分割的整体和局部统计信息，并将其自适应地结合到能量泛函中。最后，利用全局优的算法求解能量函数最小化问题，获得肝脏的最优曲面位置。

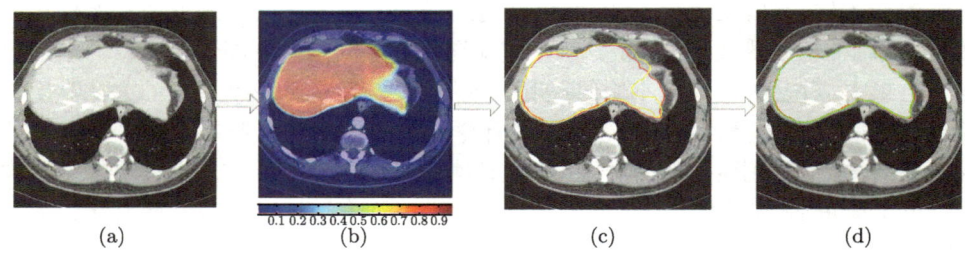

图 6.2 肝脏分割流程。(a) 增强 CT 横断面图像；(b) 由 CNN 获得的肝脏概率分割结果；(c) 对概率图取阈值后得到肝脏初始分割；(d) 肝脏曲面最终位置。(c)~(d) 中的红色轮廓线为手工分割结果，黄色轮廓线和绿色轮廓线为算法分割结果

6.3.1 基于三维全卷积神经网络的肝脏自动定位与分割

图像的分割可以看成图像中每个像素点的分类问题。深度卷积神经网络通过一系列的卷积、池化、非线性激活等操作从图像中提取海量、多层次特征来进行每个像素的类别预测。卷积神经网络设计的一个关键因素是它的架构。大多数神经网络将层这一单元组布置成链式结构，其中每一层都是前一层的函数。在这种结构中，第 $k+1$ 层的输出由下式计算

$$h^{(k+1)} = \varphi(W^{(k+1)\mathrm{T}}h^{(k)} + b^{(k+1)}) \tag{6.1}$$

其中 W 和 b 分别表示卷积核和偏置参数，φ 表示非线性激活函数。

这里，本节方法用到的三维卷积神经网络的架构如图 6.3 所示。网络将大小为 $496 \times 496 \times 279$ 的裁剪后图像块作为输入，并输出大小为 $496 \times 496 \times 256$ 的概率图，原始图像中其他区域的值设置为 0。卷积神经网络由 11 个卷积层、2 个平均池化层及 3 个上采样层 (Doublesize) [14] 构成。更具体地说，网络在每个卷积层的卷积运算之后，作用一个非线性激活函数，即参数整流线性单元 (parametric ReLU, PReLU)。相比于 ReLU，PReLU 可以提高模型的拟合能力而几乎不增加计算成本和过拟合风险。为了加快运算速度且满足内存限制，该方法采用了文献 [9] 中的并行处理方式，将网络的层 Conv3 到层 Conv7 之间的计算分布在 4 个 GPU 上。网

络的最后一层对每个体素执行逻辑回归，预测其属于"肝脏"和"非肝脏"的概率，其值越大，表明该体素点属于肝脏内部的概率越高。

上述的三维卷积神经网络采用了与 FCN [13] 相同的思想，即在网络结构中设置了图像压缩层和图像扩张层。如图 6.4 所示，在 FCN 的图像扩张层中，FCN 利用 "Up-sampling" 对特征图像进行上采样，Up-sampling 可以采用可学习的参数或者直接进行上采样。并且，FCN 设置了 skip layer 来融合前面几层的特征图和上采样后的特征图，以增加图像细节。而在我们的网络中，利用 "Doublesize" 实现特征图的扩张。所谓 "Doublesize" 层，是将各个特征图进行重新排列，使得特征图的通道数减小而增大特征图大小。并且，这里的卷积神经网络从二维情形被扩展到了三维情形。

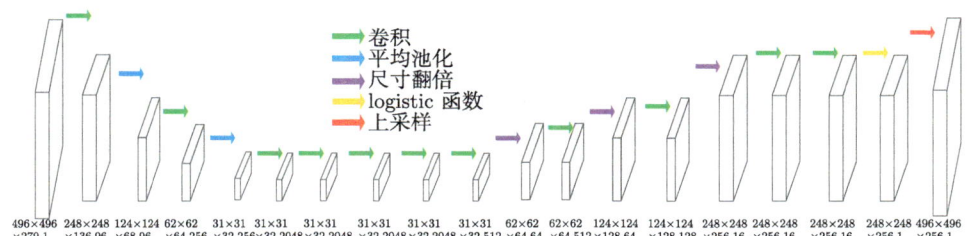

图 6.3　三维卷积神经网络结构示意图

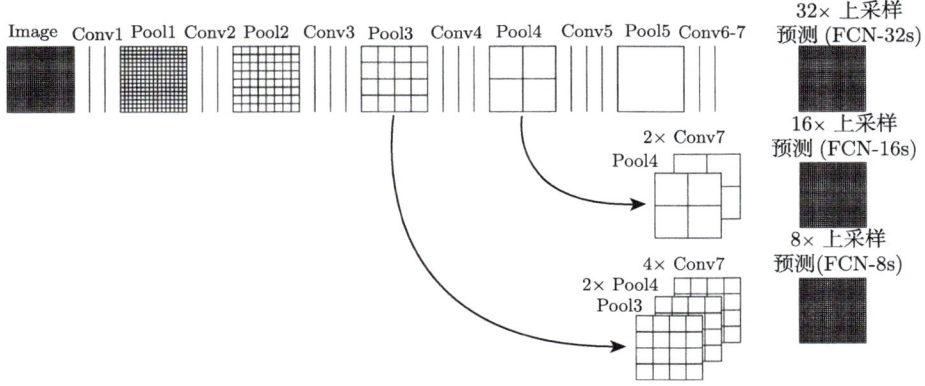

图 6.4　FCN 网络结构示意图 (出自文献 [13])

在训练阶段，利用准备好的增强 CT 图像和相应的分割标签进行模型训练。卷积核参数、偏差及 PReLU 参数通过最小化损失函数来更新。该损失函数采用一个具有权重衰减的交叉熵形式，并且利用反向传播算法来求解。

由上述训练后的卷积神经网络模型预测肝脏概率分割结果后，通过简单的阈值操作可得到肝脏的初始二值分割。给定定义在区域 $\Omega \subset \mathbb{R}^3$ 上的三维图像 $I: \boldsymbol{x} \in$

$\Omega \to \mathbb{R}$,设目标区域的示性函数为 $u(\boldsymbol{x}) \in \{0,1\}$,其中 1 和 0 分别代表前景 (肝脏) 和背景 (非肝脏) 区域。由 CNN 模型得到的肝脏概率图记作 $L(\boldsymbol{x}), \boldsymbol{x} \in \Omega$。肝脏初始分割可以由以下取阈值的方式得到

$$u_{\text{ref}}(\boldsymbol{x}) := \begin{cases} 1, & L(\boldsymbol{x}) > t \\ 0, & \text{其他} \end{cases} \qquad (6.2)$$

其中阈值 $t > 0$ 是一个常数。图 6.5 显示了由 CNN 得到的肝脏定位与分割结果。其中,第一行和第二行分别显示了一个较差的结果和一个较好的结果。从图 6.5 中可以看出,尽管初始分割可以准确地定位肝脏的位置并且估计肝脏的大致形状,但是分割结果存在一些过分割或欠分割的现象。另外,初始分割在肝脏边界的刻画不是很精确。因此,在初始分割的基础上,需要进行肝脏的精细化分割。

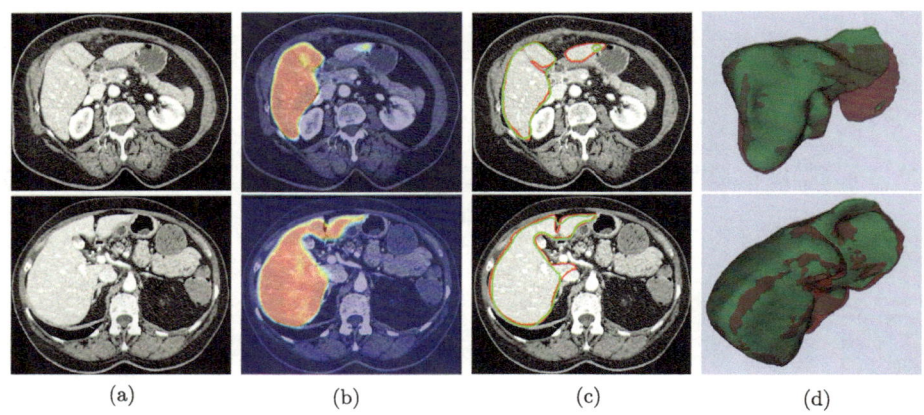

图 6.5 3D CNN 初始分割示例。(a) CT 横断面图像;(b) 肝脏概率图;(c) 基于概率图阈值取 0.5 的初始分割 (绿色) 以及手工分割 (红色);(d) 初始分割 (绿色) 和手工分割 (红色) 的三维重建结果

6.3.2 基于整体与局部先验信息的精细化分割模型

在本节中,作者提出了一个基于整体和局部先验信息的能量泛函模型用于肝脏的精细化分割。这个模型包含了区域统计信息、形状约束以及梯度信息,并且肝脏区域的示性函数 $u(\boldsymbol{x})$ 通过极小化以下能量函数得到

$$\min_{u(\boldsymbol{x}) \in \{0,1\}} \left\{ E(u) = \lambda_1 E_{\text{data}}(u) + \lambda_2 E_{\text{prior}}(u) + \lambda \int_{\Omega} g(\boldsymbol{x}) |\nabla u| d\boldsymbol{x} \right\} \qquad (6.3)$$

其中 $E_{\text{data}}(u)$ 包含了肝脏内部和外部的图像统计信息,第二项是形状先验项,最后一项是带权 T-V (total variation) 项,起到边界平滑的正则作用。这里,权重函数

$g(\boldsymbol{x})$ 定义为边界探测函数 $g(\boldsymbol{x}) = 1/(1+\beta|\nabla I(\boldsymbol{x})|^2)$,其中 $\beta > 0$ 是一个常数,在实验中固定为 0.2。模型中的平衡参数采用了随空间变化的两个函数 $\lambda_1(\boldsymbol{x}), \lambda_2(\boldsymbol{x})$ 和常数 $\lambda > 0$。特别地,设定 $\lambda_1(\boldsymbol{x}) = \alpha_1 g(\boldsymbol{x})$ 和 $\lambda_2(\boldsymbol{x}) = \alpha_2 g(\boldsymbol{x})$,其中 $\alpha_1, \alpha_2 > 0$ 是常数。这使得模型在不同的图像区域自适应地表现为基于区域的模型或基于边界的模型。

形状先验项用概率图的负对数似然表示 (见式 (6.5)),其中 $L(\boldsymbol{x})$ 和 $1 - L(\boldsymbol{x})$ 分别表示体素 $\boldsymbol{x}$ 属于肝脏和背景的概率。

$$\lambda_1 E_{\text{data}}(u) = -\alpha_1 \int_\Omega g(\boldsymbol{x})[u \log p_{\text{in}} + (1-u)\log p_{\text{out}} - \gamma u \mathscr{P}] d\boldsymbol{x} \quad (6.4)$$

$$\lambda_2 E_{\text{prior}}(u) = -\alpha_2 \int_\Omega g(\boldsymbol{x})[u \log L(\boldsymbol{x}) + (1-u)\log(1 - L(\boldsymbol{x}))] d\boldsymbol{x} \quad (6.5)$$

数据项 $E_{\text{data}}(u)$ 中加入了两类图像信息,即灰度和区域表征。其中 $p_{\text{in}}(\boldsymbol{x}) := p(I(\boldsymbol{x})|u(\boldsymbol{x})=1)$ 和 $p_{\text{out}}(\boldsymbol{x}) := p(I(\boldsymbol{x})|u(\boldsymbol{x})=0)$ 分别为前景和背景的概率密度函数 (probability density function, PDF)。$\mathscr{P}(\boldsymbol{x})$ 为区域表征距离势能[17],用于处理弱边界问题。这一项反映了某一体素的局部表征与肝脏区域表征的相似程度。$\mathscr{P}(\boldsymbol{x})$ 的值越小,$\boldsymbol{x}$ 越有可能属于肝脏。权重 γ 为平衡灰度分布和区域表征项的常数。

由于肝脏内部的病变区域、血管组织、肝实质通常显示出多种灰度分布和区域表征,基于整体肝脏初始区域的估计将会不准确。在非正常肝脏区域,如低密度的肿瘤,它的灰度分布和区域表征与健康的肝实质的全局统计信息不同。因此,在估计模型的数据项时需要将空间信息考虑进来。下面介绍基于整体先验和局部先验的数据项估计方法。

基于整体先验的数据项 首先,从形状先验 u_{ref} 中整体地估计出前景和背景的概率密度函数。由于先验形状给出了肝脏区域的大部分,但在肝脏表面不准确,因此将肝脏初始区域基于符号距离函数 (signed distance function, SDF) 往里缩小 5 个像素,得到的内部区域表示为初始肝脏区域 Ω_{ref}。区域 Ω_{ref} 的灰度直方图用于计算前景的整体概率密度函数,记作 $p_{\text{in}}^{\text{global}}(\boldsymbol{x})$。类似地,将先验形状用其 SDF 往外扩张 5 个像素,并且扩张的形状之外的体素用于估计 $p_{\text{out}}(\boldsymbol{x})$。注意在计算 $p_{\text{out}}(\boldsymbol{x})$ 时只利用扩张形状外的一条窄带区域,因为远离的区域提供的关于肝脏组织的信息很少。

区域表征用三种特征 $f(\boldsymbol{x}) = (I(\boldsymbol{x}), \text{LBP}(\boldsymbol{x}), \text{VAR}(\boldsymbol{x}))$,即灰度,局部二值模式 (local binary pattern, LBP) 和局部方差 (local invariance, VAR) 来描述[17]。定义 $P_{\boldsymbol{x}}^i (i=1,2,3)$ 为在三维局部小窗 $O(\boldsymbol{x})$ 内的第 i 个特征 $f^i(\boldsymbol{x})$ 的直方图,且 $P_{\boldsymbol{x}} = (P_{\boldsymbol{x}}^1, P_{\boldsymbol{x}}^2, P_{\boldsymbol{x}}^3)$ 表示 $\boldsymbol{x}$ 的局部区域表征。给定初始肝脏区域 Ω_{ref},可以估计肝脏区域表征,记作 $P_{\text{ref}} = (P_{\text{ref}}^1, P_{\text{ref}}^2, P_{\text{ref}}^3)$。然后,点 $\boldsymbol{x}$ 的全局区域表征距离势能 $\mathscr{P}(\cdot)$ 可以用 $\mathcal{L}_1$ 范数下的 Wasserstein 距离计算

$$\mathscr{P}^{\text{global}}(\boldsymbol{x}) = \sum_{i=1}^{3} W^1(P_{\boldsymbol{x}}^i, P_{\text{ref}}^i), \quad \boldsymbol{x} \in \Omega \tag{6.6}$$

基于局部先验的数据项 用整体统计信息估计的灰度分布和区域表征距离在异常肝组织中是不准确的。例如，在肝肿瘤或肝内静脉中，前景的概率密度值会很低，并且区域表征距离会很大。因此，这些区域会出现欠分割的情况 (参见图 6.6(a)~(d))。因此，在本方法提出的模型中，使用局部先验信息估计数据项。其主要思想是，假设图像中的每个体素都有不同的概率密度分布，并且在模型中利用先验形状的空间位置信息。对于健康的均匀肝实质区域，利用整体先验估计灰度分布。在肝内血管或肿瘤区域异常区域，局部灰度分布估计更为合适。做到这点，必要的任务是找出异常的肝脏区域。由于初始肝脏区域 Ω_{ref} 给出了肝脏的良好估计，所以在初始肝脏表面内部或附近具有较小概率值的体素是异常肝脏区域的候选点。记候选异常肝脏区域为 S_c，以体素 $\boldsymbol{x}$ 为中心的局部小窗为 $W(\boldsymbol{x})$。S_c 可以定义为 $S_c := \{\boldsymbol{x} \in \Omega | p_{\text{in}}^{\text{global}}(\boldsymbol{x}) < m - \text{std}, W(\boldsymbol{x}) \cap \Omega_{\text{ref}} \neq \varnothing\}$，其中 m 和 std 分别是区域 Ω_{ref} 中 $p_{\text{in}}^{\text{global}}$ 的均值和标准差。

为了局部地估计灰度分布，采用基于 Parzen 方法 [16] 的核密度估计方法建立一个局部非参模型 [2]。具体地，对于 S_c 中的候选体素 $\boldsymbol{x}$，在局部区域 $R(\boldsymbol{x}) := W(\boldsymbol{x}) \bigcap \Omega_{\text{ref}}$ 内用自适应的区域 Parzen 密度模型估计概率密度函数

$$p_{\text{in}}^{\text{local}}(\boldsymbol{x}) := \sum_{\zeta=I_{\min}}^{I_{\max}} \frac{h(\zeta)}{H} K_\eta(I(\boldsymbol{x}) - \zeta), \quad \text{其中} \quad H = \sum_{\zeta=I_{\min}}^{I_{\max}} h(\zeta), \quad \boldsymbol{x} \in S_c \tag{6.7}$$

其中 $h(\zeta)$ 表示 $R(\boldsymbol{x})$ 的灰度直方图，$\zeta \in [I_{\min}, I_{\max}]$ 是观测到的灰度，K_η 是宽度为 η 的高斯核。

在异常肝组织区，估计的局部概率密度值将高于整体估计值。因此，可以定义 $S := \{\boldsymbol{x} \in S_c | p_{\text{in}}^{\text{local}}(\boldsymbol{x}) > p_{\text{in}}^{\text{global}}(\boldsymbol{x})\}$ 为异常肝组织区。局部先验仅在区域 S 来估计前景的概率密度函数以及区域表征距离。由于区域表征距离的作用是区分肝脏与周围相似的组织，因此设定区域 S 内的值为 0。

综上，基于整体或局部先验的数据项可以表示为

$$p_{\text{in}}(\boldsymbol{x}) = \begin{cases} p_{\text{in}}^{\text{local}}(\boldsymbol{x}), & \boldsymbol{x} \in S \\ p_{\text{in}}^{\text{global}}(\boldsymbol{x}), & \text{其他} \end{cases} \tag{6.8}$$

$$\mathscr{P}(\boldsymbol{x}) = \begin{cases} 0, & \boldsymbol{x} \in S \\ \mathscr{P}^{\text{global}}(\boldsymbol{x}), & \text{其他} \end{cases} \tag{6.9}$$

并且，将 $\mathscr{P}(\boldsymbol{x})$ 归一化为 $|\mathscr{P}(\boldsymbol{x}) - \mu_{\text{ref}}|/\tau_{\text{ref}}$，$\mu_{\text{ref}}$ 和 τ_{ref} 是其在区域 Ω_{ref} 内的均值和标准差。图 6.6 显示了使用整体先验和局部先验的结果比较。

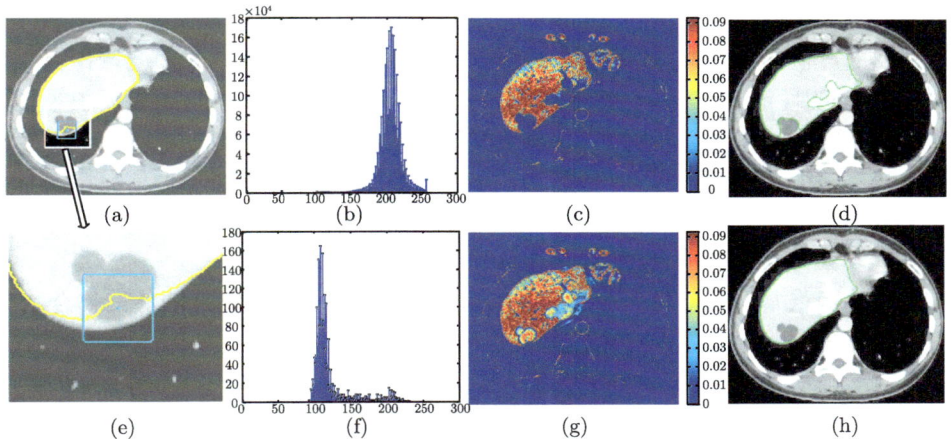

图 6.6 一个显示局部先验作用的例子。(a) 一幅 CT 横断面图像,黄色轮廓线为初始分割曲线,蓝绿色的点为选定的体素及它的小窗(蓝绿色);(b) 初始肝脏区域的灰度直方图;(c) 从 (b) 处整体估计的概率图 p_{in};(d) 利用整体先验的最终分割结果;(e) 为图 (a) 的局部放大;(f) 局部区域的灰度直方图;(g) 局部估计的概率图 p_{in};(h) 利用整体和局部先验的最终分割结果

6.3.3 模型求解

将式 (6.5) 和 (6.4) 代入式 (6.3),整理得到

$$\min_{u(\boldsymbol{x})\in\{0,1\}} \left\{ E(u) = -\int_{\Omega} g(\boldsymbol{x}) \Big\{ \alpha_1 (\log p_{\text{in}} - \log p_{\text{out}} - \gamma \mathscr{P}) \right.$$
$$\left. + \alpha_2 [\log L - \log(1-L)] \Big\} u d\boldsymbol{x} + \lambda \int_{\Omega} g(\boldsymbol{x}) |\nabla u| d\boldsymbol{x} \right\} \quad (6.10)$$

这是一个非凸的能量极小化问题,可用 Yuan 等提出的基于快速全局优化的方法[26,28]来求解。该方法从曲面演化的角度处理二值分割问题,将曲面演化的每一步迭代表示为一个变分问题,并且证明了该变分问题可以表示为一个空间连续最小割 (continuous min-cut) 问题,而松弛的连续最小割问题等价于连续最大流问题 (凸优化问题)。因此,将问题 (6.10) 转化为一系列凸优化问题,并且用一种高效的连续最大流算法[26]进行求解。此外,每个演化步骤中的新曲面位置都是以时间隐式的方式计算的,允许大的时间步长来提高计算效率。

6.3.4 模型分析与验证

度量指标 肝脏分割的定量评估可以从分割结果的准确度和计算时间两方面考虑。肝脏分割的精度一般通过将算法分割结果与手工分割结果 (金标准) 进行比较,计算一系列定量指标来评估。在 2007 年国际医学影像计算机计算机辅助介入

大会 (Medical Image Computing and Computer Assisted Intervention, MICCAI) 组织的肝脏分割大赛 (MICCAI-SLIVER07) [5] 中，组织方采用了五种度量指标来评估不同方法的性能。这五种指标考虑了体积重合度和曲面距离，分别为体积重叠误差 (VOE)、相对体积差 (RVD)、平均对称表面距离 (ASD)、均方根对称表面距离 (RMSD) 和最大对称表面距离 (MSD)。另外，DICE 系数也常用于评估分割的准确度。本文中用到的准确性度量指标参考了 MICCAI-SLIVER07 竞赛中使用的五种度量和 DICE 系数。具体的计算公式如下：

(1) 体积重叠误差 (volumetric overlap error, VOE)：对于给定的体素集合 A 和 B，体积重叠误差计算了两者未重叠的比例。

$$\text{VOE} = 100\% \times \left(1 - |A \cap B| \Big/ |A \cup B|\right) \tag{6.11}$$

(2) 相对体积差 (relative volume difference, RVD)：设自动分割结果的体素集合为 A，手工分割的体素集合为 B，相对体积差计算了两者体积差对于体积真值的比例。相对体积差值为正时，表示过分割，相对体积差为负值时，表示欠分割。

$$\text{RVD} = 100\% \times \left(\frac{|A| - |B|}{|B|}\right) \tag{6.12}$$

(3) 平均对称表面距离 (average symmetric surface distance, ASD)：令 $S(A)$ 为 A 表面的体素集合，$|S(A)|$ 为集合 $S(A)$ 中的体素个数，从任意体素 v 到 $S(A)$ 的最短距离定义为 $d(v, S(A)) = \min\limits_{s_A \in S(A)} ||v - s_A||$，其中 $||\cdot||$ 为欧氏距离。平均对称表面距离定义为

$$\text{ASD}(A, B) = \frac{1}{|S(A)| + |S(B)|} \left\{ \sum_{s_A \in S(A)} d(s_A, S(B)) + \sum_{s_B \in S(B)} d(s_B, S(A)) \right\} \tag{6.13}$$

(4) 均方根对称表面距离 (root mean square symmetric surface distance, RMSD)：

$$\text{RMSD}(A, B) = \sqrt{\frac{1}{|S(A)| + |S(B)|}} \\ \times \sqrt{\sum_{s_A \in S(A)} d^2(s_A, S(B)) + \sum_{s_B \in S(B)} d^2(s_B, S(A))} \tag{6.14}$$

(5) 最大对称表面距离 (maximum symmetric surface distance, MSD)：

$$\text{MSD}(A, B) = \max \left\{ \max_{s_A \in S(A)} d(s_A, S(B)), \max_{s_B \in S(B)} d(s_B, S(A)) \right\} \tag{6.15}$$

6.3 基于全卷积神经网络和局部先验信息的肝脏自动分割

(6) DICE 系数 (dice similarity coefficient): 对于给定的体素集合 A 和 B, DICE 系数计算了两者的重合比例。若 A 和 B 完全相交，则 DICE 系数为 1; A 和 B 完全不相交，则 DICE 系数为 0。

$$\text{DICE} = \frac{2 \times |A \bigcap B|}{|A| + |B|} \tag{6.16}$$

实验数据　本章采用了来自两个数据集的 151 个腹部增强 CT 扫描数据, 用于模型的训练和测试。第一个数据库来自 "MICCAI-SLIVER07" 肝脏分割竞赛[5]。它包括有标准分割的 20 个数据 (SLIVER07-I) 和 10 个不公开标准分割的数据 (SLIVER07-II)。SLIVER07-II 数据的验证由 SLIVER07 网站 (http://sliver07.org) 在线评估。MICCAI-SLIVER07 中的大部分数据是病理性的，包括不同尺寸的转移瘤、肿瘤和囊肿。所有图像由不同的 CT 扫描仪在静脉增强期扫描获得。图像的轴向尺寸为 512×512, 切片数从 $64 \sim 502$ 不等。体素间距从 $0.55 \sim 0.80$ mm 不等, 切片距离从 $1 \sim 3$ mm 不等。第二个数据集来自本地医院的 121 个 CT 扫描数据, 包括动脉 (晚) 期和门静脉 CT。图像的每个横断面切片的尺寸为 512×512, 切片数从 $79 \sim 304$ 不等, 像素间距从 $0.50 \sim 1.00$ mm 不等, 切片距离从 $1 \sim 2.5$ mm 不等。

在本节中, 从本地医院数据中随机选择 109 个增强 CT 用于训练卷积神经网络。这些数据的标准分割由技术人员用半自动肝脏分割工具标定获得。然后, 分割结果由经验丰富的医生复核并修改。测试数据包括来自本地医院剩余的 12 个数据和 SLIVER07 数据库中的 30 个数据。特别地, 在 12 个非公开测试数据中有 3 个动脉期和 9 个门静脉 CT, 其标准分割结果由医生以逐层勾画的方式获得。

分割结果　利用上述六种度量指标, 本节介绍的肝脏自动分割方法在 42 个公开增强 CT 扫描数据与本地医院数据上进行了验证。表 6.1 展示了在 MICCAI-SLIVER07 竞赛的测试集 (SLIVER07-II) 上的结果, 表 6.2 展示了在 MICCAI-SLIVER07 竞赛训练集 (SLIVER07-I, 实际中未被用于训练) 上的结果, 表 6.3 展示了在本地医院数据集上的结果。这些定量结果表明由本节方法得到的分割结果与手工分割结果相比, 具有较小的体积重叠误差和曲面误差。图 6.7 显示了在 SLIVER07-I 上的几个典型分割结果。算法分割与手工分割的视觉对比表明了我们的方法在 SLIVER07-I 上的有效性。

表 6.1 SLIVER07-II 数据集上的分割结果

度量	VOE	RVD	ASD	RMSD	MSD	DICE
单位	/%	/%	/mm	/mm	/mm	/%
均值	5.35	−0.17	0.84	1.78	19.58	97.25
标准差	1.23	1.34	0.25	0.56	3.07	0.65

表 6.2 SLIVER07-Ⅰ 数据集上的分割结果

度量 单位	VOE /%	RVD /%	ASD /mm	RMSD /mm	MSD /mm	DICE /%
均值	5.36	0.03	0.96	1.84	19.20	97.24
标准差	1.35	1.99	0.24	0.54	5.97	0.71

表 6.3 本地医院 12 个数据的分割结果

度量 单位	VOE /%	RVD /%	ASD /mm	RMSD /mm	MSD /mm	DICE /%
均值	5.29	−0.37	0.87	1.50	16.45	97.28
标准差	0.75	1.89	0.14	0.31	6.47	0.39

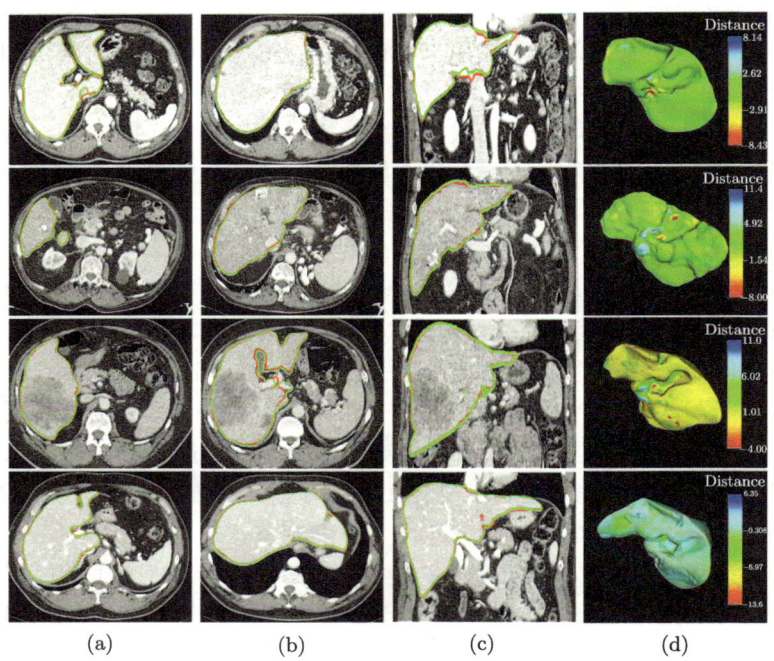

(a)　　　　　　　(b)　　　　　　　(c)　　　　　　　(d)

图 6.7 SLIVER07-Ⅰ 上的典型分割结果。从第一行至最后一行分别展示了第 4, 7, 16 和 19 例数据的结果。每一行从左至右分别显示了每例数据的 (a) 横断面二维图像 (b) 横断面二维图像 (c) 冠状面二维图像 (d) 三维上的分割结果。金标准分割用红色线描绘，算法分割用绿色线描绘。第四列 (d) 显示了算法分割到金标准分割的表面距离 (单位：mm)

方法比较　本节将所提出的方法与 MICCAI-SLIVER07 竞赛上的全自动方法进行了比较 (基于 SLIVER07-Ⅱ 数据集)。每个度量的结果表示为整个数据集的平均值。表 6.4 显示了本节方法与主流自动分割方法的定量比较结果，比较的方法包括 Al-Shaikhli [1], Lu [14], Kainmüller [8], Dong [3], Wimmer [25], Linguraru [12] 和

Gauriau [4]。从表 6.4 中可以看出，所提出方法在总分上优于其他方法。在 DSC 指标上，所提出方法达到了最佳值 97.25%。包括 Al-Shaikhli [1]、Kainmüller [8] 和 Wimmer [25] 在内的三种方法使用了 SSM 或其扩展版进行自动分割，这些方法需要复杂的形状位置初始化或肝脏检测。Dong [3] 的方法利用概率图谱作为先验信息，它同样也需要检测肝脏的边界框。相比之下，我们的方法利用 CNN 来学习特定数据的先验，且不需要初始化。表 6.4 最后一列展示了各个分割方法的运行时间。其中，本方法在每个增强 CT 体数据上的计算时间约为 135 s，计算时间较短，可以满足临床要求。

表 6.4 本方法与主流肝脏自动分割方法在 SLIVER07-II 数据上的比较结果

度量 方法	VOE /%	RVD /%	ASD /mm	RMSD /mm	MSD /mm	分数 —	DSC /%	时间 —
Al-Shaikhli [1]	6.44	1.53	0.95	1.58	15.92	79.6±3.1	96.67	—
Lu 等 [14]	5.90	2.70	0.91	1.88	18.94	77.8±6.1	96.96	[24184] s
Kainmüller [8]	6.09	−2.86	0.95	1.87	18.69	77.3±9.4	96.85	15 min
Dong 等 [3]	6.44	0.01	0.98	1.87	18.14	77.1±4.3	96.67	143 s
Wimmer 等 [25]	6.47	1.04	1.02	2.00	18.32	76.8±3.8	96.65	3 min
Linguraru 等 [12]	6.37	2.26	1.00	1.92	20.75	76.2±5.9	96.70	—
Gauriau 等 [4]	7.24	2.58	1.32	2.58	23.12	71.5±10.1	96.23	46 s
我们的方法	5.35	−0.17	0.84	1.78	19.58	80.3±4.5	97.25	135 s

6.3.5 应用实例

案例 6.1 患者，男性，51 岁，在浙江省肿瘤医院 (简称浙肿瘤) 复查 CT 时发现肝内低密度灶，考虑直肠癌肝转移，进一步入院治疗。原发灶位于直肠，瘤体 4 cm×4 cm×2.5 cm，已行手术切除，当时未发现区域淋巴结转移。本次检查发现穿刺提示肝内转移性腺癌，CT 图像 (图 6.8) 显示此人肝脏肿瘤过于巨大，进行手术切除的前提条件之一是必须保证术后剩余肝脏能够维持患者正常生活，即术后患者的残肝体积百分比必须达到一定的安全值。因此，在术前评估阶段，需要测量功能肝体积、残肝体积、肿瘤体积，并计算残肝体积百分比 (残肝体积百分比 = 残肝体积/功能肝体积 ×100%)，结合患者的一般情况、术前肝功能、生化指标、有无门脉高压等临床资料，评估手术方案的可行性及安全性。若残肝体积百分比能满足术后残肝代偿增生，避免发生肝功能不全、肝衰竭的要求，则认为此手术方案可行，反之则需重新拟定手术方案或改为介入等保守治疗。

精确的残肝体积百分比计算是本例肝脏肿瘤切除手术方案设计的关键步骤之一。为了定量估计手术后患者的残肝体积百分比，需要借助计算机辅助手术规划系统，进行术前仿真拟定切除范围，测量功能肝、残肝、肿瘤体积，计算残肝体积百分比，以评估手术风险，预见术后发生肝功能衰竭的可能性，为手术方案的制定提供参考。经过由浙江大学孔德兴教授团队开发的《数字化肝脏及手术导航系统》(简称数字肝系统)进行上述感兴趣区域的分割、计算,发现患者若直接进行肿瘤切除,则预留肝脏的残肝体积百分比没有达到安全边界值,不具备进一步手术指征。因此,浙江省肿瘤医院腹部外科王新保主任团队优化了手术方案,首先实施第一次手术(门静脉结扎和射频消融断肝),阻断病灶区域的血供,使得正常肝组织能够长大到满足巨大肿瘤切除的要求。在患者治疗期间,多次利用数字肝系统进行残肝体积百分比评估,终于找到最合适的时机实施肝肿瘤切除手术。结果,手术非常成功,该患者顺利康复出院。图 6.9 显示了治疗期间患者残肝体积百分比的变化情况。本案例表明肝

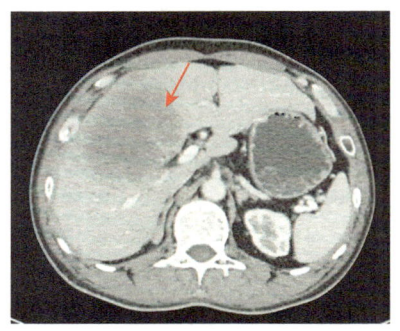

图 6.8　案例 6.1:直肠癌术后肝转移

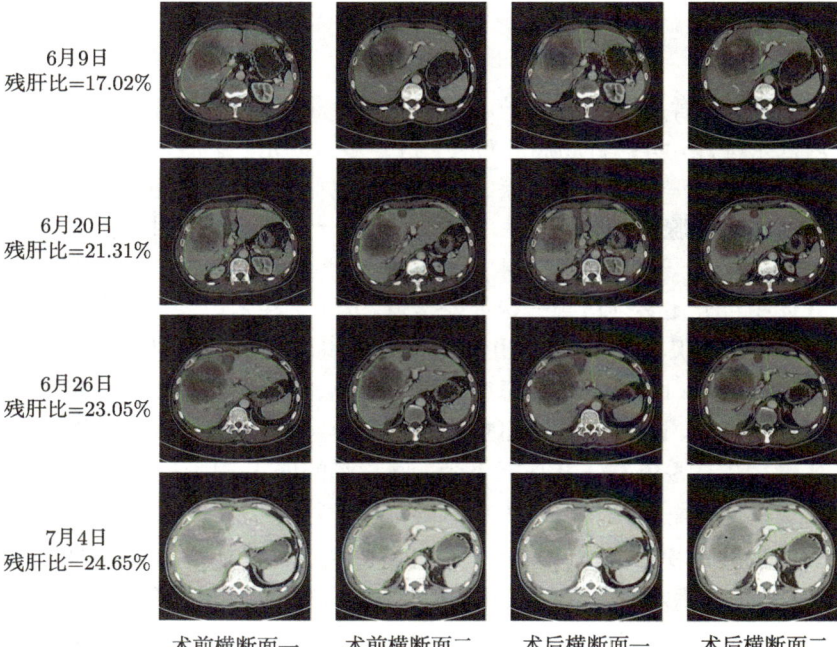

图 6.9　案例 6.1:残肝比变化情况

脏精准分割对制定缜密合适的个体化肝癌手术方案、提高手术成功率、降低手术风险、减少手术并发症等具有十分重要的意义。

6.4 腹部多器官分割

在肝脏智能辅助手术规划中，还需要考虑到肝脏与周围毗邻的重要器官的空间位置关系。因此，从腹部影像中分割出相关的器官，并进行三维重建显示是非常重要的一个步骤。相比于从 CT 图像中逐一地分割出各个感兴趣器官，进行多个器官的同时分割具有以下几方面的好处：① 多个器官的联合分割可以缩短计算时间，更具有效率。② 在多个器官的联合分割中可以引入区域竞争的思想，使得处于器官边界处的像素点可以被分配到唯一的一个区域中。相比于肝脏分割，多个器官分割需要从 CT 图像中同时定位到多个器官的位置，并且处理器官之间模糊边界的问题，并同时考虑模型的可计算性及计算效率。下面，将介绍一种基于深度卷积神经网络和 Potts 模型的多器官自动分割方法，该方法可以同时从 CT 图像中分割出肝脏、脾脏和两个肾脏，并且处理增强期和平扫期的数据，达到较高的准确率和计算效率。

在本节中，针对腹部多个器官的联合分割，我们提出了一个基于深度卷积神经网络和多区域分割模型 (Potts model) 的自动分割框架。首先，设计并训练一个三维卷积神经网络来直接定位各个目标器官，预测各个感兴趣区域的先验概率图。其次，将概率图作为先验知识和初始分割结果加入一个多区域分割模型中。该模型直接处理多标签问题，并且在模型中加入了区域互斥的等式约束，利用区域竞争思想，克服边界模糊、区域粘连所导致的难以确定边界点所属区域的问题。最后，利用时间隐式的多相水平集算法快速求解该模型。我们在 140 个数据的大样本数据集上对所提出的模型进行了验证，并和相关算法进行了比较。验证结果显示所提出方法在算法精度和计算时间方面具有优势。

如图 6.10 所示，所提出的分割框架由两个主要步骤组成：① 基于 3D CNN 的多器官定位及初始分割；② 器官精细化分割。首先，将 CT 数据输入到训练好的 3D CNN 中，获得所有体素的预测概率图，这些概率图可以定位器官并作为后续精细分割步骤的空间先验。利用简单的二值化方法可以产生感兴趣器官的初始分割。其次，利用初始分割结果自动估计灰度模型，即概率密度函数 (probability density function, PDF)。最后，利用基于时间隐式的多相水平集的分割模型来细化多器官的分割结果。

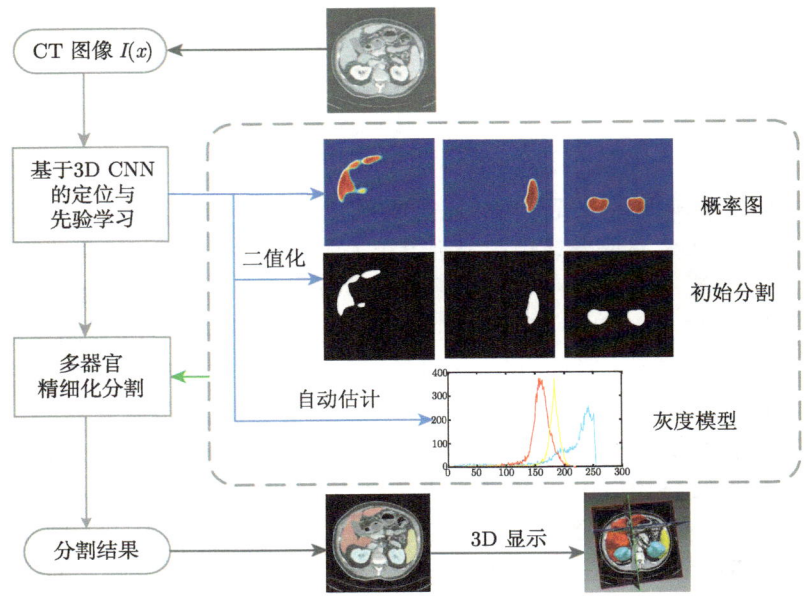

图 6.10　多器官分割框架

6.4.1　基于深度卷积神经网络的器官定位及先验学习

为了在三维 CT 数据中对器官进行自动化定位和描绘，我们设计了一个三维全卷积神经网络，它进行端到端的学习并提供体素到体素的预测。作为 CNN 的主要模块，卷积层和池化层被交替地作用在原始输入图像上。每层都将前一层的输出作为输入，从而构建一个越来越复杂的特征层次结构。与逐块学习的方式相反，通过上采样层，全卷积神经网络能够一次性预测整个体积的分割。这里采用的具体网络架构如图 6.11 所示。该网络将大小为 $496 \times 496 \times 279$ 的图像块作为输入，输出大小为 $248 \times 248 \times 256$ 的四通道概率图，每个通道对应一个感兴趣区域。通过上采样操作将这些概率图扩大到 $496 \times 496 \times 256$，并且原始图像中图像块外的值设置成 0。这样目标图像中的每个体素都被分配了属于 4 类组织 (背景、肝脏、脾脏和肾脏) 的概率值。为了减小内存要求和加快训练，网络的中间 5 层 (从 Conv3 到 Conv7) 在 4 块 GPU 上并行计算[9]。

网络结构　第 1 层卷积层将整个 CT 体数据作为输入。在后续的层中，输入的图像块包括前面一层输出的特征图。通过对输入图像作用一系列的卷积操作和非线性激活函数来提取图像特征。定义 x_r^{l-1} 为第 $l-1$ 层的第 r 个输出，则第 l 层的第 s 个输出特征图 (feature map) 可以通过以下方式计算

6.4 腹部多器官分割

$$x_s^l = \varphi\left(\sum_r x_r^{l-1} * \omega_{sr}^l + b_s^l\right) \tag{6.17}$$

其中 $*$ 是三维卷积操作符号，ω_{sr}^l 是第 l 层连接第 r 个输入和第 s 个输出的权重，b_s^l 是相应的偏置项。函数 φ 表示了逐元素操作的激活函数，它可以捕捉输入与输出之间的非线性变换。

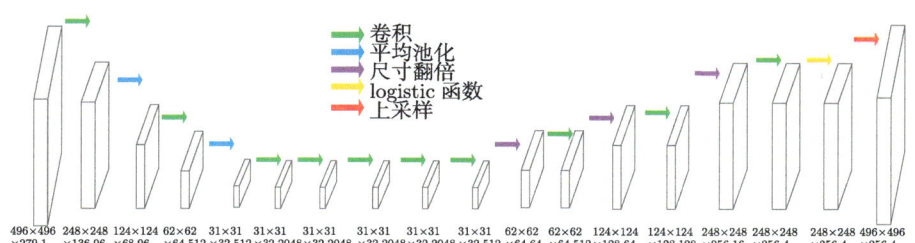

图 6.11 多器官分割网络结构

接下来，通过平均池化层对卷积特征映射进行下采样，该步骤可以将不变性(诸如平移)引入局部变形中，并降低计算成本。此操作计算每个特征图子窗口中的平均值。这里，我们使用不重叠的子窗口，大小设为 $2 \times 2 \times 2$。

另外，网络还用到了其他类型的层。特别地，局部响应归一化[9] 被作用于第一层卷积层后面，使得输出的特征图在同一位置的响应值可以相互匹配。在 Doublesize 层[14] 中，每 8 个特征图通道被重排成 $2 \times 2 \times 2$，即在每个维度上扩大两倍，通道数减小为原来的 $1/8$。

最后，在卷积结果上作用一个逐元素的 softmax 非线性函数，得到归一化的多项分布标签值。具体来说，令 b 代表特征图中长度为 n(分类标签数量) 的向量的值，计算 $\text{softmax}(b) = \exp(b)/Z$，其中 $Z = \sum_{i=1}^n \exp(b_i)$。输出值预测了每个体素属于各个区域的可能性，即获得了属于每个分类标签的概率图。此外，通过最大投票准则，即每个体素指定具有最大概率值的标签来进行多类别分类，获得的结果作为器官的初始分割。

卷积神经网络的训练　令 $\Theta = \{W, B, A\}$ 代表需要估计的参数，其中 W, B, A 分别对应卷积核、偏置项和 PReLU 参数。给定第 j 个训练图像 I^j 对于第 i 个标签的预测概率图 $L_i(I^j; \Theta)$ 和对应的真实标签 $Y_i^j, i = 1, \cdots, n, j = 1, \cdots, m$，其中 n 是分类标签的个数，m 是训练图像的个数，参数可以通过最小化以下代价函数来优化

$$\min_{\Theta} L(\Theta) = -\frac{1}{m}\sum_{j=1}^m \sum_{i=1}^n Y_i^j \log L_i(I^j; \Theta) + \frac{\mu}{2}\|W\|^2 \tag{6.18}$$

其中第一项计算了交叉熵损失，第二项为 $\mathcal{L}_2$ 正则项用于防止数据过拟合。代价函

数可以通过反向传播算法[9]来最小化。

6.4.2 基于 Potts 模型的多区域分割模型

上节内容利用三维全卷积网络预测了各个器官的概率似然图 $\{L_i, i = 1, \cdots, n\}$，且通过最大投票准则获得每个待分割区域的初始分割 $\{\mathcal{C}_i^0, i = 1, \cdots, n\}$。下面，我们提出了一个多区域分割模型来进一步细化分割曲面。根据贝叶斯推断下的能量建模方式，可以设置先验项为

$$p(\mathbb{P}(\Omega)) = \prod_{i=1}^{n} L_i \tag{6.19}$$

将模型中的先验约束项写为 $-\log p(\mathbb{P}(\Omega)) = \sum_{i=1}^{n} -\log L_i(\boldsymbol{x})$。定义输入的三维 CT 图像为 $I(\boldsymbol{x}) : \Omega \to \mathbb{R}$, $\Omega \subseteq \mathbb{R}^3$，且有 n 个互不相交的区域 $\{\mathcal{C}_i\}_{i=1,\cdots,n}$ 满足 $\Omega = \bigcup_{i=1}^{n} \mathcal{C}_i$，多区域分割模型可以定义为

$$\min_{\mathcal{C}} \left\{ E(\mathcal{C}) = \lambda_1 E_{\text{data}}(\mathcal{C}) + \lambda_2 E_{\text{prior}}(\mathcal{C}) + E_{\text{reg}}(\mathcal{C}) \right\} \tag{6.20}$$

该模型是一个混合模型，包括基于区域的数据项：

$$\lambda_1 E_{\text{data}} = \sum_{i=1}^{n} \int_{\mathcal{C}_i} \lambda_1(\boldsymbol{x})[-\log F_i(I(\boldsymbol{x}))] d\boldsymbol{x} \tag{6.21}$$

先验项：

$$\lambda_2 E_{\text{prior}} = \sum_{i=1}^{n} \int_{\mathcal{C}_i} \lambda_2(\boldsymbol{x})[-\log L_i(\boldsymbol{x})] d\boldsymbol{x} \tag{6.22}$$

和基于边界的正则项：

$$E_{\text{reg}} = \sum_{i=1}^{n} \oint_{\partial \mathcal{C}_i} g(|\nabla I(\mathcal{C}_i(s))|) ds \tag{6.23}$$

在数据项中，$F_i(I(\boldsymbol{x})) := p(I(\boldsymbol{x})|\mathcal{C}_i)$ 是从区域 $\mathcal{C}_i$ ($i = 1, \cdots, n$) 中估计到的概率密度函数。在先验项中，先验概率图以负对数函数表示，用于约束分割。负对数函数描述了某个体素属于特定区域的可能性。$-\log L_i(\boldsymbol{x})$ 的值越小，x 越有可能属于区域 $\mathcal{C}_i$，反之亦然。最后的正则项作为光滑项，权重函数为 $g(|\nabla I|) = 1/(1 + \beta |\nabla I|^2)$，其中 β 是正的常数，在实验中固定为 0.2。注意函数 g 的值在 [0, 1] 内，且 g 是一个边界探测函数，在目标的强边界处消失。空间变化的权重 $\lambda_{1,2}(\boldsymbol{x})$ 用于自适应地调整三项的比例。特别地，我们设置 $\lambda_{1,2}(\boldsymbol{x}) = \alpha_{1,2}/(1 + \beta |\nabla I|^2)$，其中 $\alpha_{1,2} > 0$ 是正常数。这个模型可以在不同的区域内选择性地变为基于边界或基于区域的模型。

6.4.3 模型求解

多区域分割问题 (6.20) 可看作带区域不相交约束的多个曲面的演化。文献 [20] 提出了一种基于凸优化的时间隐式的多相水平集方法，它具有较高的计算效率，且容易在 GPU 上实现，这与经典的水平集方法 [23] 有很大区别。与传统的多相分割方法不同，它不是逐相地演化，而是通过最小化区域变化代价来同时演化所有相。更重要的是，它可以采用大步长来传播曲面以提高效率。每一步演化可以重新表达为一个连续空间的 Potts 问题，即连续空间的多区域最小分割问题，并利用连续最大流算法快速求解 [27]。具体算法如下：

对 n 个不相交的区域 $\mathcal{C}_i, i=1,\cdots,n$，从时间 t 到 $t+1$ 每个区域的演化可以通过最小化区域变化代价总和来求得。换言之，给定当前区域 $\mathcal{C}_i^t, i=1,\cdots,n$，新的最优曲面的位置 $\mathcal{C}_i^{t+1}(i=1,\cdots,n)$ 最小化了以下能量

$$\min_{\mathcal{C}_i} \left\{ \sum_{i=1}^n \left\{ \int_{\mathcal{C}_i^-} c_i^-(\boldsymbol{x})d\boldsymbol{x} + \int_{\mathcal{C}_i^+} c_i^+(\boldsymbol{x})d\boldsymbol{x} \right\} + \sum_{i=1}^n \int_{\partial \mathcal{C}_i} g(s)ds \right\} \quad (6.24)$$

且满足 $\Omega = \bigcup_{i=1}^n \mathcal{C}_i, \mathcal{C}_k \bigcap \mathcal{C}_l = \varnothing, \forall k \neq l$。在该式中，关于 $\mathcal{C}_i^{t+1}$ 定义了两种不同的区域：

1) $\mathcal{C}_i^+$ 表示 $\mathcal{C}_i^{t+1}$ 相对于 $\mathcal{C}_i^t$ 的扩张区域：$\boldsymbol{x} \in \mathcal{C}_i^+$，在时刻 t 它在区域 $\mathcal{C}_i^t$ 外，但在时刻 $t+1$ 它在区域 $\mathcal{C}_i^{t+1}$ 内；对于这样的扩张点 $\boldsymbol{x}$，相应的代价为 $c_i^+(\boldsymbol{x})$。

2) $\mathcal{C}_i^-$ 表示 $\mathcal{C}_i^{t+1}$ 相对于 $\mathcal{C}_i^t$ 的收缩区域：$\boldsymbol{x} \in \mathcal{C}_i^-$，在时刻 t 它在区域 $\mathcal{C}_i^t$ 内，但在时刻 $t+1$，它在区域 $\mathcal{C}_i^{t+1}$ 外；对于这样的收缩点 $\boldsymbol{x}$，相应的代价为 $c_i^-(\boldsymbol{x})$。

对扩张和收缩代价引入距离函数 $\text{dist}(\boldsymbol{x}, \partial \mathcal{C}_i^t)$，曲面可以被曲率和区域信息结合的合力驱动演化 [28]，这个区域力与模型 (6.20) 的前两项有关，即 $\lambda_1 E_{\text{data}}(\mathcal{C}) + \lambda_2 E_{\text{prior}}(\mathcal{C})$。因此，扩张和收缩的代价函数可以被定义为

$$c_i^-(\boldsymbol{x}) = \lambda_1(\boldsymbol{x}) \log F_i(I(\boldsymbol{x})) + \lambda_2(\boldsymbol{x}) \log(L_i(\boldsymbol{x}))$$
$$+ \frac{1}{h} \text{dist}(\boldsymbol{x}, \partial \mathcal{C}_i^t), \quad \forall \boldsymbol{x} \in \mathcal{C}_i^t \quad (6.25)$$

$$c_i^+(\boldsymbol{x}) = -\lambda_1(\boldsymbol{x}) \log F_i(I(\boldsymbol{x})) - \lambda_2(\boldsymbol{x}) \log(L_i(\boldsymbol{x}))$$
$$+ \frac{1}{h} \text{dist}(\boldsymbol{x}, \partial \mathcal{C}_i^t), \quad \forall \boldsymbol{x} \notin \mathcal{C}_i^t \quad (6.26)$$

其中 $\text{dist}(\boldsymbol{x}, \partial \mathcal{C}_i^t)$ 定义了 $\boldsymbol{x}$ 到 $\partial \mathcal{C}_i$ 的欧氏距离，h 是曲面演化的时间步长。

令 $u_i(\boldsymbol{x}) \in \{0, 1\}(i=1,\cdots,n)$ 表示区域 $\mathcal{C}_i$ 的示性函数，$D_i^s(\boldsymbol{x})$ 和 $D_i^t(\boldsymbol{x})$ 表示关于当前曲面 $\mathcal{C}_i^t(i=1,\cdots,n)$ 的两个代价函数，分别定义为

$$D_i^s(\boldsymbol{x}) := \begin{cases} c_i^-(\boldsymbol{x}), & \boldsymbol{x} \in \mathcal{C}_i^t \\ 0, & \text{其他} \end{cases} \tag{6.27}$$

$$D_i^t(\boldsymbol{x}) := \begin{cases} c_i^+(\boldsymbol{x}), & \boldsymbol{x} \notin \mathcal{C}_i^t \\ 0, & \text{其他} \end{cases} \tag{6.28}$$

变分问题 (6.24) 可以表达为如下的 Potts 问题

$$\min_{u_i(\boldsymbol{x}) \in \{0,1\}} \sum_{i=1}^n \langle u_i, D_i^t - D_i^s \rangle + \sum_{i=1}^n \int_\Omega g(\boldsymbol{x}) |\nabla u_i| d\boldsymbol{x} \tag{6.29}$$

$$\text{s.t.} \quad \sum_{i=1}^n u_i(\boldsymbol{x}) = 1, \quad \forall \boldsymbol{x} \in \Omega \tag{6.30}$$

(6.24) 和 (6.29) 等价性的详细证明可见文献 [20]。问题 (6.29) 的全局最优可以通过凸松弛后的问题来近似，且以最大流的形式[27]用增广拉格朗日算法来求解。这样，当前的曲面可以逐步地演化到下一位置，最终得到模型 (6.20) 的最优位置 $\mathcal{C}_i^*, i = 1, \cdots, n$。

6.4.4 模型分析与验证

度量指标 为了定量评估所提出方法的性能，我们将分割结果与手工分割进行了比较，并计算了基于体积和表面距离的度量，即 Dice 相似系数 (DICE)、Jaccard 指数和平均对称表面距离 (ASD)。Jaccard 指数定义为 Jaccard $= |A \bigcap B| \setminus |A \bigcup B|$，其余指标定义见 6.3.4 节。DSC $= 100\%$ 和 JI $= 100\%$ 表示没有欠分割和过分割，ASD $= 0$ mm 表示自动分割和手工分割的表面完全匹配。

实验数据 本方法使用了 140 个来自临床的腹部 CT 扫描数据，包含门静脉期、动脉期和非增强期三部分数据，对所提出的方法进行了五交叉验证。在每次交叉检验中，112 个 CT 数据用于训练 CNN，剩余 28 个 CT 数据用于测试。最后的误差计算由这五次验证的平均值得到。

分割结果 表 6.5 总结了利用本节所提出方法从不同造影增强状态的 CT 图像中分割出肝脏、脾脏和肾脏的定量结果。测试数据由三部分组成，包括门静脉期、动脉期和非增强期三部分数据，对每部分的数据列出了对应初始分割 (I) 和最终分割 (F) 的两种结果。表 6.5 中的计算指标表明，CNN 可以较好地预测初始分割，四个器官的准确度均超过 DSC 89%。此外，CNN 和时间隐式水平集方法结合实现的分割结果与手工分割比较一致。精细化分割步骤显著 ($p < 0.001$) 提高了所有器官初始分割的结果。

6.4 腹部多器官分割

表 6.5 不同增强期 CT 数据的肝脏、脾脏和两个肾脏的初始和最终分割结果。数据格式：均值 (标准差)。I：初始分割，F：最终分割

数据	病例个数	器官	DICE/%		Jaccard /%		ASD/mm	
			I	F	I	F	I	F
所有数据	140	肝脏	94.6(1.9)	96.0(1.5)	89.8(3.2)	92.4(2.8)	2.1(1.3)	1.3(0.5)
		脾脏	89.7(5.0)	94.2(5.4)	81.6(7.6)	89.5(6.9)	2.6(3.4)	1.2(1.8)
		两肾	90.1(5.9)	95.4(3.2)	82.4(8.8)	91.3(5.3)	2.4(3.4)	1.0(0.9)
门静脉期	67	肝脏	94.7(1.6)	96.1(1.8)	90.0(2.8)	92.6(3.1)	2.0(0.8)	1.3(0.5)
		脾脏	90.5(3.8)	94.4(7.5)	82.9(7.2)	90.0(9.0)	2.1(1.8)	1.2(2.6)
		两肾	91.1(5.4)	95.2(3.2)	82.5(8.4)	91.0(5.4)	2.3(1.8)	1.1(1.0)
动脉期	60	肝脏	94.6(2.0)	95.8(1.4)	89.9(3.4)	92.0(2.5)	2.0(1.4)	1.3(0.4)
		脾脏	90.0(4.5)	94.6(1.3)	82.1(6.2)	89.7(2.5)	2.4(3.2)	1.0(0.2)
		两肾	91.7(3.7)	96.0(2.3)	84.8(5.8)	92.4(3.8)	2.3(4.5)	0.8(0.7)
非增强期	13	肝脏	93.8(2.3)	96.1(1.2)	88.4(4.0)	92.6(2.1)	3.0(2.6)	1.2(0.5)
		脾脏	84.2(5.4)	91.6(4.3)	73.1(8.0)	84.8(6.7)	6.3(6.6)	1.5(1.3)
		两肾	81.9(8.8)	93.4(5.3)	70.2(11.8)	88.1(8.3)	3.5(2.0)	1.4(1.1)

图 6.12 给出了三个来自不同增强状态 CT 数据中肝脏、脾脏和肾脏的分割结果。图中前三列给出了 CT 数据的横断位图像，第四列显示了自动分割的三维重建结果。从中可看到算法分割结果与手工分割可以比较好地吻合。

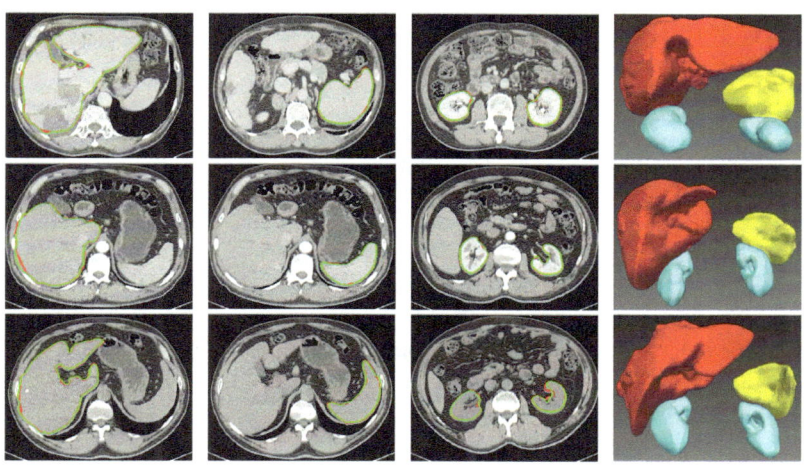

图 6.12 几个典型例子的分割结果。从上至下，分别为门静脉期、动脉期和非增强期 CT。从第 1 列至第 3 列分别是肝脏、脾脏和肾脏在二维横断面的结果。算法分割结果和手工分割结果分别用绿色和红色表示。第 4 列是分割结果的三维重建显示，肝脏 (红色)、脾脏 (黄色) 和肾脏 (蓝色)

6.4.5 应用实例

案例 6.2 患者，男性，67 岁，发现右肾占位 3 月余，MR 图像示右肾上极背侧占位 (图 6.13)，约 6.9 cm×3.8 cm×7.0 cm。基础疾病较多、较重 (3 个月前进行了冠心病支架置入术，且伴有高血压、糖尿病等全身多脏器疾病)，无法接受手术治疗，选择消融手术进行治疗。由于病灶与肝脏位置距离太近，直接进行消融手术难度大。进行规划后，能极大降低医生手术难度。

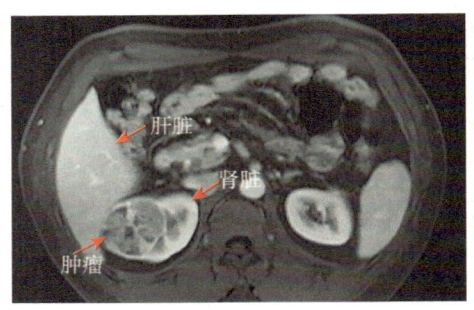

图 6.13 案例 6.2：肾癌消融

利用多器官分割技术，进行术前三维重建肿瘤与周围组织，清晰显示肿瘤与周围组织的空间相对位置关系 (图 6.14)。通过肿瘤消融术前三维空间规划布针动态演示，可以避开周围组织，全方位显示消融针、模拟热场与肿瘤及周边血管的立体关系。

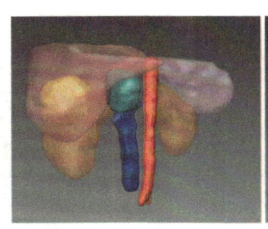 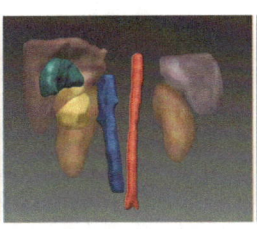 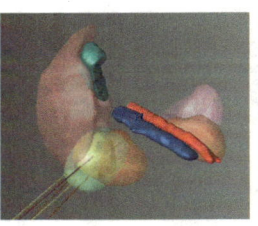

图 6.14 案例 6.2：三维重建与三维进针显示。图中各个颜色区域分别为胆囊 (墨绿色)、病灶 (黄色)、脾脏 (紫色)、肾 (米黄色)、肝脏 (棕色)、腹主动脉 (红色)、下腔静脉 (蓝色)

案例 6.3 患者，女性，73 岁，直肠高分化腺癌手术后肝转移，4 次肝动脉化疗栓塞治疗后 3 月余；如图 6.15 所示，CT 检查显示肝内多发转移瘤，较前明显进展，肿瘤较大者内径约 5.4 cm × 4.5 cm。患者高龄，一般情况差，肿瘤体积大，位置靠近膈肌与门静脉，手术风险大，拒绝外科手术及经肝动脉化疗栓塞术 (transarterial chemoembolization，TACE) 治疗，选择射频消融手术进行治疗。

6.4 腹部多器官分割

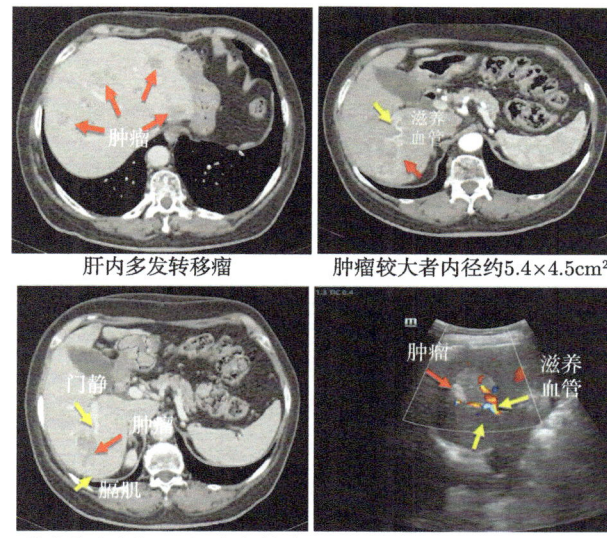

图 6.15 案例 6.3：患者影像学检查结果

利用分割技术进行术前三维重建肿瘤与周围组织，清晰显示肿瘤与滋养动脉及肝静脉、门静脉的空间相对位置关系。如图 6.16 所示，在肿瘤消融术前三维空间进行规划布针动态演示，可全方位显示消融针、模拟热场与肿瘤及周边血管的立体关系。

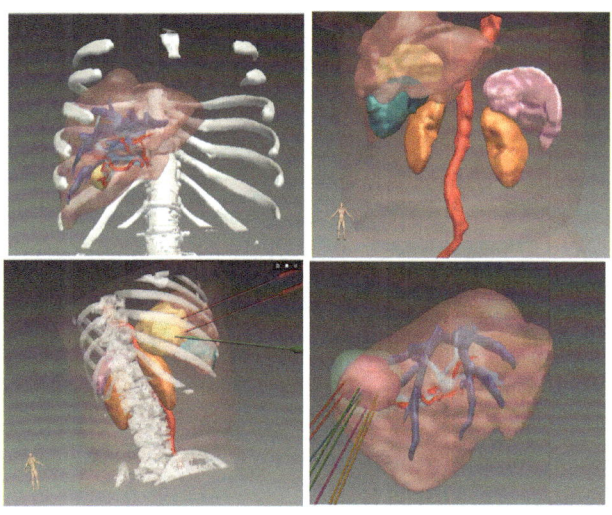

图 6.16 案例 6.3：三维重建及三维手术规划。图中各个颜色区域分别是肝脏 (棕色)、腹主动脉 (红色)、肿瘤 (黄色)、胆囊 (绿色)、肾脏 (米黄色)、骨骼和脊柱 (白色)

如图 6.17 所示，在术后评估阶段，术后 CT 显示消融区覆盖肿瘤，周围血管完好。

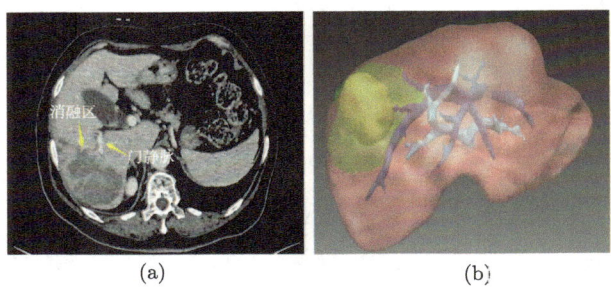

图 6.17　案例 6.3：术后评估。图 (a) 显示了 CT 图中待消融区域和门静脉血管的位置关系；图 (b) 显示了术前肿瘤区域 (黄色) 与术后消融区域 (绿色)

6.5　总结与展望

在精准肝外科计算机辅助手术规划系统中，基于深度学习的自动分割技术能够从 CT、MRI 等三维影像中自动定位感兴趣的器官、病灶、血管等，并勾画出这些区域的边界轮廓，提供快速、准确、定量化的体积、距离等指标测算。利用三维可视化技术，基于以上的分割结果，可以半透明、交互式地显示真实的肝内立体解剖关系，准确计算肝内管道的直径、行走角度，两点间的垂直距离等传统二维影像无法获取的信息，有助于实施个性化手术，提高手术的确定性、预见性和可控性。通过虚拟切割功能辅助外科医生对手术方案进行筛选和优化，系统评估手术风险和制定对策，提高了手术的根治性、安全性和病变的可切除性，更加符合精准肝脏外科的术前规划要求。系统对于肿瘤的定量计算和三维结构显示，有助于制定标准化手术，提高手术的微创性和规范性。

虽然以卷积神经网络为代表的深度学习在器官自动分割中取得了不错的效果，但目前在医学图像分割方面仍然存在许多需要改进或者进一步研究的地方：

第一，本章介绍的肝脏属于人体腹部中体积较大的器官，而其他形态较小、位置不稳定的器官分割面临着更多的挑战。例如，对于胰腺分割，胰腺的结构较为复杂，其主要位于后腹膜，形态、位置变异较大，且周围有大量邻近组织，如胃、十二指肠、脾脏及大血管，这些组织在 CT 图像上与胰腺紧密相连且密度相似，再加上 CT 图像本身的噪声、局部体效应和组织运动的影响等因素，使得胰腺自动分割问题难度很大，并且由于 CT 图像的数据量巨大，更加重了医生的负担。因此如何快速、准确、有效地分割胰腺是目前医学上急需解决的问题。

第二，基于深度学习的器官自动分割依赖大量有标定的医学数据，然而获取有标准标定的医学图像是一件非常困难的事情。因此，研究迁移学习在医学图像分割上的应用，提高深度学习模型泛化能力是一个值得研究的方向。另一方面，研究新型网络结构使用小样本数据集来训练也是一个非常有意义的方向。

参 考 文 献

[1] Al-Shaikhli S D S, Yang M Y, Rosenhahn B. Automatic 3D liver segmentation using sparse representation of global and local image information via level set formulation. https://arXiv:1508.01521, 2015.

[2] Brox T, Cremers D. On local region models and a statistical interpretation of the piecewise smooth Mumford-shah functional. International Journal of Computer Vision, 2009, 84(2): 184-193.

[3] Dong C H, Chen Y W, Foruzan A H, et al. Segmentation of liver and spleen based on computational anatomy models. Computers in Biology and Medicine, 2015, 67(C): 146-160.

[4] Gauriau R, Cuingnet R, Prevost R, et al. A generic, robust and fully-automatic workflow for 3D CT liver segmentation. In International MICCAI Workshop on Computational and Clinical Challenges in Abdominal Imaging. Berlin: Springer, 2013: 241-250.

[5] Heimann T, van Ginneken B V, Styner M, et al. Comparison and evaluation of methods for liver segmentation from CT datasets. IEEE Transactions on Medical Imaging, 2009, 28(8): 1251-1265.

[6] Hu P J, Wu F, Peng J L, et al. Automatic 3D liver segmentation based on deep learning and globally optimized surface evolution. Physics in Medicine & Biology, 2016, 61(24): 8676.

[7] Iglesias J E, Sabuncu M R. Multi-atlas segmentation of biomedical images: A survey. Medical Image Analysis, 2015, 24(1): 205-219.

[8] Kainmüller D, Lange T, Lamecker H. Shape constrained automatic segmentation of the liver based on a heuristic intensity model. Proceedings MICCAI Workshop 3D Segmentation in the Clinic: A Grand Challenge, 2007: 109-116.

[9] Krizhevsky A, Sutskever I, Hinton G E. Imagenet classification with deep convolutional neural networks. Advances in Neural Information Processing Systems, 2012: 1097-1105.

[10] Li D W, Liu L, Kapp D S, et al. Automatic liver contouring for radiotherapy treatment planning. Physics in Medicine & Biology, 2015, 60(19): 7461.

[11] Li D, Chen X J, Shi F, et al. Automatic liver segmentation based on shape constraints and deformable graph cut in CT images. IEEE Transactions on Image Processing, 2015, 24(12): 5315-5329.

[12] Linguraru M G, Richbourg W J, Watt J M, et al. Liver and tumor segmentation and analysis from CT of diseased patients via a generic affine invariant shape parameteriza-

tion and graph cuts. International MICCAI Workshop on Computational and Clinical Challenges in Abdominal Imaging. Berlin: Springer, 2011: 198-206.

[13] Shelhamer E, Long J, Darrell T. Fully convolutional networks for semantic segmentation. IEEE Transactions on Pattern Analysis & Machine Intelligence, 2014, 39(4): 640-651.

[14] Lu F, Wu F, Hu P J, et al. Automatic 3D liver location and segmentation via convolutional neural network and graph cut. International Journal of Computer Assisted Radiology and Surgery, 2017, 12(2): 171-182.

[15] Lu X S, Xie Q L, Zha Y F, et al. Fully automatic liver segmentation combining multidimensional graph cut with shape information in 3D CT images. Scientific Reports, 2018, 8(1): 10700.

[16] Parzen E. On estimation of a probability density function and mode. The Annals of Mathematical Statistics, 1962, 33(3): 1065-1076.

[17] Peng J L, Dong F F, Chen Y M, et al. A region-appearance-based adaptive variational model for 3D liver segmentation. Medical Physics, 2014, 41(4): 043502.

[18] Peng J L, Hu P J, Lu F, et al. 3D liver segmentation using multiple region appearances and graph cuts. Medical Physics, 2015, 42(12): 6840-6852.

[19] Platero C, Tobar M C. A multiatlas segmentation using graph cuts with applications to liver segmentation in CT scans. Computational and Mathematical Methods in Medicine, 2014, 2014: 182909.

[20] Rajchl M, Baxter J S H, Bae E, et al. Variational time-implicit multiphase level-sets. Energy Minimization Methods in Computer Vision and Pattern Recognition. Berlin: Springer, 2015: 278-291.

[21] Saito A, Nakayama K, Porras A R, et al. Construction of a spatiotemporal statistical shape model of pediatric liver from cross-sectional data. International Conference on Medical Image Computing and Computer-Assisted Intervention. Berlin: Springer, 2018: 676-683.

[22] Seo K S, Kim H B, Park T, et al. Automatic liver segmentation of contrast enhanced CT images based on histogram processing. Advances in Natural Computation, Berlin: Springer, 2005: 1027-1030.

[23] Vese L A, Chan T F. A multiphase level set framework for image segmentation using the mumford and shah model. International Journal of Computer Vision, 2002, 50(3): 271-293.

[24] Wang J K, Guo H R, Tamura S. Liver segmentation based on hybrid-distance regularized level set evolution combining region growing in abdominal computed tomography. Journal of Medical Imaging and Health Informatics, 2018, 8(7): 1436-1441.

[25] Wimmer A, Soza G, Hornegger J. A generic probabilistic active shape model for organ segmentation. Medical Image Computing and Computer-Assisted Intervention-

MICCAI 2009. Berlin: Springer, 2009: 26-33.

[26] Yuan J, Bae E, Tai X C. A study on continuous max-flow and min-cut approaches. In 2010 IEEE Conference on Computer Vision and Pattern Recognition (CVPR). Berlin: Springer, 2010: 2217-2224.

[27] Yuan J, Bae E, Tai X C, et al. A continuous max-flow approach to potts model. In 2010 IEEE Conference on Computer Vision and Pattern Recognition (CVPR), Berlin: Springer, 2010: 379-392.

[28] Yuan J, Ukwatta E, Tai X C, et al. A fast global optimization-based approach to evolving contours with generic shape prior. UCLA CAM Report, 2012: 12, 38.

[29] Zhang X, Tian J, Deng K X, et al. Automatic liver segmentation using a statistical shape model with optimal surface detection. IEEE Transactions on Biomedical Engineering, 2010, 57(10): 2622-2626.

[30] Zheng Z, Zhang X C, Zheng S M, et al. Liver segmentation in CT images based on region-growing and unified level set method. Journal of Zhejiang University (Engineering Science), 2018, 52(12): 2382-2396.

第 7 章　肝脏血管的分割与拆分

> **本章主要内容**
> 1. 医学背景与研究意义
> 2. 血管分析的数学基础
> 3. 血管增强与分割算法
> 4. 血管拆分算法
> 5. 实验结果
> 6. 总结与展望

7.1　医学背景与研究意义

7.1.1　肝脏血管系统介绍

　　肝脏存在复杂的动静脉血管和丰富的血流供应，肝脏是双重血液供应的脏器，包括肝动脉和门静脉；出肝血管是肝静脉系。全面了解肝脏的血管解剖及个体变异在肝脏疾病诊断、介入治疗、肝移植中有积极的临床意义。肝静脉及门静脉均呈现树状结构，相关概念的直观描述请参考示意图 7.1 (图片来源于网络)。根

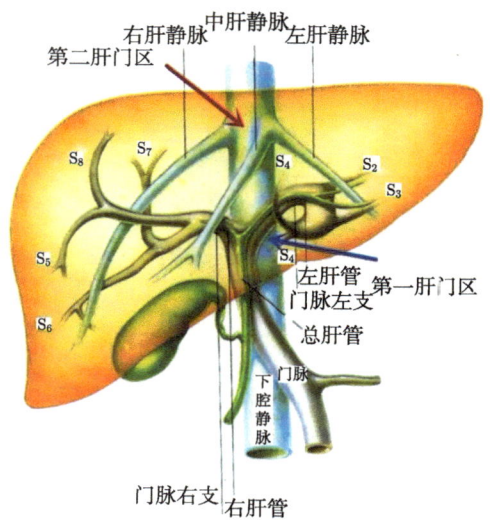

图 7.1　肝脏静脉的构成

据我国的资料,肝左、中、右静脉分别开口进入下腔静脉者占 56.3%,肝中静脉与肝左静脉形成共干后进入下腔静脉者占 40.6%,而同时有 4 个开口于下腔静脉者占 3.15%,其中另一开口为左后上缘静脉,这三种结构虽然不同,但均属于正常。从解剖学上来说,静脉血液从门静脉流入肝脏实质内,进入各肝小叶,然后这些静脉血回流入肝静脉,并且从肝静脉汇聚到下腔静脉,完成血液在肝脏内部的流动过程。肝静脉系统包括肝左静脉、肝中静脉、肝右静脉和它们的属支,此外还有一些肝短动脉。门静脉系统是肝的机能血管集合的统称,是由肠系膜上静脉和脾静脉汇合而成的,收集了消化道、脾、胰、胆囊的血液,携带丰富的营养物质输送入肝脏,除作为肝本身的代谢能源外,还合成新的物质,供给全身组织的需要。

7.1.2 肝静脉和门静脉血管的分割与拆分及意义

近些年,CT 血管造影 (CTA) 技术被广泛地用于血管的观测和定量分析中。增强 CT 肝脏图像中,肝血管的分割是指给定相应扫描期图像,分别从动脉期图像,门静脉期图像和肝静脉期图像,提取肝动脉、门静脉和肝静脉血管,但实际扫描过程中,由于扫描时间点控制以及造影剂强化曲面波动等原因,所获取的扫描图像中往往同时含有两种血管,并在图像中显出一定的粘连。导致常用分割算法无法区分不同血管,肝脏血管拆分就是从已有的血管分割结果中,自动地提取不同的血管。本节主要研究肝静脉和门静脉的分割与拆分。

不管是在亚洲[10]还是在世界范围内[1],肝细胞癌 (hepatocellular carcinoma, HCC) 均是致死率最高的癌症之一。典型的 HCC 临床治疗方案包含经导管动脉化学栓塞 (TACE)、肝脏部分切除、肝移植及微波、射频消融等肿瘤消融方法。在临床治疗的过程中,掌握肝脏轮廓及其内部的两套静脉血管的精确信息,对医生进行精确术前规划及术中导航都有重要的帮助。在肿瘤切除及肝移植手术中,医生需要同时确保残肝体积百分比足够大,以及残留的肝脏具有充足的血供,从而降低患者及供体的死亡率[7]。这就需要精确的肝静脉与门静脉的分割结果供医生计算和模拟残肝体积百分比及术后血供。而在肿瘤消融,如微波消融中,除了肿瘤的位置信息以外,医生必须要知道肿瘤附近的血管的位置,尤其是静脉血管的位置,用以确保消融的时候不会触碰到血管,以免造成大出血,危及生命[9]。

在典型的 CTA 腹腔扫描中,肝脏静脉血管通常比较密集,包含很多的分支。与此同时,CTA 图像包含有很大的噪声并且存在半容积效应 (partial volume effect)。这些不利因素都会对肝脏血管的分割和拆分造成干扰。再者,肝静脉和门静脉在 CTA 图像上往往没有密度的差别,两者相较于肝实质都表现为亮度较高。因此人工同时分割肝脏肝静脉和门静脉两支血管在临床上并不是一个很实际的做法。同时,人工分割也面临耗时长、不可重复等缺点。因此,自动的分割及拆分肝静脉和门静脉具有非常大的医学及临床价值和意义, 也是非常有挑战的问题。

7.2 血管分析的数学基础

7.2.1 血管骨架与血管枝图

在进行肝脏静脉拆分之前,通常要通过骨架化算法将血管分割结果 f 转化成它的骨架。具体来说,通过例如中线点探测或三维消瘦 (3D thinning) 等算法将分割结果转化为一个三维点集 $P = \{p_i\}_{i=1}^{N}, p_i \in \mathbb{R}^3$。集合 P 中的元素被称为"骨架点",这些骨架点是离散的。定义任意两个骨架点之间的一种关系 $N(p,q): P \times P \to \{0,1\}$,用以表示任意两个骨架点是否为相邻的骨架点,其满足 $N(p,p) = 0(\forall p \in P)$ 以及交换律,即 $N(p,q) = N(q,p), \forall p,q \in P$。在实际操作中可以根据两个骨架点 p,q 是否满足 26-连通来定义是否相邻,也可以根据 p,q 间的距离定义是否相邻,比如

$$N(p,q) = \begin{cases} 1, & d(p,q) < \delta \text{ 且 } p \neq q \\ 0, & \text{其他} \end{cases} \tag{7.1}$$

其中 d 为 L^2 度量。随后根据 $\{P,N\}$ 生成一个图 $VS(P, E_P)$。该图的边集合 E_P 满足 $E_P = \{(p,q)|N(p,q) = 1\}$。同时,定义度为 $\deg(p) = |N_p|, N_p = \{q \in P|(p,q) \in E_P\}, \forall p \in P$。在本章中,上述图 VS 称为血管骨架。

但是这个血管骨架图并不能反映血管的最本质元素 —— 血管枝。因此需要在图 VS 的基础上生成血管枝图,记为 $G(B, N_B)$。其中 $B = \{b_i\}(1 \leqslant i \leqslant K)$ 是当前血管枝的集合,K 是血管枝的总数。其中第 i 个血管枝 $b_i = \{p_{i,j} \in \mathbb{R}^3 | 1 \leqslant j \leqslant k_i\}$ 由 k_i 个连续的骨架点构成,并且满足 $\deg(p_{i,1}) \neq 2, \deg(p_{i,k_i}) \neq 2, \deg(p_{i,j}) = 2, 2 \leqslant j \leqslant k_i - 1$。$N_B$ 被称为 "血管边结构" (vessel edge structure) [5],$N_B = \{e_{ij}|b_i \cap b_j \neq \varnothing, 1 \leqslant i,j \leqslant K\}$。对于 $\forall e_{ij} \in N_B$, $e_{ij} = \{e_{ij}^i, e_{ij}^j\}, e_{ij}^i \subset b_i, e_{ij}^j \subset b_j, b_i \cap b_j \neq \varnothing$, 满足如下条件

$$e_{ij}^i = \{p_{i,1}, p_{i,2}, \cdots, p_{i,m}\}, \quad e_{ij}^j = \{p_{j,1}, p_{j,2}, \cdots, p_{j,m}\}, \quad p_{i,1} = p_{j,1}, \tag{7.2}$$

其中 $p_{i,k} \in b_i, p_{j,k} \in b_j (1 \leqslant k \leqslant m)$ 是血管枝 b_i 及 b_j 上的骨架点。$m = \min(M_0, |b_i|, |b_j|)$,其中 M_0 是一个正的控制参数。相关概念的直观描述请参考图 7.2。

事实上,虽然血管枝图相较于血管骨架,其描述更加不直观,但是它却对血管拆分具有重大意义。如果不特别指明,在本章中后续出现的所有与血管图有关的字样,指的均是这种血管枝图。

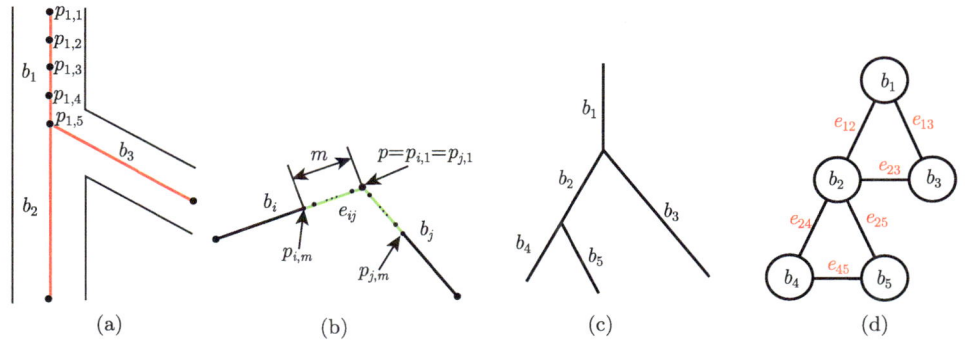

图 7.2 血管骨架及血管枝图。(a) 血管枝及血管骨架点。b_1 到 b_3 为血管枝,而 $p_{1,1}$ 到 $p_{1,5}$ 为骨架点。(b) 血管边结构,其中黑色小圈代表骨架点。(c) 一个示例的血管骨架。(d) 为图 (c) 中对应的血管枝图

7.2.2 随机抽样一致算法

最初由 Fischler 与 Bolles 于 1981 年提出 [3],随机抽样一致 (random sample consensus,RANSAC) 算法通常被用于描述一类随机优化算法。假定存在一个样本空间 $S = \{p_i\}_{i=1}^N, p_i \in \mathbb{R}^3$,一个先验模型 $m(\theta)$,其中 θ 是模型的参数,以及一个判断函数 $\text{In}_{m(\theta)} : S \to \{0, 1\}$。这里的判断函数一般取作如下的函数

$$\text{In}_{m(\theta)}(p) = \begin{cases} 1, & d(p, m(\theta)) < d_0 \\ 0, & \text{其他} \end{cases} \tag{7.3}$$

其中 d 一般是一个与 $m(\theta)$ 有关的距离函数。记集合 $S_{\text{in}}(\theta) = \{p \in S | \text{In}_{m(\theta)}(p) = 1\}$,以及 $S_{\text{out}}(\theta) = S \backslash S_{\text{in}}(\theta)$,前者中的点被称为当前模型的符合点 (inlier) 而后者中的点则被称为当前模型的偏离点 (outlier)。RANSAC 算法的目标函数是

$$\theta^* = \arg\max_{\theta} |S_{\text{in}}(\theta)| \tag{7.4}$$

与此同时,$m^* = m(\theta^*)$ 则是先验模型 m 在样本空间 S 中最好的拟合结果。

在算法 1 中我们给出了 RANSAC 算法的一般流程:

通常,在每一步运算中,子集 S_0 被选为最少的可以唯一定义模型 m 的随机点集。例如,若 m 是一条直线,则最少需要从样本空间 S 中随机选取 $|S_0| = 2$ 个点。

在实际问题中,样本空间 S 往往含有较大的噪声,并且很多时候关于 m 的判断函数 $\text{In}_{m(\theta)}$ 并不可微,或者很难写出显式的微分形式,因此传统的最优化方法,如最小二乘法,很难对式 (7.4) 进行有效的优化。这时,就可以考虑使用 RANSAC 算法进行求解。

算法 1 RANSAC(Random Sample Consensus)
给定 最大迭代次数 $N_{\max}$、点集 S、模型 m 及判断函数 In( )
求得 最佳的参数 θ^* 以及最大的符合点个数 $I_{\max}$
 1: 初始化 $\theta^* = $ null, $I_{\max} = -1$,以及当前的迭代次数 $k = 0$
 2: **while** $k < N_{\max}$ **do**
 3:   从点集 S 中随机选取一个子集 $S_0 \subset S$,并通过这个子集计算出当前的模型 m_{θ_0},判断函数 $\text{In}(\theta_0)$ 及符合点集合 $S_{\text{in}}(\theta_0)$
 4:   **if** $|S_{\text{in}}(\theta_0)| > I_{\max}$ **then**
 5:     $\theta^* = \theta_0$
 6:     $I_{\max} = |S_{\text{in}}(\theta_0)|$;
 7:   **end if**
 8:   $k++$;
 9: **end while**

考虑一种比较理想的情况。假设当前的点集大小为 n,其中有 p 个点位于某个模型 m 上,其余点为噪声。同时假设先验模型 m 最少需要 k 个点来唯一确定,那么有如下定理。

定理 7.1 当采样次数足够多时,RANSAC 算法总能找到问题的最优解。同时,减小 k 及增大 p 都将有利于 RANSAC 的求解。

证明 不难算出第 N 步迭代后 RANSAC 算法依然未能找到最优结果的概率为

$$\Pr(N) = \left(1 - \frac{C_p^k}{C_n^k}\right)^N = \left(1 - \frac{p(p-1)\cdots(p-k+1)}{n(n-1)\cdots(n-k+1)}\right)^N \tag{7.5}$$

显然 $\lim\limits_{N \to \infty} \Pr(N) = 0$。换言之在理想情况下,无论何种模型,RANSAC 算法一定以概率 1 可以在有限步内找到该模型的最优解。同时很容易发现,对于固定的 n,函数 Pr 关于 p 是一个减函数,以及关于 k 是一个增函数。这就完成了全部的证明。

在实际模型中,上述定理的达成还需要两个额外条件:① 样本空间 S 中必须包含一个明显的符合先验模型的子集。② 剩余不符合模型的点为纯粹的噪声,其中不再含有额外的可以达成模型条件的组合。换言之,在符合点的意义下,该模型的解在样本空间 S 上存在且唯一。

RANSAC 的本质是一个贪心算法。它并没有用到什么高深的数学理论,也无须复杂推导公式和数学定理。但是它却被证明是非常稳定的算法[2],也被无数研究者所采用。事实上,在现实中样本空间中的噪声不可能太大,同时先验模型往往只需要少数几个点便可以唯一确定。换言之,如果我们套用上面的理论模型结果,即 k 比较小而 p 比较大,这样均可以增加 RANSAC 算法的成功率。换言之,在实际应用中,RANSAC 算法往往不需要太多次数的尝试就可以获得满意的结果。这也使得 RANSAC 算法在实际应用中大受欢迎。RANSAC 算法也是最为成功的应用数学算法之一。

7.2.3 Murray 定理与 Murray 系数

Murray 定理描述了血管在分叉处父血管的半径和其子血管的半径之间的关系。该定理最初由 Murray[4] 于 1926 年提出。假设在某血管分叉处,其父血管枝 b_p 分叉出 n 个子血管枝,记为 $c_1, c_2, \cdots, c_n$。同时,记父血管枝的管径为 r_p,而 n 个子血管枝的管径分别为 $r_{c_1}, r_{c_2}, \cdots, r_{c_n}$。Murray 定理表明,这些管径之间应当满足一个指数加和的关系

$$r_p^\gamma = r_{c_1}^\gamma + r_{c_2}^\gamma + \cdots + r_{c_n}^\gamma \tag{7.6}$$

其中 γ 是一个常数,而示例图可参考图 7.3。如果进一步假设当前血管是理想的管状体,并且血液是牛顿流体,那么可以证明常数 $\gamma = 3$。证明将会用到守恒律及泊肃叶定律。鉴于完整的证明太长,这里将不会给出。

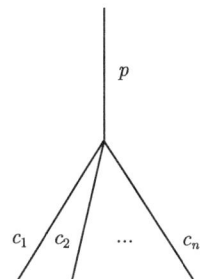

图 7.3 血管的分叉情况

考虑任意一个包含若干正实数的集合 $R = \{r_1, \cdots, r_n\}, n \geqslant 3, r_i \in \mathbb{R}^+, 1 \leqslant i \leqslant n$。这里的 R 可以是血管管径的集合,例如 $R = \{r_p, r_{c_1}, \cdots, r_{c_n}\}$。并且假定 $\exists r_i \in R, r_i > r_j, \forall j \neq i, 1 \leqslant i, j \leqslant n$,换言之,集合 R 存在唯一的最大元素,那么有以下的结论。

定理 7.2 R 如上式定义。如果 $\exists i_0, r_{i_0} > r_j, \forall j \neq i_0$,那么存在唯一的正实数 γ,使得 $r_i^\gamma = \sum\limits_{i \neq j} r_j^\gamma$。

证明 考虑如下函数

$$f(\gamma) = \sum_{i \neq i_0} \left(\frac{r_i}{r_{i_0}}\right)^\gamma - 1$$

该函数 $f(\gamma)$ 的导数是

$$\frac{d}{d\gamma}f(\gamma) = \sum_{i \neq i_0} \left(\frac{r_i}{r_{i_0}}\right)^{\gamma} \ln\left(\frac{r_i}{r_{i_0}}\right)$$

注意到 f 的导数永远是负数。这说明 f 在其整个定义域上都是减函数。当 $\gamma = 0$ 时，$f(\gamma) \geq 1 > 0$。另外注意到 $\lim\limits_{\gamma \to \infty} f(\gamma) = -1$。据此，一定存在唯一的正实数 $\gamma_0 > 0$ 使得如下式子成立

$$f(\gamma_0) = \sum_{i \neq i_0} \left(\frac{r_i}{r_{i_0}}\right)^{\gamma_0} - 1 = 0$$

而上式等价于

$$r_{i_0}^{\gamma_0} = \sum_{i \neq i_0} r_i^{\gamma_0}$$

上面定理中的 γ_0 被称为 Murray 系数。实际中可以通过牛顿法来求解 Murray 系数，即求解上述证明中 $f(\gamma)$ 函数的零点。具体来说，从初始值 $\gamma^{(0)} = 3$ 开始迭代。在第 k 次迭代过程中，通过如下式子更新 $\gamma^{(k)}$，直到收敛：

$$\gamma^{(k)} = \gamma^{(k-1)} - \alpha \cdot \frac{f(\gamma^{(k-1)})}{f'(\gamma^{(k-1)})}$$

这里，步长 α 为固定的，$\alpha = 1$。该迭代算法的收敛性可以由如下的定理保证。

定理 7.3 假设集合 R 的 Murray 系数为 γ_0。同时按照上述方法进行牛顿迭代。那么，从 $\gamma^{(0)}$ 开始的后续迭代序列 $\gamma^{(1)}, \gamma^{(2)}, \cdots, \gamma^{(k)}, \cdots$ 一定满足 $\gamma^{(i)} \leq \gamma^{(i+1)} \leq \gamma_0, i \geq 1$ 并且 $\gamma^{(i)} \to \gamma_0, i \to +\infty$。

证明 首先，注意到 $f(\gamma)$ 是凸的。因为它的二阶导数

$$f''(\gamma) = \sum_{i \neq i_0} \left(\frac{r_i}{r_{i_0}}\right)^{\gamma} \cdot \left[\ln\left(\frac{r_i}{r_{i_0}}\right)\right]^2 + \left(\frac{r_i}{r_{i_0}}\right)^{\gamma-1}$$

永远非负。其次，注意到函数 $f(\gamma)$ 的导数永远为负值。结合这两点，同时运用 Ortega 等在文献 [6] 中的定理 13.2.3、定理 13.2.4 和定理 13.3.7，即可完成对本定理的证明。

7.3 血管增强与分割算法

对于给定的腹部增强静脉期图像序列 S，假设 M 是肝脏系统的分割结果，将图像分为肝脏区域与背景区域，算法分为四个步骤：第一步对肝脏区域进行预处理，使其便于分割；第二步是通过 OSTU 算法对肝脏静脉进行预分割；第三步是通过形态学运算对肝脏静脉增强并进行二次分割；第四步是对分割的结果进行优化，保证其合理的拓扑与几何结构。

7.3.1 肝脏区域预处理

首先是对肝脏区域进行修复。在肝脏的分割结果 M 上，对肝脏区域内部的孔洞进行填充，使其更加符合肝脏的拓扑和几何结构。具体做法是在序列 S 的每一层上查找肝脏区域的轮廓，然后将其内部填充为肝脏区域，将优化后的结果仍记作 M，并作为后续血管增强的感兴趣区域。然后通过调整图像序列 S 的窗宽和窗位，使血管区域呈现适合分割的亮度和对比度。算法采用的窗宽和窗位的值是 400 和 60。

最后进行平滑滤波处理。由于在处理不同图像序列时，有些图像噪声比较多(如椒盐噪声、随机噪声)，对分割结果影响比较大。因此在保留血管边缘信息的同时，需要对图像做平滑处理。本算法采用曲线流滤波，曲线流滤波以类似各向异性扩散方式进行平滑滤波，可以达到保留边缘的效果。通过一个扩散方程来控制水平集函数，其速度和等亮度轮廓曲线成比例

$$I_t = k|\nabla I| \tag{7.7}$$

其中 k 是曲率。高曲率的区域比低曲率区域扩散得更快，小的锯齿状失真将迅速消失，而大范围的截面将活动减慢，从而保留肝脏区域的尖锐边界。

7.3.2 肝脏静脉预分割

对预处理后的图像序列 S，采用形态学方法预先分割出包含血管的区域。在序列 S 上，首先进行顶帽 (top hat) 运算，突出血管区域，记为 S_1，再对原序列 S 作黑帽 (black hat) 运算，增强非血管区域，记为 S_2，从而得到增强的血管区域，记为 S_3，有

$$S_3 = S_1 - S_2 \tag{7.8}$$

最后对 S_3 使用 OTSU 分割算法得到二值图像，记为 S_m^1。

7.3.3 肝脏静脉增强及分割

基于排序的方向路径算子进行血管增强。在三维空间 $\mathbb{R}^3$，定义 7 种不同方向的滤波卷积核，分别是 3 个主方向 $\{(0,0,1),(0,1,0),(1,0,0)\}$ 的滤波卷积核 $\{e_1, e_2, e_3\}$ 和 4 个对角线方向 $\{(1,1,1),(1,1,-1),(1,-1,1),(1,-1,-1)\}$ 的滤波卷积核 $\{d_1, d_2, d_3, d_4\}$。卷积核的构造必须覆盖每一个点周围的 K 邻域，每一个卷积核和作用长度 L 组成一个路径算子，K 的大小决定了路径算子对噪声的鲁棒性，通常设 $K=1$，即卷积核大小是 $3 \times 3 \times 3$，记所有路径算子构成的集合为 C，并记 $R_c^L(I)(c \in C)$ 表示第 c 个路径算子对图像 I 的处理结果。对序列 S 在 S_m 内的所有点 S'，计算其相应的所有路径算子的响应，每个路径算子的作用长度均为 L，这样可以得到 7 个滤波后的图像 $R_c^L(S')(c \in C)$，这 7 幅图像上点 $R_c^L(S')(x)(c \in C)$ 反映了其对应

点 $x \in S'$ 处的方向信息。如果 $R_c^L(S')(c \in C)$ 的值都相近,那么对应原图中的点周围的灰度值必然是接近的,该区域是等方向的结构;反之,如果一些值在某些方向上很大而在其余方向上很小,那么其对应点周围是各向异性的,该区域是细线状结构。根据这些特征,对 $R_c^L(S')$ 在每一个点处排序,

$$\phi_i^L(S')(x) = RF_i\{R_c^L(S')(x)|c \in C\}, \quad i = 1, 2, 3, \cdots, C \tag{7.9}$$

其中 RF_i 表示排序操作,表示由大到小排序后的集合中的第 i 个值,则 $\phi_1^L(S')$,$\phi_4^L(S')$,$\phi_7^L(S')$ 分别表示最大值、中间值和最小值。如果物体是线状或管状结构,那么其同时可以包含 3 个方向;而如果是平面结构,则会至少包含 5 个方向。基于此可以得到血管的增强图像

$$\phi^L(S') = \phi_1^L(S') - \phi_4^L(S') \tag{7.10}$$

之后对 $\phi^L(S')$,再次利用 OTSU 分割算法得到包含血管的二值图像 S_m^2。

7.3.4 肝脏静脉后处理

得到血管的二值图像 S_m^2 后,查找其所有连通区域,并根据区域包含的像素数或体积,去除其中较小的连通区域,并对得到的二值图像做修复,填充或去除部分区域,使得最终血管掩模图像符合血管的拓扑和几何性质。

7.4 血管拆分算法

拆分算法将肝脏门静脉和肝静脉的拆分看成一个图拆分问题。在给定血管骨架及对应的肝静脉和门静脉根血管枝的前提下,算法将该血管骨架拆分为两个不连通的部分,其中一部分代表了肝静脉血管骨架,另一部分则代表了门静脉血管骨架。针对肝脏静脉血管拆分问题,这个算法考虑了全局的血流信息,同时,该算法对血管的局部构型进行了详细的建模及分析。最后,该算法使用物理定律对血管的归属进行了分析。

7.4.1 预拆分以及血管交汇点提取

算法的第一部分是使用基于改进的路径追踪算法 [5] 对血管树进行预拆分,并且提取肝脏静脉的交汇点。算法通过三个步骤实现该目标。首先,算法会从给定的血管分割结果中提取出血管的拓扑结构。其次,算法会计算 4 个与该拓扑结构有关的参量。最后,根据这些参量拆分血管树,并且提取出肝静脉与门静脉的可能交汇点。

7.4.1.1 血管拓扑结构提取

对于给定的血管分割结果 M, 首先对其进行骨架化并得到骨架点 VS, 进而提取出它的血管枝图 $G(B,N)$。其中 $B = \{b_i\}, 1 \leqslant i \leqslant K$, 而 N 则是它们之间的血管边。然后,提取出与每一个血管枝 b_i 相对应的血管元素 E_i。具体来说,体素 $p \in M$ 若属于血管元素 E_i, 那么它必须满足 $d(p, b_i) \leqslant d(p, b_j), \forall j \neq i$。这里 d 代表经由血管分割结果 M 的最短距离函数。

7.4.1.2 血管边的参量计算

计算 4 个和血管边有关的参量,分别为 C_I, C_R, C_A 和 C_D。这些参量分别度量了血管边的密度、管径、夹角及血管边到血管根枝的距离。其中参量 C_A 与 C_D 的计算与 O'Donnell 等在文献 [5] 中描述的一致,读者可自行参考他们的文章。对另外两个参量 C_I 与 C_R 的计算描述如下。

对任意一个血管边 $e_{ij}, e_{ij}^i \in b_i, e_{ij}^j \in b_j$, 通过取点 $p_0 = b_i \cap b_j$ 周围像素的平均值来计算参量 C_I,

$$C_I(e_{ij}) = \frac{1}{|Q|} \sum_{p \in Q} G_\sigma * I(p) \tag{7.11}$$
$$Q = \{p | d(p, p_0) < \eta, p \in E_i \cup E_j\}$$

这里 η 代表了采样范围,而 G_σ 代表核宽度为 σ 的高斯核。d 则代表 L^2 距离。这样做的好处是通过对图像的模糊及邻域的采样,可以更精确地估计血管边周边的体素点的密度值。

同时,通过如下方法来计算一个血管边 e_{ij} 的管径参量 C_R,

$$C_R(e_{ij}) = \frac{1}{2}\left(\sqrt{V_i/l_i \cdot \pi} + \sqrt{V_j/l_j \cdot \pi}\right) \tag{7.12}$$

其中 l_i 和 l_j 代表了血管枝 b_i 及 b_j 各自的长度,V_i 和 V_j 则代表了血管元素 E_i 和 E_j 各自的体积。这样一来,算法并不要求血管枝完全位于血管的中心,而只需要假设血管枝和血管壁平行。这使得当计算 C_R 时我们的方法可以容忍血管骨架化当中的一些错误及变形。

最后,对上述提到的四个参量进行正则化处理。对任一个参量 C, 通过如下方式获取它的正则化结果 $\tilde{C}$,

$$\tilde{C}(e_{ij}) = \begin{cases} \frac{\sqrt{2\pi\sigma_C^2}}{2} L_C(e_{ij}), & C(e_{ij}) < \mu_I \\ 1 - \frac{\sqrt{2\pi\sigma_C^2}}{2} L_C(e_{ij}), & \text{其他} \end{cases} \tag{7.13}$$

其中 μ_C 和 σ_C 分别为参量 C 的均值和标准差，而 $L_C(e_{ij}) = \dfrac{1}{\sqrt{2\pi}\sigma_C}e^{-\dfrac{(C(e_{ij})-\mu_C)^2}{\sigma_C^2}}$ 则是它的高斯正则化。

7.4.1.3 血管预拆分以及交汇点提取

计算出上述 4 个参量后，将对交缠的肝脏静脉血管树进行预拆分，然后提取可能的血管交汇点集合 P_S。该算法首先对所有的 e_{ij} 求取边参量 $C_0 = \omega_A\tilde{C}_A + \omega_R\tilde{C}_R + \omega_D\tilde{C}_D + \omega_I\tilde{C}_I$。其中 $\omega_A, \omega_R, \omega_D$ 和 ω_I 均为正常数。算法从血管枝图中找到当前连接肝静脉根血管枝与门静脉根血管枝间的最短路径，并且将这条路径从拥有最小参量 C_0 的血管边处断开，见示意图 7.4。随后算法将边 C_0 从血管枝图 $G(B, N)$ 中移除，并重复上述过程，直到血管枝图 $G(B, N)$ 中不再存在连接肝静脉与门静脉根节点的路径为止。

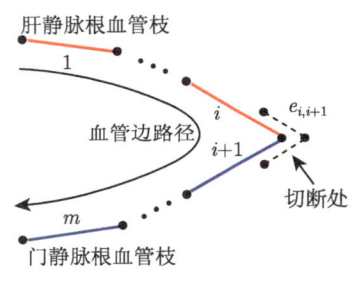

图 7.4 血管预拆分的示意图

上述过程完成后，同时也会得到一阶血管边猜想集 H^1，此集合由上面所有被移除出血管枝图 $G(B, N)$ 的血管边构成。因此，如果将该集合中的元素全部从血管枝图 $G(B, N)$ 中移除，剩余的血管枝图中肝静脉与门静脉的根结点将不再连通。将与肝静脉根结点连通的血管枝标记为肝静脉，将与门静脉根节点连通的血管枝标记为门静脉。至此完成了对血管骨架的预拆分。

在此基础上，进一步提取肝静脉与门静脉的交汇点集合 P_S。这个集合中包含了那些被上述预拆分后肝静脉血管枝与门静脉血管枝共享的血管骨架点。尽管给这个集合中的元素命名为"血管交汇点"，但它们并不一定是真实的血管交汇点。不过，从经验上来说，P_S 中的元素即便不是真实的交汇点，它也距离真实的交汇点比较近。同时，在本章中，所有类似的"肝静脉与门静脉的交汇点""交汇点""血管交汇点"均被用来指代集合 P_S 中的元素。

7.4.2 双直线 RANSAC 模型对血管局部建模

算法的第二部分是对所有血管交汇点的局部区域进行建模。对于任一血管交汇点 $p \in P_S$，它的局部区域即其附近的血管掩膜。对于任何这样的一个血管交汇

7.4 血管拆分算法

局部,它一定包含着一支主要的肝静脉和一支主要的门静脉,并且它们是交汇在一起的。算法的主要目标就是要在每个血管交汇局部内找到这两支主要的肝静脉和门静脉。由于局部的肝脏静脉血管均呈现圆柱体状,因此算法采用两个相交的柱体对任意交汇点局部进行建模。

对任何一个交汇点局部 $I \subset M$,假设它所包含的两个相交的柱体结构分别为 t_1 和 t_2。对于每个圆柱体 t_i,可以由中心线 $l_i \subset \mathbb{R}^3$ 及管径 $r_i \in \mathbb{R}^+, i = \{1,2\}$ 确定。为了将 t_1 和 t_2 拟合到当前的血管交汇局部 I 上,通常需要同时优化这两个柱体的管径和中心线,以此来求得最优的拟合。但是注意到在理想情况下,如果某个血管元素 $E \subset M$ 位于柱体 t_i 上,那么它的中心线 b 就必然和该柱体的中心线 l_i 对齐。因此,实际上只需要在 I 的血管骨架上优化两个柱体的中心线 l_1 和 l_2 的位置,而无须考虑它们的管径 r_1 与 r_2。这也是算法名称中"双直线"一词的来源。同时如果下面不特意指明,血管交汇点局部也同时代指交汇局部内的血管骨架①。

对于某个血管交汇点 $q \in P_S$,双直线 RANSAC 算法试图将两条直线 $l_1(q)$ 及 $l_2(q)$ 匹配到 q 附近的血管骨架点中,并提取交汇圆柱模型 $t_1(q)$ 和 $t_2(q)$。该算法主要分为两个步骤。在下文中某些地方将省略这里的 q。

首先,提取 q 点附近 RANSAC 算法所需的样本空间,记为 N_q。从 q 点出发并且采用广度优先算法 (BFS) 遍历 q 点附近的骨架点,来提取 N_q。具体来说:

$$N_q = \{p | p \in VS, d(p,q) < D\}$$

这里 D 是一个固定的常数,其控制了 BFS 的搜索深度。而函数 d 则代表沿骨架的测地距离。之后进一步上采样通过上述方法得到点集 N_q,使之更为稠密。与此同时,用 BFS 算法遍历 q 周围的血管枝,并生成 q 的邻域血管枝集合 B_q。同时 B_q 所采用的搜索半径会比 D 略小,以此避免为 B_q 增加过多无关的血管枝。

为了完整地定义相交圆柱 t_1 及 t_2 的中心线 l_1 和 l_2,最少需要四个点 $\{p_1, p_2, p_3, p_4\}$。此时,双直线模型所对应的包含了两条直线的原点和方向的参数集合 param 为

$$\left\{ o_1 = p_1, \mathrm{dir}_1 = \frac{p_2 - p_1}{|p_2 - p_1|}, o_2 = p_3, \mathrm{dir}_2 = \frac{p_4 - p_3}{|p_4 - p_3|} \right\} \tag{7.14}$$

这里 o_i, dir_i 分别代表了中心线 $l_i(i = 1, 2)$ 的原点和方向。

与此同时,根据点到直线的距离来定义模型的符合点集 S_{in}。那些距离两条直线中任何一条足够近的点被认为是当前 RANSAC 模型的符合点,反之则是偏离点,

$$p \in \begin{cases} \mathrm{inlier}, & d(p, l_1) < d_{\mathrm{margin}} \text{ 或 } d(p, l_2) < d_{\mathrm{margin}} \\ \mathrm{outlier}, & \text{其他} \end{cases} \tag{7.15}$$

---

① 这里的血管骨架指的就是血管骨架,而非血管枝图。

上式中 d_{margin} 是集合 B_q 中血管枝的平均管径，即 $d_{\text{margin}} = \sum_{b \in B_q} R(b)/|B_q|$。其中 $R(b)$ 代表了血管枝 b 的半径，通过公式 (7.12) 来计算 $R(b)$。

算法 2 双直线 RANSAC

给定 最大迭代次数 $N_{\max}$；
　　　样本空间点集 N_q；
　　　长度因子 d_{margin}；
求得 最优参数集合 $\text{param}_{\text{best}}$；
　　　最大符合点个数 $I_{\max}$；
1: 初始化 $\text{param}_{\text{best}} = \text{null}$, $I_{\max} = -1$，以及当前迭代次数 $k = 0$
2: **while** $k < N_{\max}$ **do**
3: 　随机从点集 N_q 中选取 4 个点，并且根据公式 (7.14) 计算相应的双直线模型 param_k；
4: 　根据公式 (7.15)，使用当前模型参数设定 param_k 计算符合点集 S_{in}；
5: 　**if** $|S_{\text{in}}| > |I_{\max}|$ **then**
6: 　　$\text{param}_{\text{best}} = \text{param}_k$；
7: 　　$I_{\max} = I$；
8: 　**end if**
9: 　k++；
10: **end while**

这样一来就拥有了全部双直线 RANSAC 算法所需的参数。随后根据公式 (7.14)，利用 RANSAC 所得到的最优参数 $\text{param}_{\text{best}}$ 生成双直线模型所需的双直线 l_1 及 l_2。在算法流程图 2 中提供了双直线 RANSAC 算法的伪代码。

最后，将上述双直线 RANSAC 算法得到的双直线结果 l_1 及 l_2 反作用于点 q 的邻近血管枝集合 B_q。对任意血管枝 $b \in B_q$ 及任意一条直线 $l(o, \text{dir})$，记血管骨架点集合 S 为

$$S = \{s \in b | d(s, l) < d_{\text{margin}}\}$$

如若血管枝 b 满足条件 $|S|/|b| > \delta$，这里的 δ 是一个固定的正常数，则认为该血管枝 b 与直线 l 对齐。在这个概念下，可以将血管枝集合 B_q 分解成如下三个集合：$B_q = L_1(q) \cup L_2(q) \cup L_3(q)$。其中集合 L_1 包含了那些和直线 $l_1(o_1, \text{dir}_1)$ 对齐的 B_q 中的血管枝，集合 L_2 则包含了那些和直线 $l_2(o_2, \text{dir}_2)$ 对齐的 B_q 中的血管枝，而剩下的不和任意一条直线对齐的血管枝则被归入 L_3。集合 L_1 中的元素符合双直线模型中的第一条直线所代表的柱体，而 L_2 中的元素符合双直线模型中的第二条直线所代表的柱体。因为双直线模型代表了肝静脉与门静脉的交汇模型，所以 L_1 中的血管枝应当与 L_2 中的血管枝拥有不同的标签。与此同时，L_3 中的元素可以看作是与当前交汇的静脉无关的分支，因而无法通过双直线模型去标定它们。

7.4.3 基于 Murray 定理的肝脏静脉血管拆分

7.4.3.1 对血管枝集合 L_1 和 L_2 进行标定

使用上一部分算法, 可以将所有交汇点 p_i 的血管枝邻域分解为集合 L_1^i, L_2^i, L_3^i。先舍弃其中拟合得不好的那些结果, 如当前的 $L_1^i = \varnothing$ 或者 $L_2^i = \varnothing$, 而剩余的 m 对血管枝集合对 $L_i = \{L_1^i, L_2^i\}, 1 \leqslant i \leqslant m, m \leqslant n$ 构成了一个集合。将这个集合记为 RH, 即 $RH = \{L_i\}_{i=1}^m$, 并称之为双直线假设集。为了方便起见, 这里对 RH 中元素使用同样的下标 i。

在这一部分, 算法将根据肝脏中血流特征对每个 $L_i = \{L_1^i, L_2^i\} \in RH$ 进行标定。对于每个交汇点的邻域, 血流一定是先流经门静脉, 然后进入肝静脉。据此可以说明在 L_i 中最靠近肝静脉根节点的那一枝血管枝应该属于肝静脉。因此根据 L_1^i 和 L_2^i 中的哪一个离肝静脉的根节点近来标定 L_i 中血管枝。令 $md_j = \min_{b \in L_j^i} d(b, R_H), j = \{1, 2\}$, 此处 d 代表了血管枝距离肝静脉根节点的沿血管骨架的最近距离。在此基础上, 再根据下式标定每个 $L_i \in RH$,

$$L_i : \begin{cases} L_1^i \subset \text{hepatic}, L_2^i \subset \text{portal}, & md_1 < md_2 \\ L_2^i \subset \text{hepatic}, L_1^i \subset \text{portal}, & 其他 \end{cases} \tag{7.16}$$

最后, 对 $L_1 \cup L_2$ 中的短血管枝进行重新评估。由于这些短血管枝所对应的血管元素不一定是与检测到的其所属直线按照同方向进行对齐的, 因此需要利用这些短血管枝的首尾连接情况来判断它们应该属于肝静脉还是门静脉。如果它们首尾同时跟门静脉连接, 那么就认定它们是门静脉, 反之则是肝静脉。

经过上述对血管枝集 RH 的提取和标定, 全部血管枝集合 B 可以被分为三个不交的子集

$$B = B_{\text{connect}} \cup RH \cup B_{\text{left}}$$

其中 B_{connect} 包含那些当我们将 RH 及其有关的血管边从血管枝图 $G(B, N)$ 中移除后还能够与肝静脉和门静脉根节点保持连接的血管枝, 而 B_{left} 则包含那些当 RH 被从血管枝图移除后就不再和任一血管根结点连接的血管枝。

对于 B_{connect} 中的血管枝, 不改变它们在 7.4.1.3 节中获得的预标定结果, 这种标定本质上反映了它们与肝门静脉根节点的连通性。对于 RH 中的血管枝, 通过公式 (7.16) 进行标定。

7.4.3.2 对剩余血管枝的标定

此时已经完成了对血管枝集合 $B_{\text{connect}} \cup RH$ 中元素的标定。剩余的未标定的血管枝为集合 B_{left} 中的元素。将对 B_{left} 中血管枝的标定过程分为两步。第一步是

将集合 B_{left} 分解为一系列独立的连通子图，第二步是根据每个子图的局部信息来进行标定。

记集合 B_{left} 在原始血管枝图 $G(B,N)$ 中对应的子图为 G_{sub}。首先，将集合 B_{left} 分为在子图 G_{sub} 意义下的连通分支，假定一共有 k 个这样的连通分支。同时，记这些连通分支为 $R_1, R_2, \cdots, R_k$。以上构造说明任意的 $R_i, 1 \leqslant i \leqslant k$，其本身在子图 G_{sub} 的意义下是连通的，而如果 $i \neq j, 1 \leqslant i,j \leqslant k$，则不存在 G_{sub} 中的通路连接 R_i 与 R_j。在图 7.5 中展示出了一些例子。记第 i 个连通区域 R_i 中的血管骨架点为 $S(R_i)$，与此同时，记 RH 中的血管骨架点为 $S(RH)$。

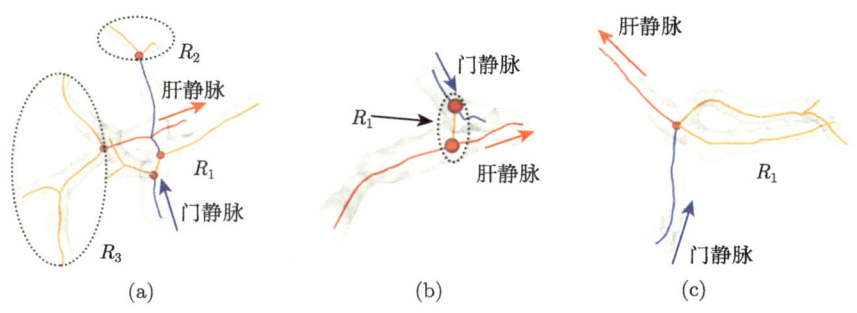

图 7.5 不同情况下的连通区间 R_i。红色的球标明了每个 R_i 所对应的骨架点集合 Root_i。红色与蓝色的血管枝代表了按照公式 (7.16) 进行标定的集合 L_i 中的血管枝。红色代表该血管枝属于肝静脉，蓝色代表该血管枝属于门静脉。在图中用橘黄色及虚线的椭圆代表不同的独立连通分支 R_i

对每个独立连通血管枝集合 R_i，记它的根骨架点集合为 $\text{Root}_i = S(R_i) \cap S(RH)$。根据上面的叙述不难证明，$\text{Root}_i$ 一定非空。通过对 Root_i 的分类对每个 R_i 中的血管枝进行标定。标定的过程将分为以下三种情形。

情形 1 所有的 Root_i 内的血管骨架点均位于同一种 $B_{\text{connect}} \cup RH$ 中的血管枝上。图 7.5(a) 中给出了属于这种情况的一个例子。在这种情况下，将位于 $B_{\text{connect}} \cup RH$ 中的那些与 Root_i 相交的血管枝的标签传递到 R_i 中的每一个血管枝上。这种情况下对血管枝的标定是基于血管连通性的推定。

如果当前的 Root_i 不属于情形 1，那么 Root_i 中的血管骨架点必然同时位于 $B_{\text{connect}} \cup RH$ 中肝静脉枝和门静脉枝上。将这类情形细分为下面的情形 2 和情形 3。

情形 2 $|\text{Root}_i| > 1$，或者 $|\text{Root}_i| = 1$ 但是在 R_i 中存在环。注意这里的环是在通常血管骨架的图的意义下的，而非血管枝图意义下的 (血管枝图意义下的任何血管分叉处均存在环)。在图 7.5(b) 展示了一个属于这种情形的例子。导致这种情况出现的可能原因包括血管骨架化中的错误抑或是在 R_i 中存在先前算法未能探

测到的血管交汇点。在这种情形，不改变 R_i 中血管枝在 7.4.1.3 节中的标定结果。

情形 3 $|\text{Root}_i| = 1$，并且在 R_i 中不存在环。在图 7.5(c) 给出了一组示例。在这种情况下，Root_i 中唯一的血管骨架点 $p_{\text{root}}^i \in \text{Root}_i$ 同时位于 $B_{\text{connect}} \cup RH$ 中肝静脉血管枝及门静脉血管枝上。因此，无法单纯通过连通性来对当前血管枝集合 R_i 的标定进行推导。此时需要对 R_i 的内在结构进行更深入的剖析。记 vb 是一个虚拟的血管枝，它以 p_{root}^i 作为它的一端，同时以一个虚拟的血管骨架点 p_{start}^i 作为它的另一端。因为 R_i 是连通的，同时不存在环，因此此时的血管枝集合 $R_i \cup vb$ 在血管骨架图的意义下构成一棵树。图 7.6 为一个示意图。假设当前的树 $R_i \cup vb$ 拥有 k_i 个子树。这些子树以虚拟血管枝 vb 的所有子枝作为根节点。在这种意义下，将 R_i 分为 k_i 个血管原始分支。其中第 j 个原始分支是 $R_i \cup vb$ 的第 j 个子树，并且记为 $pv_{i,j}$。关于这点读者可以参考图 7.6。从物理意义上来说，这里定义的每个血管原始分支均是从根血管骨架点 p_{root}^i 分出的独立血管分支。因而每个 $pv_{i,j}$ 内部的血管枝应当被标定为相同的类型。

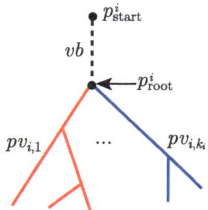

图 7.6 虚拟血管枝 vb，情形 3 中 R_i 的树结构，以及对应的血管原始分支

对任意的属于上述情形 3 的 $R_i, 1 \leqslant i \leqslant k$，定义 $PV_i = \{pv_{i,j}\}_{j=1}^{k_i}$ 为其内部的血管原始分支的集合。与此同时，定义 $G_i = \{PV_i, B_i\}$ 为其血管结构组。其中 $B_i \subset B_{\text{connect}} \cup RH$ 包含了那些已经被标定的、足够长的、且靠近骨架点 p_{root}^i 的血管枝。注意到所有的原始血管分支 $pv \in PV_i$ 均是从 p_{root}^i 分叉的，因此血管结构组 G_i 实际上分解并定义了 R_i 及其周边血管枝的血管结构。关于这点读者可以参考示例图 7.7。进一步定义所有的这样的血管结构组的集合为 $G = \{G_j\}_{j=1}^p$，其中 p 代表了这些组的数量，且 $p \leqslant k$。同样为了简单起见，对所有的血管结构组依然沿用相同的下标。以下将采用一种新的基于 Murray 定理方法来标定 G_i 中的血管原始分支。这种方法试图最大化 PV_i 与 B_i 中血管的物理关联。

为了对每个 $G_i \in G$ 运用 Murray 定律，必须知道 PV_i 和 B_i 中所有血管枝的管径。通过自下向上的遍历树的方法来计算每个 $pv_{i,j} \in G_i (1 \leqslant j \leqslant k_i)$ 的管径。这种方法从每个 $pv_{i,j}$ 的叶血管枝开始 (注意每个 $pv_{i,j}$ 本身也是一棵树) 遍历。首先该方法通过公式 (7.12) 计算这些叶节点的血管管径。然后该算法递归地使用 Murray 定理来计算它们的父血管枝的管径，即 $r_p = \sqrt[3]{r_{c_1}^3 + \cdots + r_{c_n}^3}$，其中 r_p 代表父血管的管径，而 $r_{c_1}, \cdots, r_{c_n}$ 则代表个子血管的管径。算法递归这一过程，直到到达当前 $pv_{i,j}$ 的根血管枝。此时使用算法计算出的根血管枝的管径当作 $pv_{i,j}$ 的管径。对于 B_i 中的血管枝，则简单地按照公式 (7.12) 计算出其血管管径。

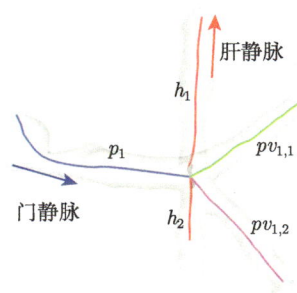

图 7.7 血管结构组示例图

对任何血管元素集合 $\mathcal{E} = \{e_1, e_2, \cdots, e_n\}$，其中元素 $e_i(i = 1, 2, \cdots, n)$ 是血管枝或者血管原始分支，记它的血管管径集合为 $R = \{r_1, \cdots, r_n\}$，同时定义它的 Murray 度量为

$$M(\mathcal{E}) = \begin{cases} -1, & |\mathcal{E}| = 1 \\ \dfrac{1}{2} \exp\left(-(\tilde{r} - 1.0)^2\right) \\ + \dfrac{1}{2} \exp\left(-\dfrac{(A(e_1, e_2) - \pi)^2}{\theta_0^2}\right), & |\mathcal{E}| = 2 \\ \exp\left(-\dfrac{(\gamma - 3.0)^2}{\gamma_0^2}\right), & |\mathcal{E}| \geqslant 3 \end{cases} \quad (7.17)$$

(1) $A(e_1, e_2)$：血管枝或血管原始分支根血管枝之间的角度。
(2) $\tilde{r} = \min\left(\dfrac{r_1}{r_2}, \dfrac{r_2}{r_1}\right)$：血管枝或血管原始分支之间的管径比例。
(3) γ：血管管径集合 R 的 Murray 系数。
(4) θ_0 和 γ_0：控制参数。

当 $|\mathcal{E}| \geqslant 3$ 以及它的 Murray 系数 γ 离理论值 $\gamma = 3$ 过远时，或当 $|\mathcal{E}| = 2$ 的两支血管枝或血管原始分支之间的角度呈现锐角及管径变化过大时，它们相应的 Murray 度量都会变小。这说明如果当前的集合 $\mathcal{E}$ 拥有较大的 Murray 度量，那么其中的元素应当更有可能拥有相同的标定，反之亦是如此。

据此，遍历 PV_i 所有可能的标定方法并计算相应的 Murray 系数，然后选取拥有最大 Murray 系数的标定作为整个 PV_i 的标定结果。具体来说，对每个 PV_i

以及它的全部标定可能 $c = \{c_1, c_2, \cdots, c_{|PV_i|}\}, c \in 2^{|PV_i|}$，其中 $c_i = 0$ 表示该血管原始分支被标定为门静脉，而 $c_i = 1$ 则代表标定为肝静脉，将当前血管结构集合 G_i 按照 c 分为它的肝静脉部分和门静脉部分，分别记为 $H(G_i)$ 及 $P(G_i)$。然后在 $H(G_i)$ 及 $P(G_i)$ 上分别计算它们各自的 Murray 系数，记为 m_H 及 m_P。然后将上述两个系数合二为一，生成一个统一的对于当前标定 c 的可能性度量 $l(c)$

$$l(c) = \begin{cases} m_H, & m_P < 0 \\ m_P, & m_H < 0 \\ \dfrac{1}{2}(m_P + m_H), & \text{其他} \end{cases} \tag{7.18}$$

假若 $c^* \in 2^{|PV_i|}$ 满足下式

$$c^* = \arg\max_{c \in 2^{|PV_i|}} l(c) \tag{7.19}$$

即此时 c^* 极大化了可能性度量函数 $l(c)$。根据上面的分析，这说明 c^* 是同时从肝静脉方面及门静脉方面考量时最可能的标记结果。按照 c^* 对所有的血管原始分支 $pv_{i,j} \in PV_i (1 \leqslant j \leqslant k_i)$ 进行标定，给予其相应标定结果 c_j^*。将同样的方法应用于所有的 $PV_i \in G$，并完成对血管枝集合 B_{left} 中全部元素的标定。最后，检查所有的标定结果，并修正那些与之周围所有血管分支标定结果都不同的标定，最终完成肝脏静脉血管的拆分工作。

7.5 实 验 结 果

为了验证算法的实际效果，在实验中使用了 22 组 CTA 数据，并且只保留这些数据的肝静脉一期。这些数据的层厚从 1.0 nm 到 1.25 nm 不等。每一个在实验中使用的数据均包含了清晰完整的肝静脉与门静脉血管。在实验开始前，对所有的数据都预先进行了匿名化处理。首先，自动地从 CTA 图像中提取出肝脏血管的轮廓。如若需要，也可以手动编辑生成的血管树，去掉诸如下腔静脉、肿瘤，以及其他的明显的非肝脏静脉的错误分割部分。我们提供了一种与 Siemens、GE 等工作站中提供的类似的编辑工具供使用者在三维上完成编辑工作。据统计，在整个 22 组数据的血管分割过程中，总共有 18 组数据被人工去掉了下腔静脉，1 组数据被去除了肿瘤，以及 5 组数据被人工去除了肝实质内出现的错误分割。在这 5 组数据中，2 组数据的错误分割位于肝脏切除以后的金属残留物处，1 组数据的错误分割位于下腔静脉附近的钙化点，还有 2 组数据的错误分割位于肝实质内的高亮区域。所有这些去掉的部分除了下腔静脉外均不和剩余的肝静脉或是门静脉连通。然后，提取肝脏静脉骨架及其对应的血管枝图。最后，在提取的血管枝图上人工标记了肝静脉及门静脉的根血管枝。至此，肝脏血管拆分前的准备工作就完成了。

本次实验一共考察了三种血管枝图拆分算法，分别是图割算法 (GC)、改进后的路径寻找算法 (Non-Ising)，以及本章所叙述的算法。在实现 GC 算法时，将之 n-连接的权重设为与 Non-Ising 算法中的边权重一致。而其 t-连接的权重则全部被设为 1。这样的权重选取和 O'Donnell 等 [5] 工作中的描述是一致的。对于本章所叙述的算法，当在计算单独的 C_A 时 M_0 被设成 5，而在沿着某条路径计算边权重时，M_0 则被设为 20。这点与 O'Donnell 等 [5] 的描述也是一致的。当计算 C_I 时，相关参数的设置为 $\eta = 5\text{mm}$ 及 $\sigma = 1\text{mm}$。在计算边权重 C_0 时，相关的 4 个参数 $\omega_A, \omega_R, \omega_D$ 及 ω_I 均被设为 1。这些设定也都与 O'Donnell 等工作中的描述一致。在双直线 RANSAC 算法中，相关的参数设定为 $D = 20\text{mm}$, $N_{\max} = 10\,000$，以及 $\delta = 0.5$。在计算 Murray 度量时，相关的参数设定为 $\theta_0 = \pi/2$ 及 $\gamma_0 = 0.5$。

将上述三种方法作用于上述生成的血管树。同时，在相同的血管枝图上根据当前血管的连接情况及它们在 CTA 图像上的情形标记出它们的真实值。在标记真实值的时候，引入了 4 种标签：肝静脉、门静脉、二者均是，以及错误枝。前两种是普通的标签，而后两者被用来应对因为错误的骨架化及错误的血管分割而导致的本不应该存在的异常血管枝。具体来说，一个血管枝被标记为"二者都是"，如果它同时连接正确的肝静脉及门静脉分支。如果我们将它标记为肝静脉或者门静脉中的任意一个，都会导致另外一种静脉出现不连通的情形。这点请读者参考图 7.8(a) 和 (b) 中的血管枝 b。然后，一个血管枝如若满足如下的情况，则会被认为应当属于"错误枝"：

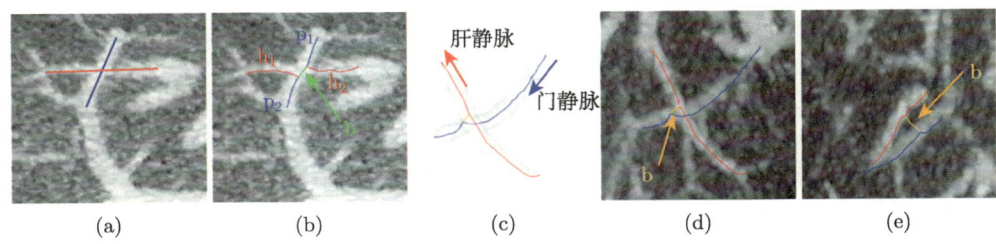

图 7.8 图 (a) 和 (b) 演示了"二者均是"的血管枝，其余图片演示了错误的血管枝。(a) 理论上的骨架化结果。(b) 实际的骨架化结果。(c) 某个相交邻域的三维显示。(d) 该邻域的对应二维 CTA 图像。(e) 使用另一个视角的同样邻域的 CTA 图像。在所有二维图像中，蓝色代表门静脉，红色代表肝静脉，橘黄色代表错误枝，绿色代表二者都是血管枝。所有的二维图像均使用最大密度投影的多平面重建生成。同时，相应的血管骨架也被投射到这些平面上

(1) 从 CTA 图像上来看，这个血管枝不是一个有效的肝静脉或门静脉分支。因

7.5 实验结果

此,这个血管枝将不能被标为肝静脉抑或门静脉。

(2) 这枝血管连接了肝静脉与门静脉,因此它的标签不能通过连通性来判断。

(3) 假如将这支血管从血管骨架中移除,肝静脉和门静脉的连通性将均不受影响。

在图 7.8(c)~(e) 中给出了一个例子。类似的情况在 Soler 等[8] 的工作中也被提及过。根据经验,大部分这类错误枝的产生是由算法对相切血管的错误分割及错误骨架化导致的。如果一支肝静脉血管和门静脉血管靠得非常近,但是在 CTA 图像上它们并未相交,在这种情况下称它们为相切血管。这点读者也可以参考图 7.8。

将每种方法在血管树上得到的结果与其真实值进行比较,并使用错误率来评价每个算法。错误率的计算方法是将算法错误分割的血管枝数量除以总的血管枝数量:

$$\varepsilon = |B_e|/|B| \tag{7.20}$$

其中 $|B_e|$ 和 $|B|$ 分别代表算法错误标记的血管枝的数量及总的血管枝数量。为了公平起见,在真实值中被标记为"二者都是"以及"错误枝"的血管枝将不在 $|B_e|$ 和 $|B|$ 中计数,这些血管枝是由错误的血管分割抑或是错误的血管骨架化所导致的。

在图 7.9 中绘制了三种算法在所有 22 组数据上的错误率。从这些结果中可以发现,Non-Ising 算法的平均错误率在 3.3%。这个结果相比较于 O'Donnell 等[5] 在他们的文章中汇报的结果来说是可以接受的。与此同时,本章所叙述的算法取得了更好的拆分结果,算法的平均错误率是 1.5%。事实上,这个算法与 Non-Ising 算法相比,在除了第 10 号数据之外的每一组数据上都比其他方法取得了更佳的结果。并且这个算法与 Non-Ising 方法的错误率都远低于 GC。事实上 GC 的平均错误率高达 30.3%,因此可以说图割算法并不适用于血管拆分工作。与此同时,在图 7.10 中使用两组数据演示了算法的完整流程。

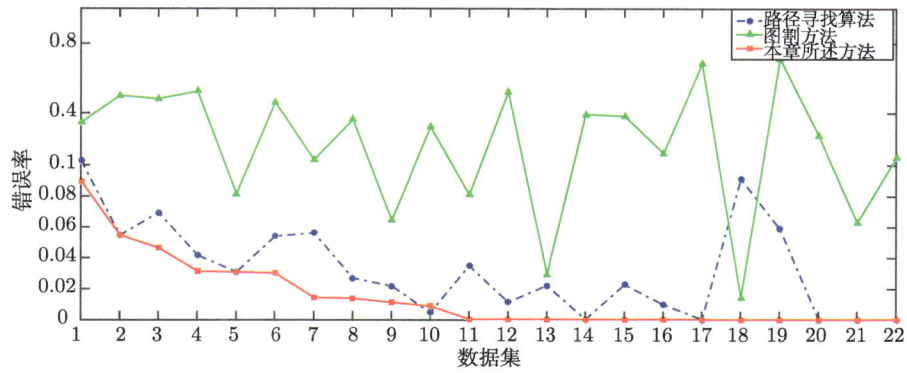

图 7.9　各种算法在各个数据集上的错误率

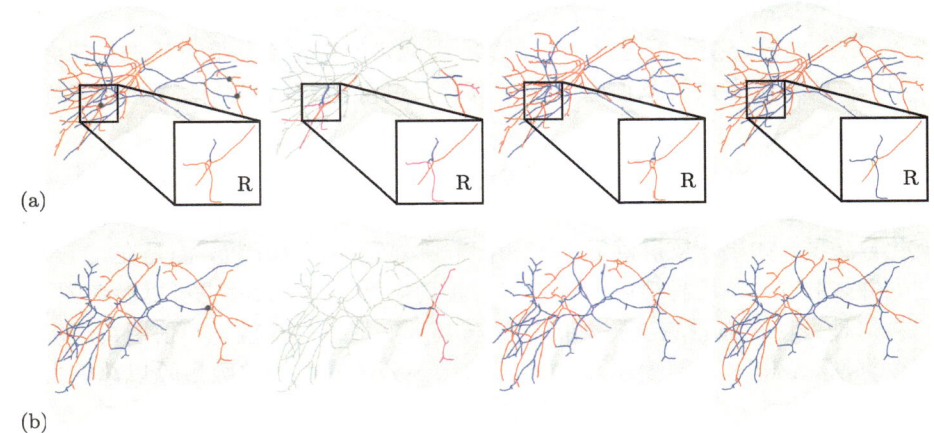

图 7.10 算法在 8 号 (a) 与 14 号 (b) 数据集上的结果。第一列图片描绘经过 Non-Ising 算法分割后的结果，其中的黑色点代表血管交汇点。第二列图片表示双直线探测之后的血管局部模型。第三列图片描述本章的算法给出的结果，最后一列图片是真实值。每张图片中蓝色代表门静脉，红色代表肝静脉，绿色代表二者均是，橘黄色代表错误枝，灰色代表属于 B_connect 的血管枝，紫色代表属于 B_left 的血管枝

7.6 总结与展望

本章针对基于 CT 增强影像的肝脏静脉的分割和拆分问题，提出了新的数学模型和算法。并且在实际数据上对这些新模型和新算法的有效性进行了验证。

从腹腔增强 CT 图像中自动提取肝脏内部静脉及将其拆分为肝静脉部分和门静脉部分具有重要的临床意义。我国是一个肝脏疾病的多发区，我国肝脏发病概率远高于世界大部分地区。而肝静脉和门静脉的走行直接决定了医生应该如何进行后继的肝脏手术，这更关系到患者在术后的存活与否。因此从整套肝脏静脉中进行精确的肝静脉及门静脉的拆分可以有效地帮助医生进行后续的手术规划和手术导航。目前，这个工作是充满挑战性的。首先，因为肝脏血管很密，且存在半体积效应，因此人工勾画出肝静脉和门静脉在临床上来说是不现实的。其次，肝静脉和门静脉在 CT 增强影像上的密度表征通常没有太大的差别，而形态上两者也没有本质的区别，因而传统的血管分割方法很难实现对肝静脉和门静脉的准确有效的拆分。在本章中，我们提出了新的肝脏静脉分割和拆分的算法。与之前算法不同之处在于，新的算法使用了物理定律对血管进行拆分，这使得这一算法具有更高的可靠性。同时，算法中所采用的 RANSAC 算法也被证明具有较高的鲁棒性。在 22 组临床数据上的试验结果表明，新的算法不但远优于传统的基于血管分割的算法进

行的血管拆分，同时也优于最新的血管拆分算法。我们的算法的计算速度和内存消耗也处于可以接受的范畴，因而具有较高的潜在临床应用价值。

尽管本章中提出的算法具有诸多的优点，但是它们也具有一定的局限性。对于某些质量特别差，同时血管出现较大走行变化的图像，本章提出的算法并无法达到预期的效果。我们会在未来的工作中继续优化我们的算法，使其具有更强的普适性。

最后，我们的算法也可以被应用于其他类似的领域，如 MR 图像的相关问题中。这也是未来研究的一个关注点。

参 考 文 献

[1] Ashtari S. Hepatocellular carcinoma in Asia: Prevention strategy and planning. World Journal of Hepatology, 2015, 7(12): 1708.

[2] Choi S, Kim T, Yu W. Performance Evaluation of Ransac Family. Proceedings of the British Machine Vision Conference. Guildford, U K: BMVA Press, 2009.

[3] Fischler M A, Bolles R C. Random sample consensus: A paradigm for model fitting with applications to image analysis and automated cartography. Commun. ACM, 1981, 24(6): 381-395.

[4] Murray C D. The physiological principle of minimum work: I. The vascular system and the cost of blood volume. Proceedings of the National Academy of Sciences of the United States of America, 1926, 12(3): 207-214.

[5] O'Donnell T, Kaftan J N, Schuh A, et al. Venous tree separation in the liver: graph partitioning using a non-ising model. Inf. Process Med Imaging, 2011, 22: 197-207.

[6] Ortega J M, Rheinboldt W C. Chapter 13 - convergence under partial ordering. Iterative Solution of Nonlinear Equations in Several Variables. New York: Academic Press, 1970: 432-472.

[7] Schindl M J, Red bead D N, Fearon K C H, et al. The value of residual liver volume as a predictor of hepatic dysfunction and infection after major liver resection. Gut., 2005, 54(2): 289-296.

[8] Soler L, Delingette H, Malandain G, et al. Fully automatic anatomical, pathological, and functional segmentation from CT scans for hepatic surgery. Computer Aided Surgery, 2001, 6(3): 131-142.

[9] Kim K, Thomas S. Complications of image-guided thermal ablation of liver and kidney neoplasms. Seminars in Interventional Radiology, 2014, 31(2): 138-148.

[10] Yuen M F, Hou J L, Chutaputti A. Hepatocellular carcinoma in the Asia pacific region. Journal of Gastroenterology and Hepatology, 2009, 24(3): 346-353.

第8章 智能辅助肝癌热消融术的理论、方法及应用

本章内容
1. 肝癌消融治疗概述
2. 热消融温度场建模与仿真
3. 术前规划手术方案
4. 术中实时导航
5. 术后疗效评估
6. 总结与展望

8.1 肝癌消融治疗概述

影像引导下肝癌热消融手术是近年来迅速发展起来的一种新兴的微创治疗手段，它具有创伤小、绿色、安全等优点，但在实际临床操作时也面临着诸如消融不准确等方面的问题。本节通过对消融技术治疗肝癌进行系统介绍，提出临床操作中存在的问题，并将以多学科交叉为核心的数理技术引入进来，以提高热消融手术的临床精度与治疗效果。

8.1.1 肝癌的危害及其治疗方法

肝癌已成为临床上最常见的恶性肿瘤之一，在国内癌症致死率中排第 2 位[3]。据统计，每年全球死于肝癌的人数高达 60 万，其中，我国肝癌患者占全球总数的 55%，发病率和死亡率均居世界首位[3,51]。肝癌的治疗方法包括肝癌的消融疗法、肝切除术、化疗、放疗和肝移植等。一直以来，肝切除术都是肝癌治疗的首选方法，是通过外科手术开腹后实行肿瘤组织的完整切除，以达到治疗的目的。但肝切除术存在着对患者创伤大、疗效不理想和复发率高等问题，且要求患者身体状况良好[14]，同时，我国肝癌的患者多伴有肝炎后肝硬化的基础，且大部分肝癌高危人群未能定期接受体检，同时肝癌的症状隐匿，一旦出现临床症状，肿瘤常为中晚期，统计显示，仅有 20%~30% 的肝癌患者可以接受手术切除治疗[29]。对于不可手术切除的患者可采用化疗、放疗等综合疗法，但该方法在杀灭癌细胞的同时对人体的伤害也很大。因此，寻求更有针对性且创伤更小的治疗方法逐渐成为近年来肿瘤治疗领域普遍关注的问题。

8.1 肝癌消融治疗概述

目前，肝癌消融疗法因费用低、创伤小及恢复较快等优点而得到飞速发展。该方法往往可以达到与肝切除术、肝移植相媲美的治疗效果，更重要的是，消融术后若复发也可进行多次反复消融，是治疗肝癌最有效的方式之一。肿瘤局部消融治疗技术包括化学消融和物理消融两大类型：化学消融以无水乙醇注射术 (percutaneous ethanol injection, PEI) 为主要的代表性方法；物理消融主要包括以射频消融术 (radiofrequency ablation, RFA) 和微波消融术 (microwave ablation, MWA) 为代表的热消融术及以氩氦刀为代表的冷冻消融术 (cryoablation, CA)，近年来应用于临床的高强度聚焦超声治疗 (high intensity focused ultrasound, HIFU) 和激光消融治疗 (laser-induced interstitial thermotherapy, LITT) 也被归类为局部热消融治疗的范畴 [4]。

在各种微创消融治疗方法中，国内外应用最广泛的是射频消融和微波消融两种热消融治疗方法，肝癌的热消融治疗取得了较好的临床疗效，已逐渐成为肝癌综合治疗中的重要手段。本章着重对这两种热消融手段进行分析与讨论。

8.1.2 热消融治疗原理

射频消融于 1996 年已通过美国食品药品监督管理局的认证，并逐渐在全球范围内应用，被认为是首选的消融治疗手段 [32]。其原理是通过将消融针插入靶点位置，在病灶组织处施加射频电流，通过裸露的电极针使其周围组织内的极性分子和离子振动、摩擦，继而转化为热能，其热能随时间逐渐向外周传导，从而使局部组织细胞蛋白质发生不可逆的热凝固性坏死。由于肿瘤组织对热量的敏感性更高，易受到高温的影响而凋亡，且灭活肿瘤组织被清除的过程中会刺激机体的肿瘤免疫，产生所谓"内源性瘤苗"作用而抑制肿瘤组织的生长，因而射频治疗目前正受到医患双方越来越多的关注和认可 [22]。

与射频消融不同，在微波消融热疗中，微波天线发射微波信号，产生高频电磁场，使组织内部的极性分子频繁改变极化方向，与非极性分子摩擦产热，将能量转化为热能。在加热过程中，局部组织因受热引起温度升高，可在局部产生由中心向外周递减的均匀分布的温度场，中心温度可达 145°C 以上，从而诱发肿瘤细胞凋亡 [15]。临床上常用的微波频率为 915 MHz 和 2450 MHz。与射频消融相比，微波消融疗法的优势是热效率高、热场分布均匀、升温稳定，能最低限度损伤正常肝组织。临床验证表明 [1]，经皮微波和射频消融治疗肝癌的局部疗效好，而并发症和远期生存率无明显差别，均为安全有效的肝癌治疗手段。

8.1.3 热消融治疗的基本临床步骤

基于医学影像引导的肝癌热消融是在医学影像的引导下将消融针经皮插入目标组织，消融天线针头附近受热会达到一个较高的温度，从而使肝癌细胞产生热凝固而衰亡(图 8.1)。通常来说，影像引导肝癌热消融主要有如下三个步骤：

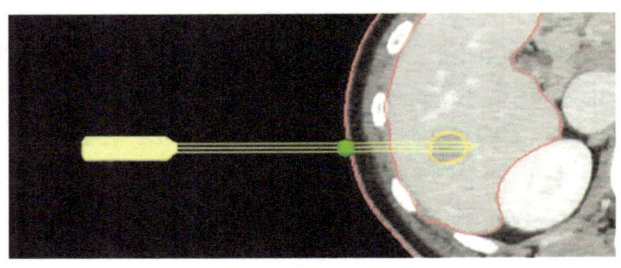

图 8.1　肝癌经皮热消融示意图。黄色边界为肿瘤区域，绿色边界为期望得到的消融区域

术前规划　主要是基于患者术前的影像信息以期制订出合适的治疗方案，包含三个基本步骤。① 定位：通过术前影像确定病灶的真实空间位置。由于周围邻近的组织器官可能会在消融过程中产生阻挡或者造成损害，肝脏肿瘤邻近组织如肝内血管、胆囊及可能会对进针路径产生阻碍的肋骨等位置信息需要利用术前影像进行确定；② 体积评估：利用医学影像软件观测目标消融区，并测量目标消融区各轴长尺寸大小；③ 消融方案规划：基于步骤①得到的关于肿瘤及周边组织器官的定位信息及步骤②中测量得到的目标消融区尺寸信息，进而设计一针或者多针的消融规划方案并根据规划方案设定消融设备参数。

术中介入治疗　指热消融手术中，在影像的引导下，根据术前规划方案进行消融治疗，包含三个基本步骤。① 进针：根据术前规划方案，手动将消融针按照规划进针路径插入指定位置；② 观察：利用术中影像观察坏死区域，并评估对目标肿瘤的覆盖情况及可能出现的对周围组织的损伤；③ 修正：根据步骤②的观察，适当调整消融针位置或者改变消融设备参数，以达到更好的消融治疗效果。

术后评估　指根据消融术后采集的影像，对治疗的效果进行科学评价，主要包括对消融坏死区域的位置、大小及对目标肿瘤的覆盖情况进行分析，对未完全消融的病例，确定是否进行二次消融治疗等。

临床医生在实施上述热消融步骤过程中还面临如下困难：① 临床医生对消融区的预测通常来自于厂家对特定规格消融针所产生的消融灶大小的说明，而这种对消融灶大小的描述通常是基于理想情况下的实验结果，且只提供消融灶在特定时间功率下的参考结果；② 目前在进行热消融治疗时，医生只能通过观察患者的影像和相关病例，凭借想象力设计手术方案，并依据自己构想的手术方案执行手术。这种情况下，手术效果的好坏往往取决于临床医生个人的能力和经验，而且相关手术方案也难以与患者和其他医生沟通；③ 医生难以精确测量肿瘤空间位置和形状信息，并且很难按照术前设计的手术方案准确地将消融针穿刺入肿瘤部位；④ 在对消融疗效进行评价时，术前影像和术后影像通常是不同时间和不同坐标系下的二维图像切片，这种情况下，医生在判断消融区是否完全覆盖目标肿瘤时往往费时费力，其准确性也难以保证。以上这些问题极大地影响了手术的治疗效果。

8.1.4 智能辅助肝癌热消融手术

为解决 8.1.3 节中提到的热消融手术在实际临床应用中的诸多问题，可以将以多种学科交叉为核心的数理医学技术引入肝癌热消融的治疗过程中来，通过精准模拟热消融手术来提高传统经验消融的效果。为此，我们将介绍基于数理模型的计算机技术做术前规划、术中导航和术后评估，来实现精准模拟，帮助医生解决经验不足而导致的诸多临床问题。通过计算机技术进行术前规划，设计精准的进针方案，包括进针位置、进针次数等信息，可以极大程度上避免临床医生由于经验问题而导致的消融不完整。通过术中导航技术，对术前规划进行合理的调整以达到最佳的消融效果。而术后评估技术则从理论上说明消融是否完整，是否需要二次消融等问题。

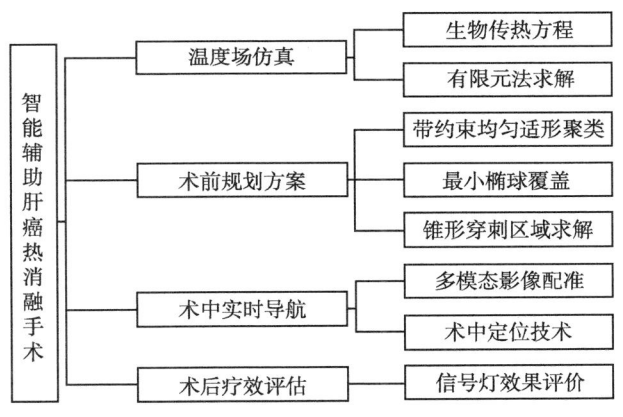

图 8.2　本章内容结构安排

本章的结构安排如图 8.2 所示。首先，为保证对消融灶的准确预测，我们介绍了针对射频消融和微波消融两种不同消融手段的温度场建模与仿真方法，该方法从原理上对消融的温度场进行模拟，为消融参数的设置提供理论依据，也为精准预测消融导致的热凝固区提供了理论支持。其次，我们介绍了一种精准的三维术前优化方法。该方法可自动求得最少的进针数目及最优的进针路径，其关键技术包括带约束均匀适形聚类算法、最小椭球覆盖算法及锥形穿刺区域求解算法，该术前规划方案通过精准规划最少用针次数与最优穿刺路径，可实现肿瘤的精准适形消融，并降低并发症的发生率，这大大降低了医生凭借空间想象力进行术前规划的弊端。为辅助医生将消融针更精确地插入肿瘤靶点，我们讨论了基于术中定位技术与影像配准融合技术的术中实时导航方法。该方法结合了超声、CT、MRI 等不同影像导航的优势,可弥补单一影像引导的不足,从而实现肿瘤的快速定位与精准消融。最后,针对传统消融效果评价方法费时费力,且难以保证准确性的难题,我们介绍了一种三维定量疗效评价机制,该评价手段采用信号灯警示的方式,可快速方便地辅助医生对热消融效果进行科学评价。

8.2 热消融温度场建模与仿真: 有限元方法

在热消融临床诊疗过程中,对待消融组织内热场温度分布的预测和控制非常重要,它可以辅助医生对体内温度进行监测,从而确定最佳的消融参数。由于肝癌消融的环境复杂,很多因素都会影响消融区域的大小,如热消融过程中能量密度的分布、随温度变化的电导参数、不同生物传热方程的求解及血管内血流的流速流向等,因此,研究热消融损伤区域尺寸的精确计算方法,具有非常重要的临床意义。同时,对热损伤区的精准刻画也是精准术前消融规划的基础,具有重要的参考价值。为此,我们将介绍一种基于生物传热模型的温度场仿真理论。

温度场仿真是通过数值模拟的方法实现对患者体内温度场分布的有效预测。精确的温度场仿真能有效预测热消融损伤区的形状和尺寸,提高手术规划系统的有效性,辅助医生设置最佳临床治疗参数。因此准确的温度场仿真可以降低医生主观因素的干扰,提高热消融临床治疗的安全性和有效性。

8.2.1 Pennes 生物传热方程

温度场仿真的理论基础是生物热方程。目前大多数消融温度场仿真都基于 Pennes 生物传热方程[39]。Pennes 方程于 1948 年被提出,其热传导项基于傅里叶经典导热定律,比较完整地表示了灌流组织的热传导、血流引起的热损耗、加热引起的新陈代谢和能量沉积之间的热平衡。其表达形式为

$$\rho c \frac{\partial T}{\partial t} - \nabla \cdot (\lambda \nabla T) + \omega_b c_b \rho_b (T - T_b) = Q_m + Q_r \tag{8.1}$$

其中 ρ, ρ_b 为组织和血液的密度 (kg/m³); c, c_b 为组织和血液的比热 [J/(kg·℃)]; T, T_b 为组织和血液的温度 (℃); λ 为组织的导热率 [W/(m·℃)]; ω_b 为血液灌注率 [kg/(m³·s)]; Q_m 为代谢率 [J/(m³·s)]; Q_r 为单位组织吸收的热辐射能 [J/(m³·s)]。

Pennes 方程是当前生物热领域应用最广泛的模型,也是研究电磁辐射与生物组织之间热相互作用规律非常经典的方程。下面两小节将重点介绍在热消融术中 Pennes 方程热量的来源及模型的求解方法。

8.2.2 辐射能量场建模

温度场仿真的前提是对射频或者微波消融过程中产生的能量场的模拟。在由 Pennes 方程求解计算热消融温度场分布中,能量主要来自电流或者微波能转化产

生的热辐射能,而代谢产生的热量往往可以忽略不计。下面分别对射频和微波消融的能量场进行概述。

射频消融探针的工作频率一般为 450~500 kHz [13]。在此段频率下的波长与射频探针大小相差几倍数量级,射频探针的能量传输主要通过电导,电流场作为热源,是焦耳热产生的主要原因。其控制方程主要有以下三个:

$$\nabla \cdot \boldsymbol{J} = \frac{\partial \rho}{\partial t} \tag{8.2}$$

$$\boldsymbol{J} = \sigma \boldsymbol{E} \tag{8.3}$$

$$\boldsymbol{E} = -\nabla V \tag{8.4}$$

式中,ρ 是电荷密度 (C/m^3),$\boldsymbol{J}$ 是电流密度 (A/m^2),σ 是电导率 (S/m),$\boldsymbol{E}$ 是电场强度 (V/m),V 是分布电压 (V)。

式 (8.2) 为电流连续性定理,若选用的是直流电物理场,则需保证电压是恒定的。式 (8.3) 为全电流定律,即总电流等于传导电流、位移电流及外部电流密度的总和,用于电流的计算。最后,式 (8.4) 是电势和电场的微分关系,即电流强度在某一方向上的分量等于该方向单位长度上电势的减少。由于射频探针的能量传输主要通过电导,可假设一种通过拉普拉斯方程求电场强度的电导模型:

$$\nabla \cdot (\sigma \nabla V) = 0 \tag{8.5}$$

组织中辐射能量分布可表示为

$$Q_r = \sigma |\nabla V|^2 \tag{8.6}$$

对于假定电导参数不变的模型,拉普拉斯方程可简化为 $\sigma \nabla^2 V = 0$。由于简化后的拉普拉斯方程与温度无关,可直接求出模型的分布电压,并作为已知条件代入式 (8.6) 计算辐射能量场。而对于电导随温度变化的模型,由于组织模型的温度与位置相关,不均一。以此当求解辐射能量场时,就需要迭代计算电导方程能量值和生物传热方程温度的数值。模型的外部边界接地,因此外部边界条件是电势为零。

在微波消融中,生物组织吸收微波能量后温度升高。为了得到精准的三维温度场分布,需要准确计算微波能量在人体组织内的分布,即微波消融中比吸收率 SAR 的分布。目前,对于 SAR 分布的求解主要有三种方法:第一种是根据 Maxwell 方程 [40] 求解辐射电磁场,通过理论推导和数值计算得到 SAR 分布;第二种是通过半经验公式推导及测量数据修正相结合的方法来确定 SAR 分布 [52];

第三种根据实验测量 [30,33] 的方法得到 SAR 分布。下面对三种方法逐一进行介绍。

1) Maxwell 方程求解法：Maxwell 方程组 [40] 的一般形式为

$$\begin{aligned} \nabla \cdot \boldsymbol{D} &= \rho_{\text{free}} \\ \nabla \cdot \boldsymbol{B} &= 0 \\ \nabla \times \boldsymbol{E} &= -\frac{\partial \boldsymbol{B}}{\partial t} \\ \nabla \times \boldsymbol{H} &= \boldsymbol{J} + \frac{\partial \boldsymbol{D}}{\partial t} \end{aligned} \tag{8.7}$$

式中，$\boldsymbol{D}$ 是电通量密度 (C/m^2)，$\boldsymbol{B}$ 是磁感应强度 (T)，$\boldsymbol{H}$ 是磁场强度 (A/m)，ρ_{free} 是电荷面密度 (C/m^2)。若假定肝脏组织是各向同性的，则电通量密度 $\boldsymbol{D}$ 正比于电场强度 $\boldsymbol{E}$；磁感应强度 $\boldsymbol{B}$ 正比于磁场强度 $\boldsymbol{H}$。方程组 (8.7) 可转化为

$$\begin{aligned} \nabla \cdot \boldsymbol{D} &= \nabla \cdot \epsilon \boldsymbol{E} = \rho_{\text{free}} \\ \nabla \cdot \boldsymbol{B} &= \nabla \cdot \mu \boldsymbol{H} = 0 \\ \nabla \times \boldsymbol{E} &= -\frac{\partial \mu \boldsymbol{H}}{\partial t} \\ \nabla \times \boldsymbol{H} &= \sigma \boldsymbol{E} + \frac{\partial \epsilon \boldsymbol{E}}{\partial t} \end{aligned} \tag{8.8}$$

式中，ϵ 表示介电常数。若假定电荷面密度 ρ_{free} 为 0，则 Maxwell 方程组可简化为

$$\nabla \times \mu_r^{-1}(\nabla \times \boldsymbol{E}) - k_0^2 \left(\epsilon_r - \frac{j\sigma}{\omega \epsilon_0} \right) \boldsymbol{E} = \boldsymbol{0} \tag{8.9}$$

其中 μ_r 是相对磁导率，k_0 是真空传播常数，ϵ_r 是相对介电常数，ϵ_0 是真空介电常数，ω 是角频率。比吸收率 SAR 通过以下公式得到

$$\text{SAR} = \frac{1}{2}\sigma|\boldsymbol{E}|^2 \tag{8.10}$$

2) 半经验公式推导法：半经验公式方法是根据微波能量在组织中传输并衰减的理论提出来的。在柱状坐标系中 (r, z 为圆柱坐标系下的径向坐标和轴向坐标)，微波能量所产生的组织 SAR 分布可利用下式计算 [52]：

$$\text{SAR} = C_t W \frac{2\epsilon r + (N-2)e^{-2\epsilon r}}{r^2} e^{-z^2/z_0^2} \tag{8.11}$$

式中，W 为微波功率 (W)，ϵ 为衰减常数 (mm^{-1})，N 为常数，取值 2.2，C_t、z_0 为经验常数，其单位分别为 $mm^{-0.8}$、mm。该公式为半经验公式，保持此公式的框架不变，根据不同组织类型、不同热疗条件，调整 ϵ, C_t, z_0 三个参数可提高模拟结

果的精度,具有较强的适应性。同时,可通过从临床手术的测量结果中来获取进一步的统计数据修正,以达到较高精度的模拟结果。

3) 实验测量法:对于 Pennes 生物传热方程,参见式 (8.1),若不考虑血液灌注项 w_b 和组织代谢产热项 Q_m,同时假定在加热开始阶段的热传导项 $\lambda \nabla^2 T$ 为零,此时,Pennes 生物传热方程可简化为

$$\rho c \frac{\partial T}{\partial t} = Q_r = \text{SAR} \tag{8.12}$$

从式 (8.12) 中可以看到,在加热初始阶段,SAR 与温度变化率相关,是个局部稳定变化函数。SAR 分布随位置不同而变化,需要在实验中选取特征点进行温度测量统计。据式 (8.12),在基于体模组织的微波热疗实验中,加热初始阶段的温度变化率即 SAR 值。为全面计算温度场分布,一般选择分布在射频针裂隙周围具有代表性的特征点,测量各测温点在微波消融中的温度曲线,求解加热初期线性较好的温度变化斜率,即测温点的 SAR 值。然后采用数据拟合的方法,得出三维 SAR 的分布公式。该公式可以直接应用于微波热疗温度场仿真中提高温度场预测的精度。

微波消融中 SAR 分布函数的计算步骤如下:

1) 在体膜或者离体、活体动物上选取特征点做重复测温实验。筛选并选取有效实验组,排除因各种因素导致温度数据变化较大的实验组数据。

2) 实验数据预处理。首先,为了获得准确的 SAR 分布,选取温度变化曲线线性较好的部分,一般取前 20 s 的数据作为有效数据。其次,把每个数据点的温度值与初始数据值求差值,以避免初始温度变化对实验结果的影响。分别取其平均值,得到每个功率组测温点在前 20 s 的温度数据平均值。最后,绘制温度变化曲线图,在图中添加趋势线,得到各曲线的斜率,从而得到每个对应测温点的 SAR 值。

3) 数据拟合。水冷微波天线的结构特点是,在 z 方向上分为前向 ($z > 0$) 无水冷和后向 ($z < 0$) 有水冷两个部分。采用指数式与三次多项式相乘的函数作为拟合多项式,且前向和后向分别拟合,共得到两个拟合公式。把测温点的 SAR 值代入拟合公式,确定待定系数的值,即可得到三维 SAR 分布函数。SAR 函数表达式如下:

$$\begin{aligned}\text{SAR}_f &= a \cdot e^{b \cdot r}(c_1 \cdot z^3 + c_2 \cdot z^2 + c_3 \cdot z + d) \\ \text{SAR}_b &= a \cdot e^{b \cdot r}(c_4 \cdot z^3 + c_5 \cdot z^2 + c_6 \cdot z + d)\end{aligned} \tag{8.13}$$

式中,SAR_f 和 SAR_b 分别表示前向 SAR 函数和后向 SAR 函数表达式,r 和 z 分别表示相对于微波消融针径向及轴向的距离,参数 $a, b, c_1, c_2, c_3, c_4, c_5, c_6, d$ 在拟合过程中确定。

8.2.3 数值求解

对于复杂的生物传热问题，多采用数值法计算求解。数值法是指借助计算机的计算能力，以离散数学为基础进行求解的方法。目前常用的数值法包括有限元法、边界单元法、离散单元法和有限差分法等[9]，对热消融温度分布的模拟多采用有限元法进行仿真分析。

有限元法的基本原理是把随空间、时间连续变化的物理量或热物性参数转化为在空间域与时间域中有限个离散点或子域上的值，用这些离散点的值去接近物体内待求变量的连续分布[7,16]。它的单元网格划分自由，更适合求解边界不规则的对象，特别是像肿瘤这样的组织。利用有限元方法求解热消融温度场仿真模型可分为以下几个步骤：

1) 构建求解域。根据实际要求，设计肝实质、肿瘤、消融天线等相应的几何模型并定义描述几何模型的属性表达参数。

2) 求解域离散化。将求解域离散为大小不同且形状各异的小尺寸单元，各单元之间相互连通，在仿真软件中通常称为网格划分，求解的精度及速度与网格划分的质量高低直接相关，是有限元求解中的重要步骤。

3) 确定求解模型的状态变量及其有效控制方法，即确定一组状态边界条件，为偏微分方程设定特解求解条件。

4) 单元推导。对单元构造一个适合的近似解，即推导有限单元的列式，其中包括选择合适的单元坐标系，建立单元式函数，以某种方法给定单元各状态变量的离散关系，从而形成单元矩阵。为了保证整体求解结果收敛有效，单元推导过程中要遵循很多原则，要注意不同单元之间的求解性能与边界约束。

5) 总装求解。为每个单元建立矩阵方程组，并对相邻单元节点的方程组进行累加总装，得到整体矩阵方程组。

6) 对有限元方程组进行求解。在以上步骤后，得到一个含边界条件的封闭方程组，采用数值计算方法求解该方程组，计算得到各单元节点的值，其精度与网格划分的有效性密切相关。

在利用计算机模拟热消融温度场时，一般应用 ANSYS、COMSOL Multiphysics 等商业多物理场耦合软件进行模拟仿真。利用仿真软件对热消融温度场的模拟请参阅文献 [15,20,30,33]。图 8.3 展示了利用 COMSOL Multiphysics 软件仿真生产的射频消融和微波消融温度场。

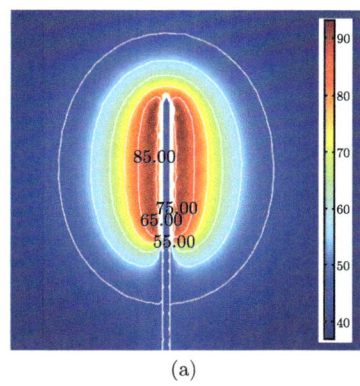
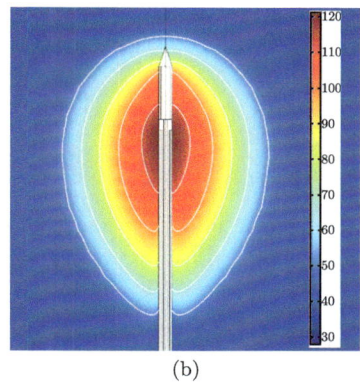

图 8.3 利用 COMSOL Multiphysics 软件求解热消融温度场举例。(a) 为频率 480 kHz 射频消融利用 Cool-tip™ ACT1530 型号射频针 8 min 仿真结果；(b) 为 60 W 输出功率微波消融 7 min 温度场仿真结果

8.3 热消融温度场建模与仿真：同质化微扰理论

目前，对消融温度场的模拟主要利用有限元方法，通过对肿瘤局部几何建模，进而进行数值求解。当建模结构足够细致时，数值方法可以得到比较准确的模拟结果。但数值方法计算量大，模拟一个固定位置单针消融温度场往往需要十几分钟甚至多达几十分钟的时间，这使得该方法很难辅助临床医生设计手术方案 (手术方案需要多次尝试不同的消融电极针位置)。为此，对于直杆状射频消融针引起的局部温度场，我们提出了一种新的求解理论 —— 同质化微扰理论[13]，利用该理论，得到了一种基于显式解的射频消融温度场表达方式，使得单针引起的局部消融温度场模拟仅耗时 0.05 s，成功地解决了数值方法不能即时求解温度场的难题。

同质化微扰求解理论主要包含三个核心技术，即分别对热源能量分布、均质组织下温度分布以及大血管热沉降作用引起的温度下降进行近似解析解表达。其流程框架如图 8.4 所示。

8.3.1 热源能量分布模拟

为降低数值法模拟辐射能量场的计算量，我们采纳并改进了文献 [23] 和 [24] 中使用的一种求解热源能量分布的简单方法。该方法具体为，对于直杆状单极射频针，设置边界条件：① 区域边界接地电压设置 $0\,V$；② 电极表面电压为常数 V，这表明电极表面的电流密度为常数：$J(r_0) = J_0$。根据能量守恒定律，任何一个围绕电极的圆柱体表面电荷量是恒定不变的。利用该性质，电极表面与围绕电极的任一

圆柱体 (半径设为 r) 表面的电荷量关系为

$$2\pi r_0 \boldsymbol{J}_0 = 2\pi r \boldsymbol{J}(r) \tag{8.14}$$

据此，电流密度 $\boldsymbol{J}(r)$ 可表示为

$$\boldsymbol{J}(r) = \boldsymbol{J}_0 \cdot \frac{r_0}{r} \tag{8.15}$$

扩散的能量密度 Q 可表示为径向距离 r 的函数，即

$$Q(r) = \boldsymbol{J} \cdot \boldsymbol{E} = \frac{\boldsymbol{J}^2}{\sigma} = \frac{\left(\boldsymbol{J}_0 \cdot \dfrac{r_0}{r}\right)^2}{\sigma} = \frac{k_p}{r^2} \tag{8.16}$$

其中 k_p 是一个常数，代表扩散的能量[23]。

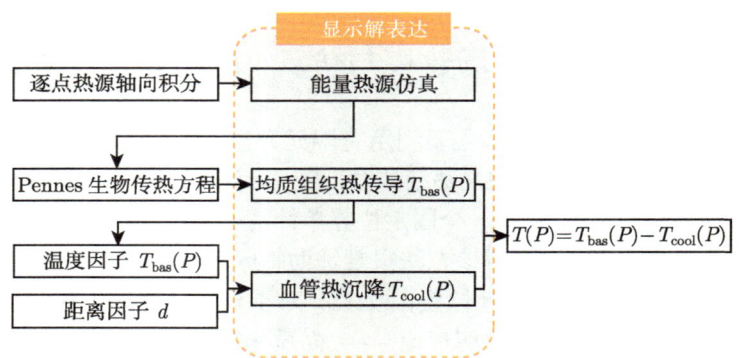

图 8.4 一种利用显式解析解模拟射频消融温度场方法流程框架图

上述计算能量分布的方法中假设射频电极是无限长的完美电导体，能量密度 Q 沿径向以 $1/r^2$ 量级衰减。然而，电极长度有限 (一般不超过 5 cm)，能量 Q 沿轴向和径向都会下降。在我们的方法中，电极周围的能量场被看作是电极中心线上点源能量场的组合。假设射频电极针位于一个柱坐标系 (r, z, θ) 中，坐标原点为电极中心位置，电极长度假设为 $2c$，由旋转对称，可忽略角坐标 θ，见图 8.5。对 z 轴 $[-c, c]$ 上任意一点 s，围绕点 s 存在一个点热源，该点热源以 $1/R^3$ 量级衰减，这里，R 为到点 s 的距离。

$$R = \sqrt{r^2 + (z-s)^2} \tag{8.17}$$

8.3 热消融温度场建模与仿真：同质化微扰理论

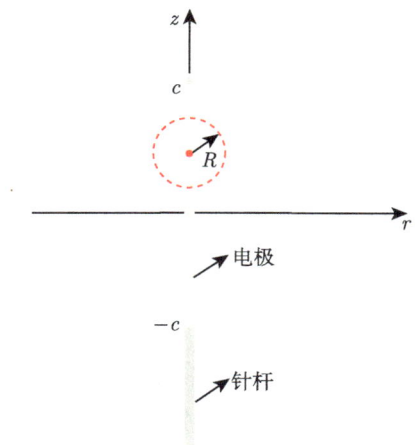

图 8.5 利用点热源模拟电极射频能量示意图

能量密度 Q 为 z 轴 $[-c, c]$ 上点热源能量密度的积分，

$$Q(r,z) = \int_{-c}^{c} \frac{C}{[r^2 + (z-s)^2]^{\frac{3}{2}}} ds = \frac{(c-z) \cdot C}{r^2 \sqrt{(c-z)^2 + r^2}} + \frac{(c+z) \cdot C}{r^2 \sqrt{(c+z)^2 + r^2}} \quad (8.18)$$

其中 $C = \dfrac{k_p}{2}$。图 8.6 展示了利用我们的方法得到的能量分布。值得一提的是，如果电极长度假设为无限长，即 $c = +\infty$，此时，利用本节所述方法可得能量 $Q(r) = \dfrac{k_p}{r^2}$，这与文献 [23] 和 [24] 中的结论是一致的。

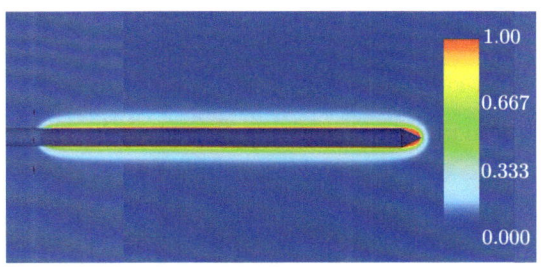

图 8.6 电极周围能量分布

8.3.2 均质组织中温度场模拟

本节假设目标消融区没有大血管存在，有大血管存在的情况将在下节讨论。同时，为方便求解，我们假设肝实质为均值的。由于临床医生通常关心消融可能达到的最大范围，因此，本节所述方法仅模拟消融时间大于 8 min 时的温度分布情况。而当消融时间高于 8 min 时，热凝固区大小几乎不再增大。对于均质组织的温度

场，我们基于 Pennes 生物传热方程进行求解。Pennes 生物传热方程为

$$\rho c \frac{\partial T}{\partial t} - \nabla \cdot (\lambda \nabla T) + \omega_b \rho_b c_b (T - T_{\text{body}}) = Q_m + Q \tag{8.19}$$

其中符号 ρ, c, λ, ω_b, ρ_b 和 c_b 分别表示肝组织的密度、肝组织的比热、热传导系数、血液灌注率、血液的密度、血液的比热[39]。$\omega_b \rho_b c_b (T - T_{\text{body}})$ 表示由毛细血管引起的热沉降作用，由于肝脏内弥漫着大量的毛细血管，在假定没有大血管存在的情况下，肝组织仍可认为是均质的，T_{body} 表示人体温度 (可看作常数)，Q 表示射频电流引起的热源能量，Q_m 表示新陈代谢产生的能量。由于 Q_m 作用非常小，在计算时往往可以忽略不计。

这里，我们不要求得到关于方程 (8.19) 的精确解，而是希望通过简化方程 (8.19) 得到一个带权重的温度分布表达式，并利用表达式中的权重参数与通过数值模拟得到的温度场进行匹配。对方程 (8.19)，从两方面对其进行简化，一方面，在稳态条件下计算方程 (8.19)，这意味着我们忽略升温项 $\rho c \frac{\partial T}{\partial t}$ 的作用。这是因为，在本文中我们假设消融时间是高于 8 min 的，在这种假设下，各点温度已基本接近稳定状态，于是我们在稳态条件下计算方程 (8.19)。另一方面，毛细管热沉降作用的灌注项 $\omega_b \rho_b c_b (T - T_{\text{body}})$ 不参与计算，这是因为，微细管的灌注作用是尽量使被升高的温度重新回到原始身体温度，它不会改变温度传导的方向。基于此，由微细管灌注引起的误差可以在与数值模拟得到的温度场进行拟合的时候达到最小。

利用前面得到的能量密度 $Q(r, z)$ 代替方程 (8.19) 中热源 Q, 则被简化的生物传热方程可重新记作

$$\lambda \Delta T + Q(r, z) = 0 \tag{8.20}$$

考虑到拉普拉斯算子在欧氏空间中是线性算子，并且热源 $Q(r, z)$ 可分解为点热源的积分和，我们首先分析由点热源引起的温度分布情况，易知，这是一个一维热传导问题。由电极中心线上 s 点处点热源所产生的温度 T_{pt} 满足下述方程表达式

$$\frac{1}{R^2} \cdot \frac{\partial}{\partial R} \left(R^2 \cdot \frac{\partial T_{pt}}{\partial R} \right) + \frac{C_0}{R^3} = 0 \tag{8.21}$$

其中 R 表示到点 s 的欧氏距离, $R = \sqrt{r^2 + (z-s)^2}$。对于感兴趣区域 Ω 内任意一点 P, 可得 P 点处的温度表达式为

$$T_{\text{pt}}(P) = C_0 \cdot \left(\frac{1 + \ln R}{R} \right) + \frac{C_1}{R} + C_2 \tag{8.22}$$

所以，对电极中心线上点源积分求和可得 P 点处温度表达式

$$T(P) = C_0 \cdot \int_{-c}^{c} \frac{1 + \ln \sqrt{r^2 + (z-s)^2}}{\sqrt{r^2 + (z-s)^2}} \, ds + \int_{-c}^{c} \frac{C_{11} \cdot |s| + C_{12}}{\sqrt{r^2 + (z-s)^2}} \, ds + C_2 \cdot \int_{-c}^{c} ds \tag{8.23}$$

8.3 热消融温度场建模与仿真：同质化微扰理论

为计算简单，方程 (8.22) 的右边第二项表达式 C_1/R 被认为沿 z 轴是线性的 (基于变量 $|s|$ 从 0 到 c)。

方便起见，令

$$\begin{cases} I_0 = \displaystyle\int_{-c}^{c} \frac{\ln\sqrt{r^2+(z-s)^2}}{\sqrt{r^2+(z-s)^2}} ds \\ I_{11} = \displaystyle\int_{0}^{c} \frac{1}{\sqrt{r^2+(z-s)^2}} ds \\ I_{12} = \displaystyle\int_{-c}^{0} \frac{1}{\sqrt{r^2+(z-s)^2}} ds \\ I_{21} = \displaystyle\int_{0}^{c} \frac{s-z}{\sqrt{r^2+(z-s)^2}} ds \\ I_{22} = \displaystyle\int_{-c}^{0} \frac{s-z}{\sqrt{r^2+(z-s)^2}} ds \end{cases} \quad (8.24)$$

此时，方程 (8.23) 可简记为

$$\begin{aligned} T(P) = & C_0 \cdot (I_0 + I_{11} + I_{12}) + C_{11} \cdot (z \cdot I_{11} - z \cdot I_{12} + I_{21} - I_{22}) \\ & + C_{12} \cdot (I_{11} + I_{12}) + 2c \cdot C_2 \end{aligned} \quad (8.25)$$

容易得到

$$I_{11} = \begin{cases} \ln \dfrac{\sqrt{r^2+(c-z)^2}+(c-z)}{\sqrt{r^2+z^2}-z}, & z \leqslant c \\ \ln \dfrac{\sqrt{r^2+z^2}+z}{\sqrt{r^2+(c-z)^2}-(c-z)}, & z > c \end{cases}$$

$$I_{12} = \begin{cases} \ln \dfrac{\sqrt{r^2+z^2}-z}{\sqrt{r^2+(c+z)^2}-(c+z)}, & z \leqslant c \\ \ln \dfrac{\sqrt{r^2+(c+z)^2}+(c+z)}{\sqrt{r^2+z^2}+z}, & z > c \end{cases} \quad (8.26)$$

$$I_{21} = \sqrt{r^2+(c-z)^2} - \sqrt{r^2+z^2}$$

$$I_{22} = \sqrt{r^2+z^2} - \sqrt{r^2+(c+z)^2}$$

考虑到积分 $\displaystyle\int \frac{\ln(r^2+u^2)}{\sqrt{r^2+u^2}} du$ 不能被基本初等函数表示，这里我们作一个近似处理。如果 $|z| \geqslant c$，

$$I_0 = \int_{|z|-c}^{c+|z|} \frac{\ln\sqrt{r^2+u^2}}{\sqrt{r^2+u^2}} du = \int_{|z|-c}^{c+|z|} \frac{\ln(\sqrt{r^2+u^2}+u)}{\sqrt{r^2+u^2}} - \frac{\ln\left(1+\dfrac{u}{\sqrt{r^2+u^2}}\right)}{\sqrt{r^2+u^2}} du \quad (8.27)$$

我们利用 $\dfrac{u}{\sqrt{r^2+u^2}} - \dfrac{u^2}{2(r^2+u^2)}$ 表示方程 (8.27) 中 $\ln\left(1+\dfrac{u}{\sqrt{r^2+u^2}}\right)$，可得

$$I_0 = \frac{1}{2}\Big(\ln^2\left(\sqrt{r^2+(c+|z|)^2}+(c+|z|)\right) - \ln^2\left(\sqrt{r^2+(c-|z|)^2}-(c-|z|)\right)$$
$$+ \ln\left(\sqrt{r^2+(c+|z|)^2}+(c+|z|)\right) - \ln\left(\sqrt{r^2+(c-|z|)^2}-(c-|z|)\right)$$
$$- \ln\left(r^2+(c+|z|)^2\right) + \ln\left(r^2+(c-|z|)^2\right)$$
$$- \frac{c+|z|}{\sqrt{(c+|z|)^2+r^2}} - \frac{c-|z|}{\sqrt{(c-|z|)^2+r^2}}\Big) \tag{8.28}$$

若 $|z| < c$,

$$I_0 = \int_0^{c-z} \frac{\ln\sqrt{r^2+u^2}}{\sqrt{r^2+u^2}}\,du + \int_0^{c+z} \frac{\ln\sqrt{r^2+u^2}}{\sqrt{r^2+u^2}}\,du \tag{8.29}$$

综上

$$I_0 = \frac{1}{2}\Big(\ln^2\left(\sqrt{r^2+(c-z)^2}+(c-z)\right) + \ln^2\left(\sqrt{r^2+(c+z)^2}+(c+z)\right)$$
$$+ \ln\left(\sqrt{r^2+(c-z)^2}+(c-z)\right) + \ln\left(\sqrt{r^2+(c+z)^2}+(c+z)\right)$$
$$- \ln\left(r^2+(c+z)^2\right) - \ln\left(r^2+(c-z)^2\right) - 2\ln^2 r + 2\ln r$$
$$- \frac{c+z}{\sqrt{(c+z)^2+r^2}} - \frac{c-z}{\sqrt{(c-z)^2+r^2}}\Big) \tag{8.30}$$

至此，我们得到了计算均质组织中温度场分布 (8.25) 的显示表达。在表达式 (8.25) 中，I_0，I_{11}，I_{12}，I_{21}，I_{22} 都是基本初等函数，C_0，C_{11}，C_{12} 和 C_2 是权重参数。当射频消融时间不少于 8 min 时，如临床上常用的 8 min，9 min，10 min，12 min 等，我们首先利用数值方法计算电极附近参考点的温度信息，对应每个参考点温度，我们可以得到关于参数 C_0，C_{11}，C_{12} 和 C_2 的线性方程组。原则上讲，参考点个数应不少于 4 个，当参考点多于 4 个时，即线性方程个数多于未知变量个数时，我们采用最小二乘方法 [27] 确定权重参数的值。

8.3.3 大血管热沉降作用模型

在 8.3.2 小节中，我们提出了一个在均质组织中求解温度场的显式解析表达式。然而，当周围存在大血管时，血液流动会带走大量的热量，从而造成热消融凝固区变形变小。血液流动带走热量，这就是血液的热沉降作用。对大血管周围的肿瘤的消融也一直是临床难点，如果术前不能很好地预测血管热沉降作用导致的热凝固区的形状，则极易造成消融不完全的情况。在利用数值方法求解消融温度场时，血管的热沉降作用通常有两种计算方式。一种是额外设计一个对流传热模型，并将其整合到生物传热模型中，具体细节可参考文献 [24,37]；另一种方法是将血管表面温

度设置为常数,作为狄利克雷边界条件处理,可参考文献 [26,47]。上述两种方法都需要对不规则血管表面进行网格剖分,这大大增加了射频消融温度场计算的时间。为了减少计算量,我们利用一个新的数学模型度量血管热沉降在接近热平衡时造成的区域温度损失,该温度损失可用基本初等函数表示出来,从而极大地降低了计算时间。在下文中,对于设定的计算区域 Ω 内任一点 P,$T_{\text{bas}}(P)$ 表示由 8.3.2 小节中利用式 (8.25) 得到的在均质组织中 P 点处的温度,$T_{\text{cool}}(P)$ 表示由于血管的热沉降作用导致的温度损失。P 点的温度定义为

$$T(P) = T_{\text{bas}}(P) - T_{\text{cool}}(P) \tag{8.31}$$

从原理上来说,血管的热沉降作用是由血管表面与被加热的组织之间存在温度差而引起的。由于血流较快,血液的温度可看作人体正常温度,当血管周边的组织因消融产热而温度上升时,血管的冷却作用就会显现出来。一般说来,温度差越大,被血液带走的热量就会越多,为了衡量这种温度差异,我们引入了一个温度度量因子和一个距离度量因子。距离度量因子测量距血管的最近距离,这里的距离使用欧式距离;温度度量因子衡量血管表面某一点位置在均质组织下的温度值 (假设大血管不存在),它由表达式 (8.25) 求得。更具体地,对计算区域 Ω 内任一点 P,假设点 P_{sf} 为血管表面上离点 P 最近的点,温度值 $T_{\text{bas}}(P_{\text{sf}})$ (简写为 T_{sf}) 和 P 到 P_{sf} 之间的欧氏距离为两个用于求解位置 P,由于热沉降作用导致的温度损失的度量因子。

4. 单根血管引起的温度损失

在本部分,我们假设计算区域 Ω 内有且只有一条平行于射频电极针的足够长的大血管。由图 8.7 展示的垂直于射频电极针并经过电极中心的横断面可以看出,血管周围存在一部分未凝固的区域。当血管较细时,未凝固的区域近似为围绕血管周围有一定厚度的管状结构。在文献 [26] 中,管状未消融区的厚度定义为

$$\theta_{\text{tube}} = \sup\{r \geqslant 0 : |B_{(r+r_{\text{ves}})}(P_{\text{ves}}) \cap \Omega_{\text{coag}}| = 0\} \tag{8.32}$$

其中 P_{ves} 表示直杆状血管的中心线位置,$B_{\epsilon}(P)$ 表示一个球心为 P 半径为 ϵ 的球体,$|\cdot|$ 表示集合的勒贝格测度,热凝固区为

$$\Omega_{\text{coag}} = \{P \in \Omega : T(P) \geqslant T_{\text{crit}}\} \tag{8.33}$$

这里,T_{crit} 表示热凝固区的临界温度。我们定义 $T_{\text{crit}} = 55\text{℃}$,高于此温度的区域即被认为是热消融凝固区。

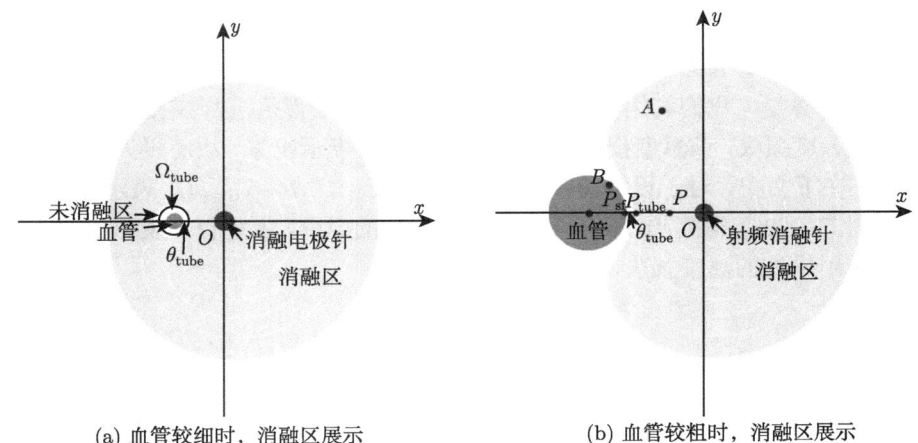

(a) 血管较细时，消融区展示　　(b) 血管较粗时，消融区展示

图 8.7　靠近血管附近温度分布以及热凝固区形状。血管假设为直杆状足够长的圆柱体，并保持与电极针平行。图 (a) 展示平面为经过电极中心的横切面，当血管较细时，血管外周有一个管状未凝固区域；当血管较粗时，未凝固区不再是管状结构。点 P_{sf} 表示在血管表面离点 P 最近的点，若点 P 在图 (b) 中 A 点，则点 P_{sf} 的位置位于图中 B 点

事实上，即使是当血管半径很小时，用 θ_{tube} 表示管状未消融区的厚度也是不准确的。这是因为，如图 8.7(a) 所示，远离电极的一侧的管壁厚度要比靠近电极一侧的厚度更大一些。因此，在本节中，符号 θ_{tube} 代表热凝固区与血管之间的 (最小) 距离。图 8.7 展示了在大血管和小血管下，θ_{tube} 表示的血管与热凝固区之间的距离。

在此横断面上，我们使用 P_{probe} 表示射频电极针的位置。简单地，首先尝试计算从点 P_{ves} 到 P_{probe} 之间的温度损失 T_{cool}。对于这条线上任意一点 P，点 P_{sf} 的位置 (图 8.7(b)) 和 T_{sf} 的值可通过如下表达式得出

$$P_{sf} = P_{ves} + r_{ves} \cdot \frac{P_{probe} - P_{ves}}{\|P_{probe} - P_{ves}\|_2}, \qquad T_{sf} = T_{bas}(P_{sf}) \tag{8.34}$$

然后，我们希望用 T_{sf} 表达 θ_{tube}。观察发现，对于不同管径大小的血管，若值 T_{sf} 是相同的，那么，θ_{tube} 的值几乎是相同的。利用拟合软件 TableCurve 2D，θ_{tube} 作为 T_{sf} 的函数可表达如下：

$$\theta_{tube} = 1/(A_1 + B_1 \cdot T_{sf}^2) \quad (T_{sf} > 43℃) \tag{8.35}$$

图 8.8 展示了 θ_{tube} 作为 T_{sf} 的函数曲线。值得注意的是，式 (8.35) 忽略了不同管径大小的血管造成的 θ_{tube} 之间的微小差别。并且，观察发现，当 T_{sf} 的值在 43℃ 左右时，此时，电极离血管相对较远，血管引起的热凝固区形变的幅度很小，这时可认为血管的冷却作用对消融没有影响。

8.3 热消融温度场建模与仿真：同质化微扰理论

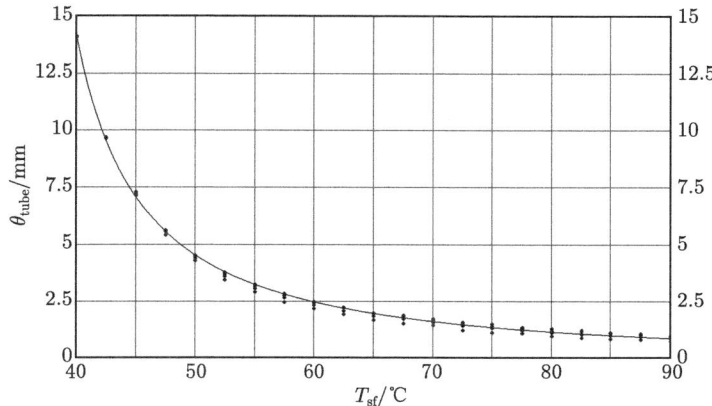

图 8.8　血管与热凝固区距离 θ_{tube} 随温度 T_{sf} 的变化示意图。对于固定的 T_{sf}，从上至下的四个点分别表示血管半径为 $r_{\text{ves}} = 1$ mm, 2 mm, 3 mm, 4 mm 时，θ_{tube} 的对应值

额外地，在从 P_{ves} 到 P_{probe} 的线上，用符号 P_{tube} 表示线上凝固区与未凝固区的交界点，表示如下

$$P_{\text{tube}} = P_{\text{ves}} + (r_{\text{ves}} + \theta_{\text{tube}}) \cdot \frac{P_{\text{probe}} - P_{\text{sf}}}{\|P_{\text{probe}} - P_{\text{sf}}\|_2} \tag{8.36}$$

T_{bas} 在点 P_{tube} 上的值，在下文中将用符号 T_{tube} 表示，也使用拟合工具 TableCurve 2D 拟合为温度 T_{sf} 的函数

$$T_{\text{tube}} = \sqrt{A_2 + B_2 \cdot T_{\text{sf}}^2 \cdot \ln T_{\text{sf}}} \tag{8.37}$$

对于管径较小的血管 (可参考图 8.7(a))，我们考虑以下区域，

$$\Omega_{\text{tube}} = C_{(r_{\text{ves}}+\theta_{\text{tube}})}(P_{\text{ves}}) - C_{r_{\text{ves}}}(P_{\text{ves}}) \tag{8.38}$$

其中 $C_\epsilon(P)$ 表示垂直于图 8.7 所示的横断面并经过横断面 P 点半径为 ϵ 的圆柱。在区域 Ω_{tube} 内，由血管冷却作用引起的热传导可看作是圆柱对称的。在 Ω_{tube} 内，有

$$0 = \lambda \cdot \Delta T_{\text{cool}} \approx \lambda \cdot \frac{1}{r} \frac{\partial}{\partial r} \left(r \frac{\partial T}{\partial r} \right) \tag{8.39}$$

其中 r 表示离血管中心线的径向距离。在上述假设下，可得

$$T_{\text{bas}}(P) - T_{\text{cool}}(P) = D_1 \cdot \ln(\tilde{r}_{\text{ves}} + \|P - P_{\text{sf}}\|_2) + D_2 \tag{8.40}$$

这里，$\tilde{r}_{\text{ves}}$ 是一个不同于血管半径 r_{ves} 的参数，它的值取决于以下几个方面：首先，基于事先的假设，θ_{tube} 的值跟血管半径 r_{ves} 是无关的，这就是说，从点 P_{sf} 到点

P_{tube} 的热传递可认为跟血管半径是无关的,因此,在式 (8.40) 中,我们希望 $\widetilde{r}_{\text{ves}}$ 是一个跟血管管径无关的量。其次,式 (8.39) 成立的前提是假设血管半径 r_{ves} 的值较小。尽管从点 P_{sf} 到点 P_{tube} 的温度损失跟血管管径大小无关,从图 8.20(b) 容易看出,当血管管径很大的时候,区域 Ω_{tube} 内的热传导方式不再是圆柱对称,基于此,$\widetilde{r}_{\text{ves}}$ 的值不能太大。最后,$\widetilde{r}_{\text{ves}}$ 值的大小跟冷却作用范围密切相关,这意味着我们需要利用 $\widetilde{r}_{\text{ves}}$ 的值控制冷却作用的范围。考虑到以上原因,$\widetilde{r}_{\text{ves}}$ 作为一个实验参数处理,其值由实验确定。

为求解 D_1 和 D_2,血管表面温度设置为人体正常温度,作为狄利克雷边界条件参与计算[26,47]。在位置 P_{sf},有

$$T_{\text{body}} = T_{\text{sf}} - T_{\text{cool}}(P_{\text{sf}}) = D_1 \cdot \ln(\widetilde{r}_{\text{ves}}) + D_2 \tag{8.41}$$

同时,位置 P_{tube} 上,有

$$T_{\text{crit}} = T_{\text{tube}} - T_{\text{cool}}(P_{\text{tube}}) = D_1 \cdot \ln(\widetilde{r}_{\text{ves}} + \theta_{\text{tube}}) + D_2 \tag{8.42}$$

结合式 (8.41) 和 (8.42),可以得到

$$\begin{aligned} D_1 &= \frac{T_{\text{crit}} - T_{\text{body}}}{\ln(\widetilde{r}_{\text{ves}} + \theta_{\text{tube}}) - \ln(\widetilde{r}_{\text{ves}})} \\ D_2 &= T_{\text{body}} - D_1 \cdot \ln(\widetilde{r}_{\text{ves}}) \end{aligned} \tag{8.43}$$

最后,从点 P_{ves} 到 P_{probe} 的温度损失定义为

$$T_{\text{cool}}(P) = \begin{cases} T_{\text{bas}}(P) - T_{\text{body}}, & P \in [P_{\text{ves}}, P_{\text{sf}}] \\ T_{\text{sf}} + \dfrac{\|P - P_{\text{sf}}\|_2}{\theta_{\text{tube}}} \cdot (T_{\text{tube}} - T_{\text{sf}}) - D_2 \\ \quad - D_1 \cdot \ln(\widetilde{r}_{\text{ves}} + \|P - P_{\text{sf}}\|_2), & P \in (P_{\text{sf}}, P_{\text{tube}}] \\ [T_{\text{tube}} - D_1 \cdot \ln(\widetilde{r}_{\text{ves}} + \|P - P_{sf}\|_2) - D_2]_+, & \text{其他} \end{cases} \tag{8.44}$$

上述表达式仅仅适合特定区域的温度损失计算,换句话说,只适用于横断面上从血管到电极针之间连线上各点的温度损失计算。对线上任一点 P,θ_{tube},T_{tube},D_1,D_2 都是 T_{sf} 的函数,一个特殊情况是当点 P 位在血管内部时,温度损失 $T_{\text{cool}}(P)$ 也依赖于 $T_{\text{bas}}(P)$ 的值。考虑到最后当计算温度 $T(P)$ 时,$T_{\text{bas}}(P)$ 将被抵消,所以,当 P 位在血管内部时,我们没有必要计算 $T_{\text{bas}}(P)$,它的温度 $T(P)$ 始终为 T_{body},P 点的温度损失 $T_{\text{cool}}(P)$ 可看作是距离 $\|P - P_{\text{sf}}\|_2$ 和温度 T_{sf} 的函数。对于计算区域 Ω 内任意一点 P,我们重新定义位置 P_{sf},并将提出的温度损失模型推广到整个区域 Ω 上,新的计算模型同样假设温度损失只与距离 $\|P - P_{\text{sf}}\|_2$ 和温度 T_{sf} 有关。P_{sf} 的新位置定义为

8.3 热消融温度场建模与仿真：同质化微扰理论

$$P_{\text{sf}} = P_{\text{ves}} + r_{\text{ves}} \cdot \frac{P - P_{\text{ves}}}{\|P - P_{\text{ves}}\|_2} \tag{8.45}$$

读者可参考图 8.7(b) 所示关于位置 P_{sf} 的例子。这里，T_{sf} 和 $T_{\text{bas}}(P)$ 的值由前面介绍的方法计算得来。在 T_{sf} 的值已知的情况下，长度 θ_{tube}、位置 P_{tube}、温度 T_{tube}、参数 D_1 和 D_2 可由表达式 (8.32)，(8.36)，(8.37) 以及 (8.43) 分别计算得出。最后，根据点 P 相对于点 P_{sf} 和 P_{tube} 的位置关系，P 点温度损失可由表达式 (8.44) 计算。

到目前为止，我们解决了单根血管由于热沉降作用引起的温度损失的计算，这里，加几个注记：① 在计算区域 Ω 内，如果两个点有相同大小的 T_{sf} 和相同的距离血管的长度，那么，这两点位置将会得到相同大小的由血管热沉降引起的温度损失。在这种条件下，这两个点的温度值差别主要来自于温度 T_{bas} 在两点的差别。② 对于计算区域 Ω 内一个给定的点 P，温度损失依赖于 T_{sf} 和距离 $\|P - P_{\text{sf}}\|_2$，因此，大管径血管比小管径血管有更大范围的未消融区域，这跟实际情况也是一致的 (可参考图 8.7)。

至此，我们已经得到了平行于射频电极针的单针血管引起的温度损失计算模型。对于一个给定的点 P，由血管热沉降引起的温度损失可看作温度 T_{sf} 和该点到血管距离的函数。对于肝内分割出来的血管树系统 (一般只保留半径大于 1 mm 的血管)，我们忽略不同血管系统 (如动脉、肝门脉以及肝静脉) 可能存在的热沉降作用差异，继而考虑分割好的血管树表面温度恒为人体温度[26,47]。这样做的一个好处是，患者分割好的血管系统可当作一个整体进行求距离计算。详细地，对于一个给定的点 P，我们首先计算点 P 到分割好的血管树的最小距离，以及血管树上离点 P 最近的点 P_{sf}，温度 T_{sf} 可由表达式 $T_{\text{sf}} = T_{\text{bas}}(P_{\text{sf}})$ 得出。在距离 $\|P - P_{\text{sf}}\|_2$ 和温度 T_{sf} 都已知的情况下，P 点的温度损失可由表达式 (8.44) 计算得出。

对于一个特定的血管树和一个给定的点 P，可以看出，P_{sf} 和 $\|P - P_{\text{sf}}\|_2$ 跟电极的位置是没有关系的。为了提高计算效率，对于区域 Ω(实验中设置的分辨率为 0.8 mm × 0.8 mm × 0.8 mm) 内每一点 P，计算其距血管树的最近距离以及血管树上距 P 最近的点 P_{sf}。对于一个完整的肝内静脉系统，此预计算过程在内存为 16.0 GB 的台式机上测试时间为 35 s。但是，如果仅仅考虑肿瘤附近的血管枝，上述预计算过程只耗时大约几秒钟的时间。在已知 P_{sf} 和 $\|P - P_{\text{sf}}\|_2$ 的情况下，将射频电极放入区域 Ω 内任何位置，计算一个包含 65 × 65 × 65 体素的温度场仅仅耗时 0.05 s，实现了对温度场的实时模拟。

5. 效果分析与评价

以一个水冷式单极射频电极针为例进行验证，该电极针针头电极长度为 3 cm。为了验证提出的方法的准确性，我们与数值方法进行了比较。图 8.9 分别展示了提出的方法与数值方法得到的温度分布情况。表 8.1 列出了 20 个监测点位置两种计算方法各自的温度以及两者之间的温度差值。

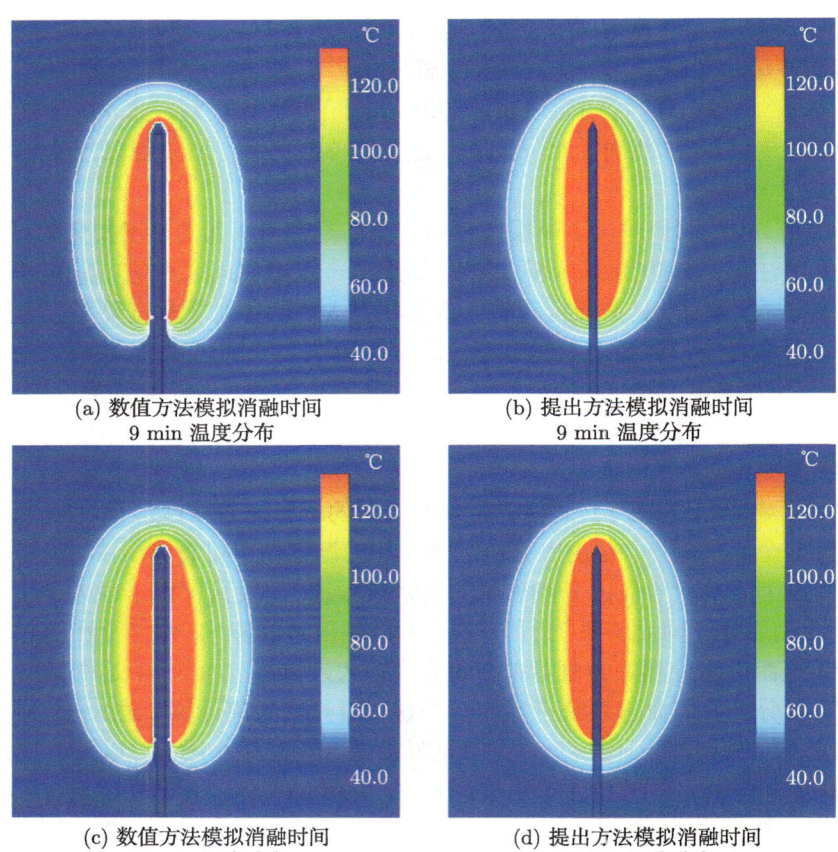

图 8.9 两种方法得到的温度分布对比。图中从内向外白色等温线分别代表的温度为 95℃，85℃，75℃，65℃，55℃

表 8.1 20 个监测点位置温度对比

标号	(r, z)	消融时间为 9 min			消融时间为 12 min		
		数值方法	提出方法	偏差	数值方法	提出方法	偏差
1	(5, 0)	126.530	126.222	−0.308	128.190	127.967	−0.223
2	(10, 0)	73.658	73.276	−0.382	77.111	76.615	−0.496
3	(15, 0)	49.053	51.295	+2.242	51.046	53.198	+2.152
4	(20, 0)	39.739	39.881	+0.142	40.126	40.084	−0.042
5	(5, 5)	122.530	124.995	+2.465	125.941	126.381	+0.440
6	(10, 5)	71.426	71.598	+0.172	74.076	74.715	+0.639

8.3 热消融温度场建模与仿真：同质化微扰理论

续表

标号	(r, z)	消融时间为 9 min			消融时间为 12 min		
		数值方法	提出方法	偏差	数值方法	提出方法	偏差
7	(15, 5)	47.110	50.181	+3.071	49.834	51.930	+2.096
8	(20, 5)	39.527	39.217	−0.310	40.094	39.305	−0.789
9	(5, 10)	112.380	115.657	+3.277	113.650	116.417	+2.767
10	(10, 10)	64.611	65.583	+0.972	66.489	68.172	+1.683
11	(15, 10)	44.158	46.809	+2.651	45.487	48.131	+2.644
12	(5, 15)	85.888	85.426	−0.462	86.025	87.018	+0.993
13	(10, 15)	53.621	54.611	+0.990	55.341	56.583	+1.242
14	(15, 15)	41.615	41.585	−0.030	42.037	42.257	+0.220
15	(0, 17)	102.830	102.996	+0.166	102.99	103.128	+0.138
16	(5, 17)	72.670	70.011	−2.659	73.289	72.170	−1.119
17	(10, 17)	48.939	49.592	+0.653	49.673	51.273	+1.600
18	(0, 19)	71.900	68.452	−3.448	72.592	71.034	−1.558
19	(0, 21)	55.503	52.951	−2.552	56.512	55.537	−0.975
20	(0, 25)	40.026	38.164	−1.862	41.038	39.511	−1.527

为了验证提出的数学模型在计算血管热沉降作用导致的温度损失方面的准确性，我们在经过电极中心的横断面上比较两种方法的模拟结果。这里，选取的血管半径为 2 mm(图 8.10 中第 1~2 行所示) 和 4 mm(图 8.10 中第 3~6 行所示)。其中，图 8.10 中第 5~6 行两个血管分居电极两侧，且到电极的距离相同。在图 8.10 中，第 1~4 列血管到射频电极的距离分别为 7.5 mm，9.9 mm，11.5 mm，15.4 mm。在此实验中，所有的血管都假设为直杆状，足够长并且跟射频电极针平行。图 8.10 展示了提出的方法和数值方法在周围存在血管时的温度场 (曲线) 比较情况。可以看出，

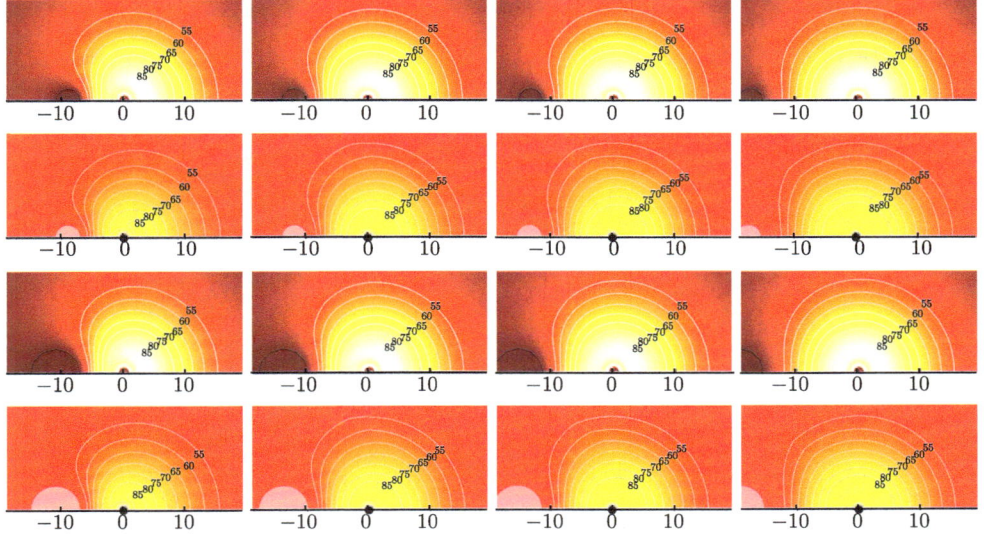

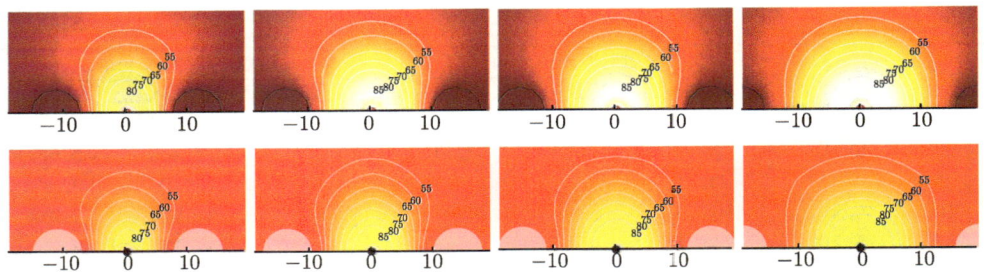

图 8.10 提出的方法 (偶数行) 与数值方法 (奇数行) 得到的血管热沉降作用对比图。第 1~2 行展示了单根半径为 2 mm 的血管距电极不同距离时,两种方法得到的温度场分布情况;第 3~4 行展示了单根半径为 4 mm 的血管距电极不同距离时,两种方法得到的温度场分布情况;第 5~6 行展示了两根半径为 4 mm 的血管距电极不同距离时,两种方法得到的温度场分布情况。图中刻度单位为 mm,等温线温度单位为 ℃

对于不同的血管半径,不同的血管与电极之间的距离等情况下,我们的模拟结果与数值模拟结果都非常近似。

在实际临床模拟中,我们往往需要考虑患者真实的血管树结构所导致的温度损失。图 8.11 以一个真实病例为例,展示了两种方法在同一进针位置所模拟的温度分布。在图 8.11(a)、(b) 中所示的三维场景中,为全面地展示热场分布情况,我们用不同的颜色以及透明度分别显示了 85℃,75℃,65℃ 和 55℃所对应的温度轮廓。图 8.11(d) 显示了我们的方法得到的热凝固区域 (55℃ 轮廓) 与数值模拟得到的热凝固区之间的距离差。可以看出,利用同质化微扰求解理论所得温度场与数值模拟结果有非常高的相似性。在利用 COMSOL Multiphysics 软件进行数值计算时,我们只选取肿瘤附近血管枝进行建模,参见图 8.11(c)。网格最大/最小单元尺寸设置为 5.8 mm/0.576 mm,在台式机 (Intel(R) Core^{TM} i7-6700, 3.40GHz, 16.00GB RAM,

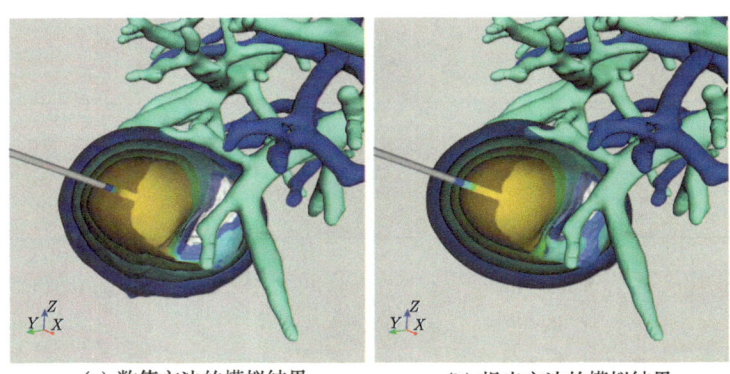

(a) 数值方法的模拟结果　　　　(b) 提出方法的模拟结果

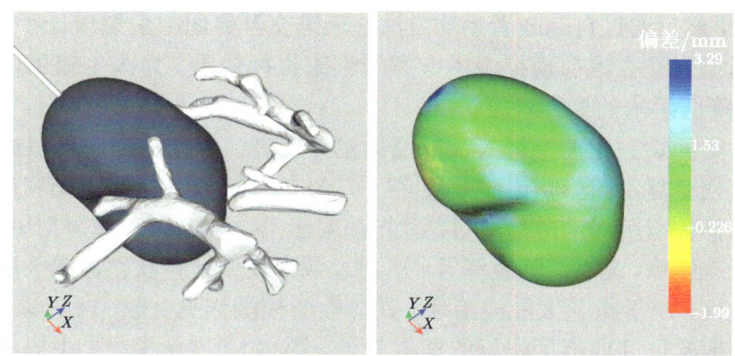

(c) 目标消融区附近血管枝与热消融固区　(d) 热消融凝固区之间的差异距离图

图 8.11　提出方法与数值方法模拟血管树附近温度场对比图。图 (a) 和 (b) 中，从内向外等温线所指示温度分别为 85℃，75℃，65℃ 及 55℃，目标肿瘤、肝静脉、门静脉分别用白色、绿色、蓝色显示；图 (c) 所示血管为目标肿瘤附近部分血管集合。该血管集合也是在数值方法中参与计算的血管系统；图 (d) 为提出的方法得到的热凝固区表面与数值方法得到的热凝固区表面的距离图

Windows 10，6 位) 上平均运行时间为 891 s。然而，我们的显式解计算方法仅耗时大约 0.05 s，大大地提高了热凝固区模拟的效率。

8.4　术前规划手术方案

8.4.1　术前规划的意义及研究现状

　　射频消融和微波消融作为两种有效的肿瘤微创治疗方法，具有微创高效、安全性高的特点，特别是对于小肝癌，热消融可对其进行完全灭活和根治。然而当肿瘤较大或者形状不规则时，热消融治疗往往效果不理想，复发率较高，导致这种情况的一个重要原因就是对大肿瘤更难制订完整的消融覆盖方案，进而造成消融不完全，残留癌细胞的比例高。因此，如何快速准确地制定合理安全的治疗方案对热消融手术能否成功灭活肿瘤起着至关重要的作用。一般来讲，当肿瘤较小、形状较为规则时，治疗方案的制订较为简单，通常将肿瘤中心设为靶点，使用单个消融针穿刺到靶点位置对肿瘤进行消融。但当肿瘤较大或形状不规则时，则需要采用单针多次消融或者多针同时对肿瘤进行消融，这就要求医生根据术前医学影像资料确定消融针数量及消融针的进针路径。对大肿瘤的消融通常需要具备大量的临床手术经验，否则医生很难计划手术路径，并确定消融治疗所需的功率和时间。为了解决上述问题，需要一套可靠的手术规划方法来辅助医生进行手术。具体来说，就是在手术进行之前，通过术前三维医学影像数据重建患者重要脏器和肿瘤的三维模型

并加以分析，然后通过自动或者手动方法在三维交互界面中虚拟设计手术方案，通过计算机模拟方法在术前模拟手术方案的临床执行效果，为医生提供可靠的手术指导，从而降低手术的执行难度。

消融方案的规划主要是针对大肿瘤的治疗而言，多数临床应用报道已证实大肿瘤易发生残留复发而影响治疗效果[32,45]。Dodd 等[17] 在 2001 年利用计算机模拟覆盖类球体肿瘤所需消融灶数目，并指出对于 4~6 cm 大肿瘤可用 6 球灶或 14 球灶模型覆盖肿瘤。随后，陈敏华等[11] 通过数学模型计算获得覆盖大肿瘤所需最少消融灶数目，用于指导大肿瘤治疗，具体数学模型详见文献 [10]，该模型在 110 位患者做临床验证并取得了很好的消融效果。图 8.12 展示了[10] 中提出的正棱柱消融模型及正十二面体消融模型。

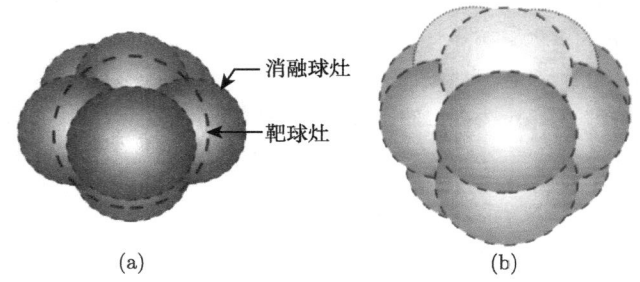

图 8.12 消融规划模型举例。(a) 正棱柱消融模型定位模式[10]；(b) 正十二面体消融模型定位模式[10]

8.4.2 基于一种带约束聚类方法的不规则大肿瘤消融方案术前规划方法

8.4.1 小节所提到数学模型可计算得出类球形肿瘤所需的最少消融灶数目，但是上述模型对不规则形状的大肿瘤却难以适用。同时，由于针状消融天线得到的消融区更近似于椭球形 (图 8.13)，用标准球形消融灶进行肿瘤覆盖，准确性难以保证。本小节我们重点介绍一种利用椭球形消融灶规划不规则形状大肿瘤消融方案的方法[12]。在本小节中，我们规定，消融针所产生的最大椭球形消融灶的长短轴大小由临床医生根据以往临床经验指定并已通过 8.2 节中的温度场模拟方法获得验证。基于此，本小节所有对椭球形消融区长短轴大小的描述均可被认为是已知量。

本章提出了一种半自动方法规划射频消融系统。该系统以椭球形消融灶为基础，在医生给定的一个适合穿刺的进针区域内确定覆盖肿瘤的最少椭球形消融灶个数和对应于每一个消融灶的锥形穿刺区域，在锥形区域内选择合适的进针路径可避开对大血管及周围重要组织的损伤。下面对其中涉及的一些模型和数学方法进行详细介绍。

8.4 术前规划手术方案

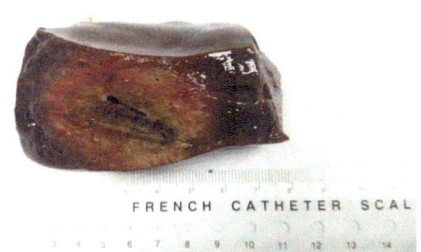

图 8.13　Cool-tip^{TM} ACT1530 型号射频针在离体猪肝中所产生的椭球形消融灶

预处理：开始消融规划之前，肿瘤及周边组织，如肝脏、肋骨和皮肤等首先利用 [38] 中方法进行精确分割，肝内血管则利用 [19] 中提出的方法进行提取。由于小的血管在消融过程中通常容易被烧毁，这里我们只提取直径大于 3 mm 的血管进行显示。安全起见，肿瘤周围通常需要增加一个 4~6 mm 的安全边界，对于安全边界邻近大血管或者安全边界与大血管重叠的情况，我们规定，离大血管距离小于 1 mm 的安全边界区域被舍弃掉，但此过程需要保证肿瘤区域完整无损。该操作可以在一定程度上抑制大血管对升温区的热沉降作用，同时也可减少热量对大血管造成损伤。图 8.14 (a) 和 (b) 展示了肿瘤靠近大血管时安全边界区域效果图。

考虑到如果进针路径不受约束，那么术前规划方案一般难以在临床复现。所以，对于一个目标肿瘤，临床医生需要根据其位置关系确定一个单连通进针区域。该区域除了满足临床医生的进针习惯外，还需满足以下两点：① 在这个区域内，进针轨道不会损伤其他的重要器官，如肺和胆囊等。② 在此区域内，所有进针路线长度均小于消融针的最大穿刺长度。图 8.14(c) 展示了一个可行的进针区域的例子。

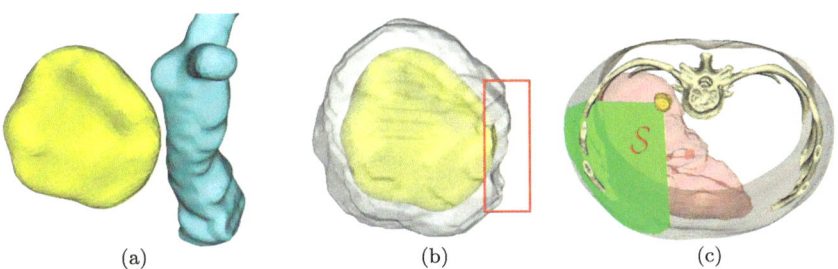

图 8.14　安全边界及进针区域展示图。(a) 目标肿瘤靠近大血管；(b) 目标肿瘤安全边界展示；(c) 绿色区域表示进针区域，该区域由临床医生指定

(1) 一种带约束聚类的大肿瘤均匀适形分块的模型。一般来讲，肿瘤的标准化分割结果在图像中表达为大量体素的集合，这个集合的所有体素中心点可看作一个点云模型。对于任意不规则形状的肿瘤，本方法希望通过聚类算法，得到与单针椭球形消融灶适形的若干消融子类集合，这里我们假定消融子类个数为 K 个。为

了得到椭球形子类，聚类算法一般采用 Mahalanobis 距离作为距离度量进行聚类。一个点 (体素)v_i 关于第 j 个子类中心 o_j 的 Mahalanobis 距离的平方定义为

$$D_M(v_i, o_j) = (v_i - o_j)^T \Sigma_j^{-1} (v_i - o_j) \tag{8.46}$$

式中，Σ_j 表示第 j 个子类的协方差矩阵。若假设 λ_{j1}，λ_{j2}，λ_{j3} ($\lambda_{j1} \geqslant \lambda_{j2} \geqslant \lambda_{j3}$) 为 Σ_j^{-1} 的特征值，e_{j1}，e_{j2}，e_{j3} 为对应的三个特征向量。那么

$$\Sigma_j^{-1} = \begin{bmatrix} e_{j1} & e_{j2} & e_{j3} \end{bmatrix} \begin{bmatrix} \lambda_{j1} & 0 & 0 \\ 0 & \lambda_{j2} & 0 \\ 0 & 0 & \lambda_{j3} \end{bmatrix} \begin{bmatrix} e_{j1}^T \\ e_{j2}^T \\ e_{j3}^T \end{bmatrix} \tag{8.47}$$

与著名的主成分分析 (PCA) 算法[5] 类似，Mahalanobis 距离是一种基于样本分布的距离度量 (图 8.15)。换句话说，PCA 算法就是把椭球形分布的样本改变到另一个空间里，使其成为球状分布，而 Mahalanobis 距离即样本为球状分布的空间里的欧氏距离。

利用上述聚类算法，可以实现对大肿瘤的椭球形分块。考虑到若最大主方向 e_{j3} 不受约束，即消融针穿刺方向在不受控制的情况下，消融策略往往难以在临床复现。为此，本模型的进针路径统一约束在预处理中引入的进针区域 $\mathcal{S}$ 内 (图 8.14(c))，即在每步迭代中，将各子类的最大主方向限制在 $\mathcal{S}$ 内。这就需要在 e_{j3} 的基础上，引入一个新的特征向量 w_{j3}(图 8.15)，其定义如下

$$w_{j3} = \begin{cases} e_{j3}, & e_{j3} \in \mathcal{S} \\ \dfrac{u_{j3} + \dfrac{t}{10}(e_{js} - u_{j3})}{\left\| u_{j3} + \dfrac{t}{10}(e_{js} - u_{j3}) \right\|_2}, & e_{j3} \notin \mathcal{S} \end{cases} \tag{8.48}$$

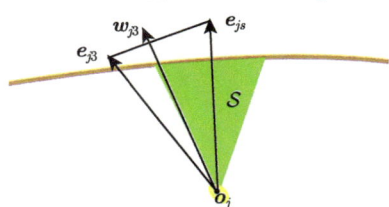

图 8.15　生成约束在 $\mathcal{S}$ 内的特征向量 w_{j3}。当最大主方向 e_{j3} 不在 $\mathcal{S}$ 时，通过 e_{j3} 修正得到新的方向 w_{j3}

其中

$$u_{j3} = \begin{cases} e_{j3}, & e_{js}^T \cdot e_{j3} \geqslant 0 \\ -e_{j3}, & e_{js}^T \cdot e_{j3} < 0 \end{cases} \tag{8.49}$$

e_{js} 是用来辅助求解 w_{j3} 的单位向量，这里我们选取 e_{js} 为上次迭代中特征向量 w_{j3}，t 是 1~10 中使得 w_{j3} 约束在进针区域 $\mathcal{S}$ 内最小的正整数。与此同时，e_{j1}

8.4 术前规划手术方案

和 e_{j2} 也被修正为新的单位向量 w_{j1} 和 w_{j2}，以保持与向量 w_{j3} 的垂直关系。假设对于特定的消融针型，所生成的椭球形消融区的短半轴与长半轴之比为 k，那么，$\lambda_{j1}, \lambda_{j2}, \lambda_{j3}$ 的值可通过以下方程组重新设定，

$$\begin{cases} \lambda_{j1} : \lambda_{j2} : \lambda_{j3} = 1 : 1 : k^2 \\ \lambda_{j1} \cdot \lambda_{j2} \cdot \lambda_{j3} = 1 \end{cases} \tag{8.50}$$

最后，矩阵 Σ_j^{-1} 被新的正定矩阵 W_j 代替，W_j 的定义如下

$$\boldsymbol{W}_j = \begin{bmatrix} \boldsymbol{w}_{j1} & \boldsymbol{w}_{j2} & \boldsymbol{w}_{j3} \end{bmatrix} \begin{bmatrix} k^{-\frac{2}{3}} & 0 & 0 \\ 0 & k^{-\frac{2}{3}} & 0 \\ 0 & 0 & k^{\frac{4}{3}} \end{bmatrix} \begin{bmatrix} \boldsymbol{w}_{j1}^{\mathrm{T}} \\ \boldsymbol{w}_{j2}^{\mathrm{T}} \\ \boldsymbol{w}_{j3}^{\mathrm{T}} \end{bmatrix} \tag{8.51}$$

显然，矩阵 $\boldsymbol{W}_j$ 的行列式值为 1，这保证了各子类具有相近的大小。至此，改进的距离度量 $D_{\boldsymbol{W}}(\boldsymbol{v}_i, \boldsymbol{o}_j)$ 定义为

$$D_{\boldsymbol{W}}(\boldsymbol{v}_i, \boldsymbol{o}_j) = (\boldsymbol{v}_i - \boldsymbol{o}_j)^{\mathrm{T}} W_j (\boldsymbol{v}_i - \boldsymbol{o}_j) \tag{8.52}$$

我们亦证明了若代价函数的定义为

$$E = \sum_{i=1}^{n} \sum_{j=1}^{K} P_{ij} D_{\boldsymbol{W}}(\boldsymbol{v}_i, \boldsymbol{o}_j) \tag{8.53}$$

则在每次迭代中代价 E 依次递减，这保证了此聚类算法是收敛的。证明过程详见本章末尾的附录部分。

至此，基于带约束聚类的大肿瘤均匀适形分块的模型实现了：① 将大肿瘤分为若干子类，并且各子类大小尽可能地相近；② 子类是通过算法根据消融区形状迭代适形匹配出来的，因此子类的形状跟单针所导致的椭球形消融区形状类似；③ 得到的子类的最大主方向限制在进针区域 $\mathcal{S}$ 内，这保证了消融穿刺路径为有效的进针路径。

$$\begin{aligned} \boldsymbol{c} &= \boldsymbol{F}^{-1} \cdot \boldsymbol{z} \\ R &= r/k \end{aligned} \tag{8.54}$$

(2) 最小椭球覆盖技术。此技术是将上述聚类得到的 K 个子类分别进行椭球形消融灶最小覆盖。在不引起歧义的情况下，统一假定单个覆盖点集为 $\mathcal{X} := \{\boldsymbol{x}_1, \boldsymbol{x}_2, \cdots, \boldsymbol{x}_m\}$。特别地，三维实心椭球的定义如下

$$\mathcal{E}(\boldsymbol{c}, \boldsymbol{Q}) = \{\boldsymbol{x} \in \mathbb{R}^3 \mid (\boldsymbol{x} - \boldsymbol{c})^{\mathrm{T}} \boldsymbol{Q} (\boldsymbol{x} - \boldsymbol{c}) \leqslant 1\} \tag{8.55}$$

式中，$\boldsymbol{c}$ 为椭球的中心，$\boldsymbol{Q}$ 为正定矩阵，其单位特征向量表示椭球的三个主方向，三个特征值分别代表三个半主轴长的平方的倒数。考虑到进针区域 $\mathcal{S}$ 的约束条件，

我们选择子类的三个主方向为覆盖椭球的三个主方向，这里简写为 w_1, w_2 和 w_3。此时，Q 可以写作

$$Q = \begin{bmatrix} w_1 & w_2 & w_3 \end{bmatrix} \begin{bmatrix} \dfrac{1}{r^2} & 0 & 0 \\ 0 & \dfrac{1}{r^2} & 0 \\ 0 & 0 & \dfrac{k^2}{r^2} \end{bmatrix} \begin{bmatrix} w_1^\mathrm{T} \\ w_2^\mathrm{T} \\ w_3^\mathrm{T} \end{bmatrix} \tag{8.56}$$

式中，r 和 k 分别表示最小覆盖椭球的短半轴长和椭球形消融灶短半轴与长半轴之间的长度比。此时，对点集 $\mathcal{X}$ 进行最小椭球覆盖问题可表示为

$$\begin{aligned} &\min_{Q,c} \quad \mathrm{Vol}(\mathcal{E}) \\ &\text{s.t.} \quad (x_i - c)^\mathrm{T} Q (x_i - c) \leqslant 1, \quad i = 1, 2, \cdots, m \end{aligned} \tag{8.57}$$

其中，$\mathrm{Vol}(\mathcal{E})$ 表示实心椭球 $\mathcal{E}(c, Q)$ 的体积，

$$\mathrm{Vol}(\mathcal{E}) = \frac{4}{3k}\pi r^3 \tag{8.58}$$

直接计算上述优化问题比较困难。考虑到 $\mathrm{Vol}(\mathcal{E}) \propto r^3$，引入三个中间变量：变换矩阵 F，点集 $\mathcal{A} := \{a_1, a_2, \cdots, a_m\}$ 和变量 z，

$$\begin{aligned} F &:= \begin{bmatrix} 1 & 0 & 0 \\ 0 & 1 & 0 \\ 0 & 0 & k \end{bmatrix} \begin{bmatrix} w_1^\mathrm{T} \\ w_2^\mathrm{T} \\ w_3^\mathrm{T} \end{bmatrix} \\ a_i &:= F \cdot x_i, \quad i = 1, 2, \cdots, m \\ z &:= F \cdot c \end{aligned} \tag{8.59}$$

此时，上述优化问题可转化为下面的模型。

$$\begin{aligned} &\min_{r, z} \quad r \\ &\text{s.t.} \quad (a_i - z)^\mathrm{T}(a_i - z) \leqslant r^2, \quad i = 1, 2, \cdots, m \end{aligned} \tag{8.60}$$

至此，对点集 $\mathcal{X}$ 进行最小椭球覆盖问题转化成了对点集 $\mathcal{A}$ 的最小球覆盖问题，我们引入文献 [50] 中关于最小球覆盖问题的方法对上述问题进行求解，可得到最优 r 和 z，通过反向变换可得覆盖椭球的中心和长半轴的长度。图 8.16 展示了对点集合进行最小椭球覆盖的效果。

如果给定肿瘤聚类个数 K，我们可以通过上述聚类算法将肿瘤适形分为 K 个子部分，并对每个子部分进行最小椭球形消融灶覆盖。为了得到最少的消融灶个

数，我们对聚类个数 K 进行遍历计算 (或者更优地进行并行计算)，得到最小的 K 值，并确保 K 个求解得到的覆盖椭球大小都不超过假定的椭球形消融灶的大小。

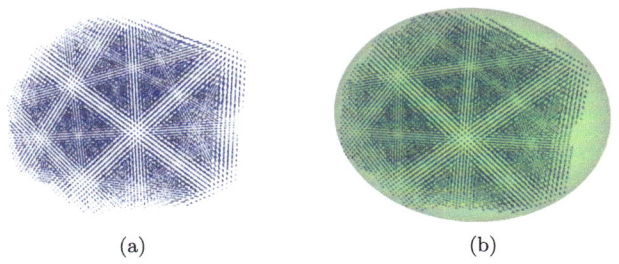

图 8.16　最小椭球覆盖效果展示图。(a) 一个可通过单针消融的肿瘤的图像中体素点的集合；(b) 通过最小椭球覆盖技术对肿瘤进行的最小椭球覆盖效果展示

(3) 椭球形消融灶最大主方向周围锥形穿刺区的建立。通过上述步骤，我们可以得到最少的消融灶个数和最优的消融穿刺路线。这里，最优穿刺路径即覆盖椭球的最大主轴方向。但是由于肝脏周围复杂的解剖结构，以及肝内血管等因素，最优穿刺路线往往不适用于临床实际进针需要。考虑到我们获取的覆盖椭球小于假定的椭球形消融区大小，为此，在最大主方向周围，我们设计一个锥形穿刺区 (图 8.17)。在该锥形区域内，所有的进针路线都可保证椭球对子病灶区的完全覆盖。

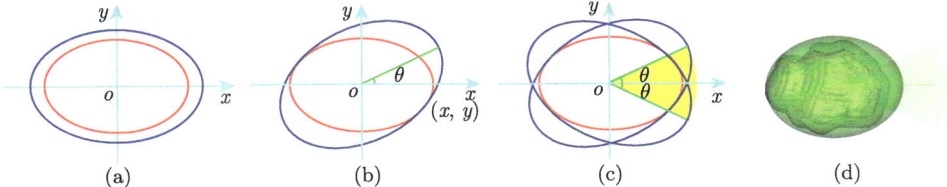

图 8.17　基于最小覆盖椭球的锥形穿刺区域。(a) 蓝色椭圆表示假定的最大椭球形消融灶，红色椭圆代表求得的覆盖椭球；(b) 在可以全覆盖的范围内，最大的旋转角度 θ 展示；(c) 图中黄色区域表示在二维平面内扇形可自由旋转区域；(d) 在三维空间中，锥形穿刺区域效果展示

为简单起见，首先在二维上考虑，假设存在两个相似的椭圆，两者的中心均位于原点上，主轴方向平行于坐标轴方向。假设较大椭圆的长半轴和短半轴长度分别为 t_1 和 t_2，较小椭圆与较大椭圆的大小比为 ρ，易知，较小椭圆的长半轴和短半轴分别为 ρt_1, ρt_2。假定 (x, y) 为两椭圆在笛卡儿坐标系第四象限两个椭球唯一的相交点，则该交点满足如下方程组

$$\begin{cases} \dfrac{x^2}{t_1^2} + \dfrac{y^2}{t_2^2} = \rho^2 \\ \dfrac{(\cos\theta \cdot x - \sin\theta \cdot y)^2}{t_1^2} + \dfrac{(\cos\theta \cdot y + \sin\theta \cdot x)^2}{t_2^2} = 1 \end{cases} \quad (8.61)$$

式中，θ 表示在较小椭圆被较大椭圆完全覆盖的情况下，可达到的最大旋转角度，

$$\theta = \arccos\left(\frac{\sqrt{(\rho^2 t_1^2 - t_2^2)(t_1^2 - \rho^2 t_2^2)}}{\rho(t_1^2 - t_2^2)}\right) \tag{8.62}$$

推广到三维场景，最大旋转角度可表示为

$$\theta = \arccos\left(\frac{\sqrt{(\rho^2 R^2 - r^2)(R^2 - \rho^2 r^2)}}{\rho(R^2 - r^2)}\right) \tag{8.63}$$

其中，r 和 R 分别为覆盖椭球的短半轴和长半轴长度，ρ 为覆盖椭球与椭球形消融区大小之比。在此锥形区域内，用户可配合三维腹部结构显示，手动调节进针路径，以避开消融操作对大血管和内部重要器官的损伤，使消融更加安全有效。至此，我们完成了对 [12] 中半自动椭球消融规划系统的关键技术的介绍。

本章所提出的半自动椭球规划系统的三维界面如图 8.18 所示。用户只需要勾画一个大致的进针区域并确定椭球形消融灶的大小参数，该系统即可自动确定最少进针数量和最优进针路径。同时，通过在锥形穿刺区调整进针路径，可达到避开大血管的目的。图中黄色虚拟进针路径可由人工手动调节，路径角度、进针深度及该路径是否可以避开大血管等信息均可即时更新显示 (图 8.18(f))。

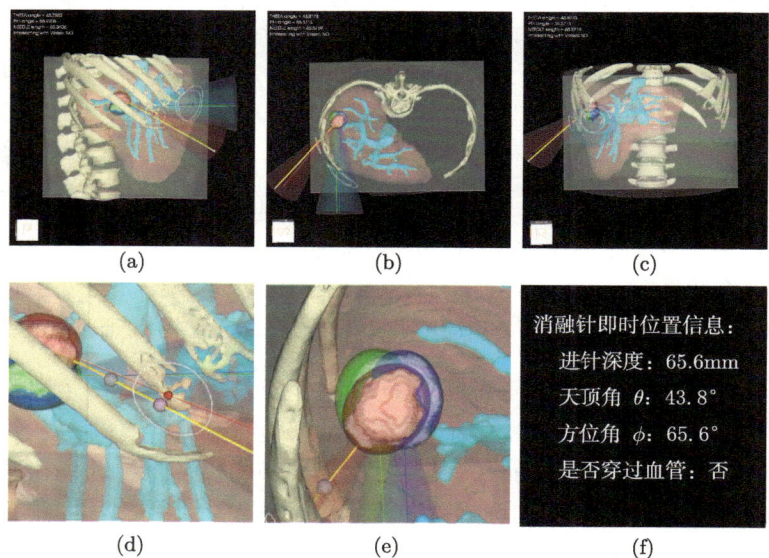

图 8.18 半自动椭球规划系统三维界面展示。(a)~(c) 分别为规划结果在矢状面、横断面和冠状面的显示；(d) 锥形穿刺区域的放大图显示；(e) 椭球消融灶完全覆盖肿瘤的放大图显示；(f) 与可手动调节的虚拟射频针关联的即时信息显示

8.4.3 临床应用实例

为了验证本章提出的半自动椭球消融规划系统的有效性,我们在浙江大学附属第一医院进行了临床病例验证 (图 8.19)。首先,从术前的 CT 影像中分割出目标肿瘤、肝脏、肝内血管、肋骨和皮肤等重要组织结构。由于目标肿瘤靠近肝脏边界,肿瘤的安全边界设置为 4 mm,此时,目标消融区的大小为 39.06 mm×35.79 mm×30.94 mm。在临床医生的指导下,我们对 Cool-tip™ 系列 220 V 发生器 (CTRF220) 与 ACT 1530 类型单极射频针进行规划模拟。这里我们假定椭球形消融区的三个轴长为 35 mm×28 mm×28 mm。我们的规划方案显示 3 个消融灶可完全覆盖肿瘤 (图 8.19(b)),该规划方案被临床医生核实并最终采纳。在实际手术时,医生根据三维可视化显示系统准确地实施了该规划方案。患者术后 11 天的 CT 图像显示病灶被完全融,其中,目标肿瘤体积为 15.867 ml,规划椭球体积为 23.054 ml,实际消融大约为 27.5 ml。该病例说明我们在文献 [12] 中提出的规划系统可以非常优化地进行术前消融方案规划。

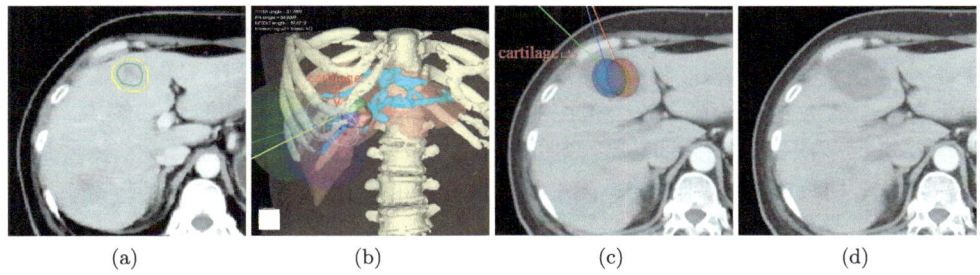

图 8.19 利用本章提出的方法进行术前规划的病例。(a) 绿色轮廓表示分割好的目标肿瘤,黄色轮廓表示围绕肿瘤扩充的安全边界;(b) 术前规划方案的三维展示图;(c) 椭球形消融灶在二维横断面上的显示,其中 (c) 中左上角的软骨对应于 (b) 中红色箭头指向的软骨,虽然在图 (c) 中,进针路径被投影到了二维横断面的软骨组织上,但事实上所有的三个进针路径都成功避开了软骨所在的位置;(d) 术后的真实消融区

8.5 术中实时导航

临床上肝癌热消融手术可采用超声引导,超声影像具有实时、无创、便捷、廉价等优势,但超声引导热消融手术也存在视野有限、空间分配率低等缺点。针对超声引导热消融中存在的不足,近年来发展的多模态影像导航技术可以将术中超声与术前三维图像 (如 CT/MRI) 结合起来,利用患者在消融前的 CT/MRI 影像序列重构三维模型,在超声实时扫描时,同步或者融合显示相应的 CT/MRI 切面,以更高的分辨率显示解剖结构及超声影像中可能存在的盲区。利用定位装置实时定

位热消融针和超声探头,并在超声和 CT/MRI 模型中实时显示热消融针,以辅助医生将消融针更精确地插入肿瘤靶点。本节主要介绍计算机导航技术在辅助医生进行术中热消融治疗时的方法与理论。

8.5.1 单一影像引导方式的局限性

肝癌热消融的影像引导方式主要包括超声 (US)、CT、MRI 等[18]。超声能够实时反映热消融针的位置,并且热消融加热过程中,加热区域内形成的气泡在超声影像上表现强回声,因此,临床医生完成肿瘤进针后,在热消融治疗的过程中仍可继续使用超声来观测气泡引起的强回声区,从而初步判定消融区域大小。目前,超声引导因其实时、无创、便捷、价廉等优势,成为我国不同等级医疗机构首选的热消融影像引导方法,也是应用最多的术中肝癌热消融引导影像。然而超声影像也存在一定的局限:① 超声分辨率相对较低,易受气体及骨骼的影响而显示不清,而且当病灶较小时,超声的显像也容易受到限制;② 加热区域形成的气泡会在超声图像中产生后方声影,使得准确检测消融区较为困难;③ 超声影像提供给医生的视野有限,难以准确显示肿瘤的空间位置和形状信息,使得消融设备很难按照术前手术规划路径精确穿刺,从而影响治疗效果。相比超声,肝癌在 CT/MRI 上显示更清晰,图像分辨率较高,视野范围更大。但 CT 引导具有非实时性的缺点,且患者需要进行多次扫描,接受的辐射剂量较多。MRI 影像引导也为非实时,需要进行多次扫描,扫描时间相对较长,且各种介入设备必须与磁场兼容,费用较高。

超声、CT、MRI 影像在引导肝癌热消融方面各具优势,但单一影像引导往往又存在很大的局限性,为了解决上述问题,可以将计算机导航技术与医学影像加以结合,以弥补单一影像导航的不足,实现肿瘤的精准消融。在术中导航方面,定位技术和影像融合配准技术是最重要的两种技术手段。

8.5.2 术中定位技术

术中定位装置是手术导航的核心部件,通过实时跟踪消融器械的位置获取与患者组织结构的相对关系。根据其定位原理不同,术中定位技术包括机械臂定位、光学定位、电磁定位等。

(1) 机械臂定位:机械臂定位装置主要由一个多关节的机械臂构成,每个关节均有旋转编码器以采集相对应的状态,手术器械的方位信息可通过各个关节的具体参数运用机器人运动学原理求解获得。机械臂定位技术在神经外科、骨科等领域应用较为广泛[41,44],但该技术在肿瘤热消融领域尚处于开发研究阶段,还需根据实际临床需要进行改进。

(2) 光学定位:光学定位技术采用高速双目立体摄像机高精度观察目标,然后利用定位算法计算出目标在定位坐标系中的空间位置,并由此进一步计算手术器械的位置信息[46]。光学定位技术精确度高,应用广泛,可以同时跟踪多个目标。其主要缺点在于它要求摄像头和被照射物体之间不能有光线遮挡,这在热消融手术中极大地限制了操作的灵活性[21]。

(3) 电磁定位:电磁定位使用正交电磁场原理进行实时定位,主要由电磁场发射器、电磁场接收器和电磁跟踪配适器构成,电磁场发射器和电磁场接收器分别能够发射和接收磁场信号,而该信号经过计算处理后,可以获得位置信息[8]。电磁定位技术也可以同时定位多个目标,且克服了光学定位中手术器械易受阻挡的问题,使得医生能够自如地使用电磁定位装置来引导手术。此外,电磁定位装置还可以使用特制的定位标记点来完成标记点自动识别和坐标系自动配置的工作。电磁定位的不足之处在于其准确性容易受到外在磁场的干扰,定位装置附近的金属会对定位信号产生一定的影响,从而有可能导致误差的出现[49]。

目前在热消融领域,由于光学定位和电磁定位已经有了很好的商业化产品(如百胜公司的"Virtual Navigator"、飞利浦公司的"PercuNav"、GE公司的"Volume Navigation"等),因此,光学定位装置和电磁定位装置比机械臂定位装置应用更为广泛。

8.5.3 影像融合配准技术

计算机辅助术中导航的核心问题是导航开始之前的多模态影像配准及术中定位技术。由于热消融手术一般采用超声引导,在本节中,多模态影像配准技术主要指术中实时超声影像跟术前CT/MRI影像进行空间匹配的过程。根据自动化水平,配准方法通常可分为手工、半自动和全自动配准。

手工配准需要在配准过程中选择标定点进行对应点的配准,根据此过程对应点选择不同可分为体内标定法和体外标定法[2,6,31]。体外标定法指在影像扫描前使用定位磁片在患者体表选择多个标记点,热消融定位时再用电磁感应器在体表磁片处确定位置。体内标定法指在人体内部选择多个标记点(如肝内大血管、病灶等作为参照物)来进行融合配准。在实际临床工作中,体内标定法应用较多,而且精准度较高。图8.20展示了文献[31]中术前MRI图像与术中超声图像手动融合效果图。

除了手工配准方法之外,Wein等[48]提出了一种CT-超声图像配准方法,该方法首先从不同图像的成像原理出发,将CT图像仿真为超声图像,然后利用最大熵原则选取一幅待配准超声图像,利用线性组合的线性相关(linear correlation of linear combination, LC^2)作为相似度度量实现CT-超声图像的刚性和仿射配准(图8.21)。该配准方法不需要任何的人工交互,在25个患者身上的验证实验表明,该方法可实现76%的实验数据自动配准,平均实验误差为8.1mm。Milko等[34]通过对比六种基于不同相似度度量的超声-MRI图像配准方法,发现基于

MRI 图像梯度模和三维超声的相关比率配准方法在准确度和鲁棒性上要优于其他方法。本文作者认为该方法未来可以应用于临床肝癌射频消融的术中导航中去。同年，Milko 等 [35] 在国际医学影像计算机辅助大会 (Medical Image Computing and Computer Assisted Intervention, MICCAI) 上提出了一种基于超声动力学建模的肝脏超声-MRI 图像配准新方法，该方法首先从超声图像中提取肝脏血管，并生成二维概率图，再组合成三维概率图像，最后，利用多分辨率配准框架将三维血管概率图像与 MRI 图像进行配准。Lee 等 [28] 提出了一种非刚性肝脏三维超声-CT 图像配准方法，该方法既利用了肝脏内血管的信息，又考虑了肝脏和胆囊的表面信息，使用基于灰度和梯度信息的联合三维直方图的新型目标函数，先进行基于血管的非刚性配准，再进行基于表面的非刚性配准，提高了配准精度。Nam 等 [36] 提出了一种基于特征的肝脏三维超声-CT 图像自动仿射配准方法，该方法首先从三维超声图像中分割出血管腔和肝表面，然后利用边缘匹配算法自动计算初始的配准变换，该方法基于改进的 Viterbi 算法，从超声-CT 图像中找到血管中心线的最大可能对应位置，最后通过联合使用血管和肝表面信息得到的全局仿射变换，迭代优化配准过程。实验结果表明该方法可有效地对三维超声-CT 图像进行自动配准。更多关于术中超声图像与术前 CT/MRI 图像融合成像的现状与进展，请参考综述文献 [28]。

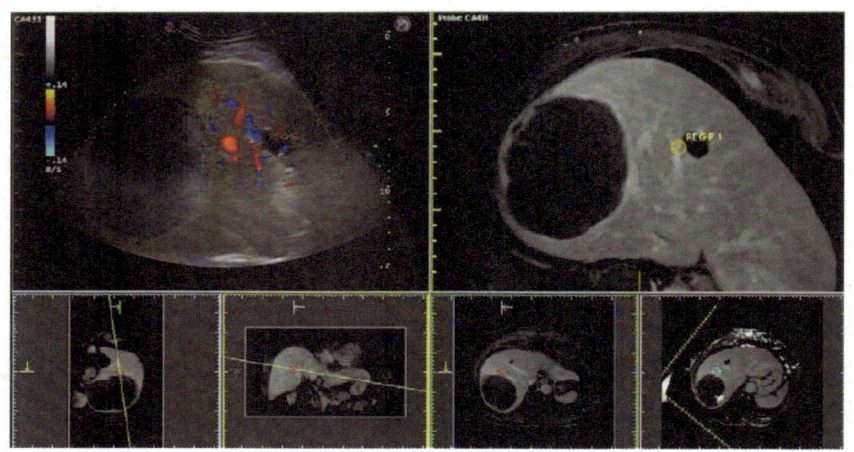

图 8.20　术前 MRI 图像与术中超声图像手动配准，融合显示效果图 [31]

在肝癌热消融实际临床应用中，目前绝大多数术中导航仍使用手工配准，这说明当前自动配准技术在精度和鲁棒性上还有待提高。手工配准操纵费时，配准精度很大程度依赖于医生经验，因此，研究超声和 CT/MRI 图像的快速自动化配准新算法，仍然是数理科学在辅助医生进行术中导航方面的重要课题。

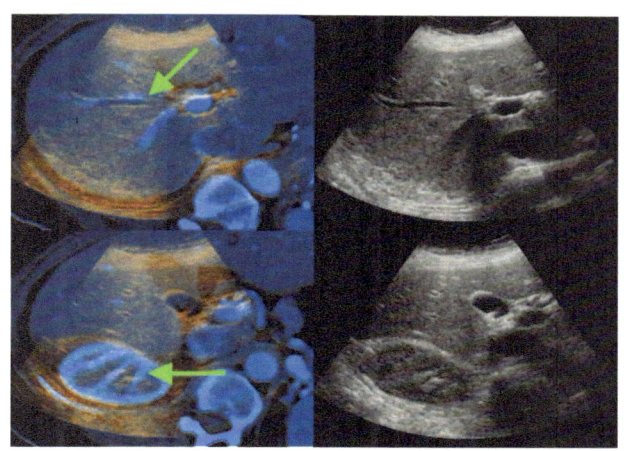

图 8.21　基于仿射配准的 CT 与超声融合效果显示。左侧为融合成像，右侧为原始超声图像，绿色箭头指示特殊解剖结构位置点的配准效果 [48]

8.6　术后疗效评估

热消融术已成为公认的治疗肝癌的有效方法，为了评价其治疗效果，通常需要对术前和术后的 CT/MRI 图像进行对比分析。一般来说，一个肿瘤被彻底灭活是指肿瘤及其周围的安全边界完全被术后消融区包围，而肿瘤未被完全灭活往往指在消融区外部仍然残留肿瘤细胞。本节主要从可视化角度入手，比较术前肿瘤区及术后消融区在外形、大小及位置方面的相对关系，并利用文献 [42] 中提出的热消融信号灯系统对术后消融效果进行评价，该评价系统可以快速方便地辅助医生对热消融效果进行科学评价。

8.6.1　模型预处理

热消融评价是基于对术前肿瘤区和术后消融区在指定范围内的量化比较。因此，肿瘤和消融区及肝脏轮廓都需要精准分割。这里，我们采用 Peng 等 [38] 提出的半自动分割方法对术前和术后肝脏轮廓进行精准分割。同时，由于术前和术后 CT/MRI 图像扫描时间和位置坐标之间的差异，以及患者的扫描姿势和呼吸等原因引起的肝脏形变，需要对术前及术后图像进行配准操作。在本节中，我们采用开源配准软件 Elastix [25] 对术前及术后影像进行非刚性配准。配准操作以术前图像为参考图像，术后图像为浮动图像，并基于术前和术后肝脏分割结果对肝脏轮廓进行非刚性匹配。配准完成后，采用文献 [38] 中的方法分割肿瘤目标及对应消融区目标。这里，我们选用术前图像的肿瘤分割结果为目标肿瘤区域，经过非刚性变换的术后图像的消融区分割结果作为待比较消融区域。

对于热消融手术来说，对肿瘤周边 5~10 mm 的安全边界的消融是至关重要的。在术后评价中，我们对肿瘤外周安全边界的计算主要依赖著名的快速行进 (fast marching) 算法 [43]。快速行进算法以计算 Eikonal 方程为核心进行求解。Eikonal 方程属于非线性偏微分方程，可以认为是一种近似波动方程，它的形式如下：

$$\begin{cases} ||\nabla u(\boldsymbol{x})|| = 1/f(\boldsymbol{x}), & \boldsymbol{x} \in \Omega \\ u(\boldsymbol{x_0}) = 0, & \boldsymbol{x} \in \partial\Omega \end{cases} \tag{8.64}$$

Eikonal 方程的解 $u(\boldsymbol{x})$ 的物理含义是从源点 $\boldsymbol{x_0}$ 以速度 $f(\boldsymbol{x})$ 到达计算域 Ω 内点 $\boldsymbol{x}$ 所消耗的最短时间。特别地，在 $f(\boldsymbol{x}) = 1$ 的情况下，方程解 $u(\boldsymbol{x})$ 就代表计算域 Ω 内的距离场。这里，源点 $\boldsymbol{x_0}$ 取为肿瘤区域体素点的集合。为防止安全边界溢出肝脏，计算域 Ω 限定为事先分割好的肝脏区域内。图 8.22 展示了靠近肝脏边缘的肿瘤的安全边界区域效果图。

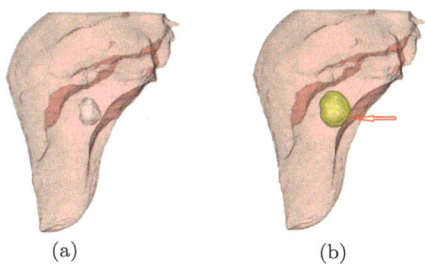

图 8.22 安全边界效果展示。(a) 肿瘤目标靠近肝脏边界；(b) 肿瘤周围 5 mm 安全边界展示，箭头处安全边界未溢出肝脏边界

8.6.2 信号灯评价方法

信号灯评价系统 [42] 使用三种不同的颜色突出显示消融效果 (图 8.23)，主要包括以下三种信号：

(1) 完全消融的区域用绿色表示。完全消融区域是指该部分肿瘤区域被消融区完全包围，并且距离消融区轮廓的距离大于安全边界设定宽度。

(2) 未达到安全边界区域用黄色表示。未达到安全边界区域是指该部分肿瘤区域虽然被消融区包围，但其与消融区轮廓的距离小于安全边界设定宽度。黄色信号表示该区域存在癌细胞复发的可能。

(3) 未消融区域用红色表示。未消融区域是指该部分肿瘤区域在消融区外侧，未被消融区覆盖。红色信号表示该区域消融不彻底，需要再次消融或利用其他手段进行二次治疗。

8.6 术后疗效评估

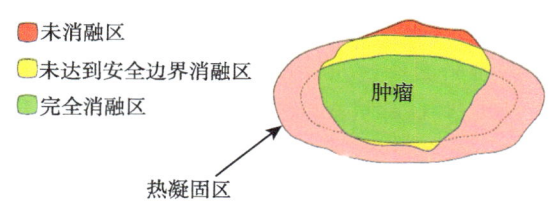

图 8.23 信号灯评价系统示意图[42]。红色信号代表未消融区；黄色信号代表未达到安全边界消融区；绿色信号表示完全消融区

8.6.3 应用实例

为了更清晰地展示术后评价系统的效果，我们从浙江大学附属第一医院收集了四个临床病例，并利用本节所述评价方法对其进行消融效果评价及三维展示（图 8.24）。值得一提的是，本小节涉及的所有分割结果均采用文献 [38] 中所提出的

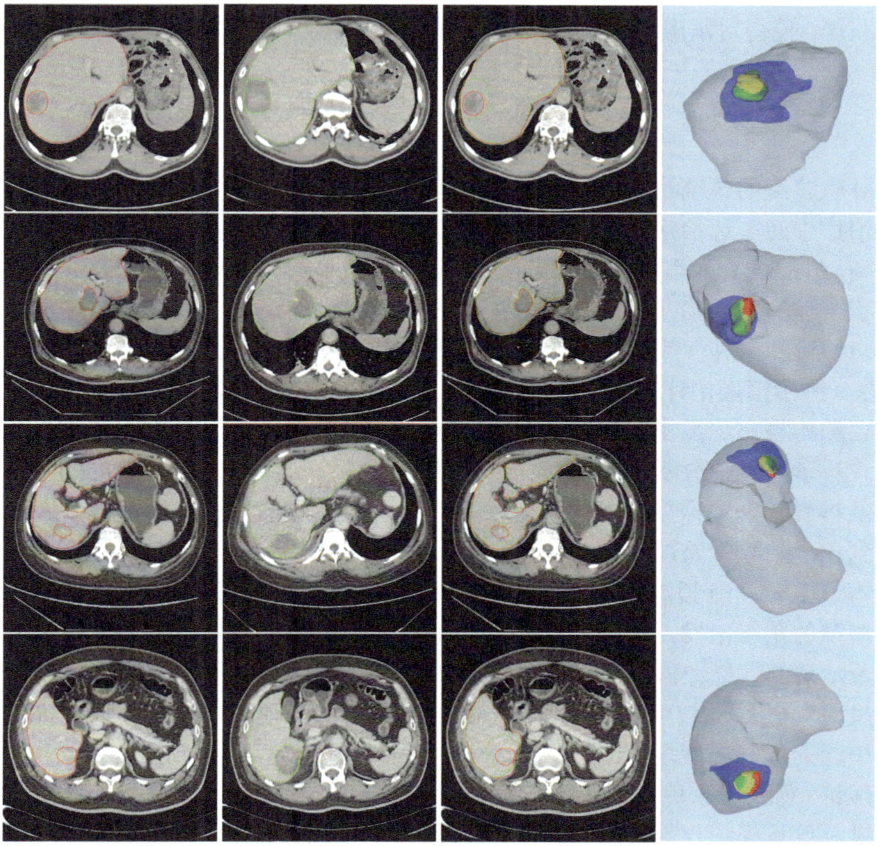

图 8.24 信号灯消融术后评价系统对四个病例的消融效果展示图

半自动分割方法进行分割，配准算法采用开源配准工具包 Elastix [25] 进行非刚性配准。图 8.24 为信号灯评价系统对四个病例的消融效果展示图，其中，第一列为术前 CT 图像及对应的目标肿瘤与肝脏分割结果。第二列为术后 CT 图像及对应的消融区与肝脏分割结果，四例术后影像均为消融手术一个月后复查图像。第三列为术前术后图像非刚性配准结果，这里以术前图像为参考图像，术后影像为浮动图像进行配准，图中绿色肝脏轮廓为经过非刚性变换后的术后肝脏轮廓，绿色消融区为经过非刚性变换的消融区。由于肿瘤区域在进行热消融的过程中会产生脱水收缩从而产生形变等原因，我们这里认为经过配准变换到术前图像的消融区为更贴近真实消融大小的消融区域。第四列为三维信号灯评价效果，图中术前肝脏用灰色表示并加以一定的透明度处理，配准得到的消融区用蓝色表示，也设置一定的透明显示，肿瘤区域设置为不透明显示，其中红色肿瘤区域为未消融区，黄色肿瘤区域为未达到安全边界消融区，绿色肿瘤区域为完全消融区。该评价方法将不同时间二维 CT/MRI 序列中的目标肿瘤和术后消融区的对比难题转化为三维"交通"信号灯显示系统，使得对消融效果的观察更加简洁准确，得到了临床医生们的充分肯定。

8.7 总结与展望

肝脏肿瘤的传统治疗包括手术、化疗、放疗及生物治疗等，外科手术是肿瘤的传统治疗中的首选治疗方法，但手术适应性局限，并且风险高、创伤大、并发症发生率高。肝癌的介入消融治疗技术，是近年迅速发展起来的融合了影像诊断和临床治疗于一体的新兴治疗手段。它具有创伤小、安全、疗效好等优点。通过实时医学影像引导对肿瘤进行热消融灭活，患者的创伤能够最小化，治疗效果可以与传统手术媲美。肿瘤消融治疗的关键在于对病灶进行精准定位与完全灭活，同时要求对周围重要结构损伤尽量小。因此，临床疗效与消融治疗的精准性密切相关，而精准消融要求科学的术前分析、精密的治疗规划方案、精确的手术模拟、精准的手术操作才能获得最佳的临床效果。这就需要多学科技术共同推动肝癌热消融手术从经验治疗到精准治疗的跨越。

本章主要以射频消融和微波消融两种最常见的消融手段为切入点，从数学理论与模型的角度出发，重点介绍了消融温度场的求解、术前方案的规划、术中定位导航及术后的效果评估技术。对消融温度场的模拟，本章主要从能量辐射与生物传热角度对消融原理与可计算模型两方面进行介绍。顺便指出，对于直杆状射频消融针引起的局部温度场，我们提出了一种新的求解理论 —— 同质化微扰理论，利用该理论，得到了一种基于显式解的射频消融温度场表达方式，使得单针引起的局部消融温度场模拟仅耗时 0.05 s，成功地解决了数值方法不能即时求解温度场的难题，详见文献 [13]。

8.7 总结与展望

本章介绍的术前规划方案是一种半自动的椭球覆盖肿瘤规划系统。该系统根据用户指定的单连通进针区域，在该区域内自动地生成最少的进针数目与最优的进针路径。这既减轻了临床医生手动设计消融方案的烦琐过程，又从优化理论的角度确保了消融方案的精准合理性。术前规划在术中治疗时的实现是通过在术中引入定位导航技术完成的，而术中导航技术又涉及导航开始之前的多模态影像配准融合及术中定位技术。最后，对于术后消融效果的评价，我们引入了信号灯评估系统，该系统对术前目标肿瘤区与术后消融区在位置关系及基于位置关系而表现出来的消融效果等方面进行了讨论。本章所述内容的临床意义总结如下：

(1) 将肿瘤治疗从传统依赖经验转变为三维、可量化、数字化的治疗模式，显著提高了治疗的精准性。

(2) 打破传统消融禁区，利用软件平台寻找最优的科学穿刺进针路径，扩大了消融的适应证。

(3) 科学布针实现三维空间上对肿瘤的一次完全覆盖，减少用针数量，降低费用。

(4) 精准规划穿刺路径和穿刺部位，实现肿瘤的精准适形消融，提高疗效，降低并发症的发生率。

(5) 便于与患者、家属沟通，减少医患矛盾，社会效益显著。

(6) 为教学模拟、仿真教学培训提供了可能，有望成为培训年轻医生手术模拟训练的平台。

(7) 实现了消融治疗的可预知性和可调控性，并可推广至精准肝脏、泌尿等外科切除术。

数理技术与数学模型为实现肝癌消融从经验式到精准式治疗提供了强大的理论基础与技术支撑，可服务于肝癌热消融的方方面面。本章所介绍的辅助肝癌热消融的数理模型主要基于当前一些比较成熟的理论及一部分前沿的算法进行归纳与整理。当然，科学发展日新月异，数理医学技术也在知识积累与新模型开发中不断探索。为了更好地服务于实际临床上热消融治疗的需要，本章所述内容将来可以在以下两方面加以改进：

(1) 术前规划模型单针消融区域假定为可设定大小的椭球，但在该模型中，周围大血管的热沉降作用并未体现；同时，多针同时消融时不同消融个体之间的热交互作用没有在模型中考虑，这在一定程度上会影响规划方案的精度。

(2) 术中多模态影像融合导航的应用可以避免单一影像技术的缺点，尽可能发挥各种影像的优势。在这个过程中，配准融合是保证精准性的关键，但在实际临床应用中，绝大多数临床医生仍选择手动配准，这说明当前自动配准技术在精度和鲁棒性方面还有待提高。因此，研究多模态影像的快速自动化配准新算法，仍然是数理科学在辅助医生进行术中导航方面的重要课题。

8.8 附 录

8.4.2 小节一种带约束聚类的大肿瘤均匀适形分块模型中，代价函数

$$E = \sum_{i=1}^{n} \sum_{j=1}^{K} P_{ij} D_{\boldsymbol{W}}(\boldsymbol{v}_i, \boldsymbol{o}_j) \tag{8.65}$$

在每次迭代中依次递减。

证明 设任意迭代次数 l，下面证明

$$\sum_{i=1}^{n} \sum_{j=1}^{K} P_{ij}^{(l+1)} D_{\boldsymbol{W}}^{(l)}(\boldsymbol{v}_i, \boldsymbol{o}_j^{(l)}) \leqslant \sum_{i=1}^{n} \sum_{j=1}^{K} P_{ij}^{(l)} D_{\boldsymbol{W}}^{(l-1)}(\boldsymbol{v}_i, \boldsymbol{o}_j^{(l-1)}) \tag{8.66}$$

令 $\dfrac{\partial E}{\partial \boldsymbol{o}_j^{\mathrm{T}}} = 0$，可得

$$\boldsymbol{o}_j = \dfrac{\sum\limits_{i=1}^{n} P_{ij} \boldsymbol{v}_i}{\sum\limits_{i=1}^{n} P_{ij}}, \quad j = 1, 2, \cdots, K \tag{8.67}$$

这说明代价 E 随着 $\boldsymbol{o}_j^{(l-1)} \to \boldsymbol{o}_j^{(l)}$ 的更新逐渐减小。

对于任意第 j 个子类，有下面的不等式成立

$$\sum_{i=1}^{n} P_{ij}^{(l)} (\boldsymbol{v}_i - \boldsymbol{o}_j^{(l)})^{\mathrm{T}} \boldsymbol{W}_j^{(l-1)} (\boldsymbol{v}_i - \boldsymbol{o}_j^{(l)})$$
$$\geqslant \sum_{i=1}^{n} P_{ij}^{(l)} (\boldsymbol{v}_i - \boldsymbol{o}_j^{(l)})^{\mathrm{T}} \boldsymbol{W}_j^{(l)} (\boldsymbol{v}_i - \boldsymbol{o}_j^{(l)}) \tag{8.68}$$

证明如下，对于任一 3×3 矩阵 $\boldsymbol{A}$，

$$\sum_{i=1}^{n} P_{ij} (\boldsymbol{v}_i - \boldsymbol{o}_j)^{\mathrm{T}} \boldsymbol{A} (\boldsymbol{v}_i - \boldsymbol{o}_j)$$
$$= \mathrm{tr} \left(\sum_{i=1}^{n} P_{ij} (\boldsymbol{v}_i - \boldsymbol{o}_j)^{\mathrm{T}} \boldsymbol{A} (\boldsymbol{v}_i - \boldsymbol{o}_j) \right)$$
$$= \left(\sum_{i=1}^{n} P_{ij} - 1 \right) \cdot \mathrm{tr} (\boldsymbol{A} \cdot \boldsymbol{\Sigma}_j) \tag{8.69}$$

其中 $\boldsymbol{\Sigma}_j$ 是第 j 个子类的协方差矩阵。这里 tr 表示矩阵的迹。因此，只需要证明

$$\mathrm{tr}(\boldsymbol{W}_j^{(l-1)} \cdot \boldsymbol{\Sigma}_j^{(l)}) \geqslant \mathrm{tr}(\boldsymbol{W}_j^{(l)} \cdot \boldsymbol{\Sigma}_j^{(l)}) \tag{8.70}$$

因为

$$\boldsymbol{W}_j = \begin{bmatrix} \boldsymbol{w}_{j1} & \boldsymbol{w}_{j2} & \boldsymbol{w}_{j3} \end{bmatrix} \begin{bmatrix} k^{-\frac{2}{3}} & 0 & 0 \\ 0 & k^{-\frac{2}{3}} & 0 \\ 0 & 0 & k^{\frac{4}{3}} \end{bmatrix} \begin{bmatrix} \boldsymbol{w}_{j1}^{\mathrm{T}} \\ \boldsymbol{w}_{j2}^{\mathrm{T}} \\ \boldsymbol{w}_{j3}^{\mathrm{T}} \end{bmatrix}$$

$$= k^{-\frac{2}{3}} \boldsymbol{I} + (k^{\frac{4}{3}} - k^{-\frac{2}{3}}) \boldsymbol{w}_{j3} \cdot \boldsymbol{w}_{j3}^{\mathrm{T}} \tag{8.71}$$

可得

$$\mathrm{tr}(\boldsymbol{W}_j^{(l)} \cdot \boldsymbol{\Sigma}_j^{(l)})$$
$$= k^{-\frac{2}{3}} \cdot \sum_{d=1}^{3} \xi_{jd}^{(l)} + \mathrm{tr}\left((k^{\frac{4}{3}} - k^{-\frac{2}{3}}) \cdot \boldsymbol{w}_{j3}^{(l)} \cdot \boldsymbol{w}_{j3}^{(l)\mathrm{T}} \cdot \boldsymbol{\Sigma}_j^{(l)} \right)$$
$$= \sum_{d=1}^{3} \left(k^{-\frac{2}{3}} \cdot \xi_{jd}^{(l)} + (k^{\frac{4}{3}} - k^{-\frac{2}{3}}) \cdot \xi_{jd}^{(l)} \cdot (\boldsymbol{w}_{j3}^{(l)\mathrm{T}} \cdot \boldsymbol{e}_{jd}^{(l)})^2 \right) \tag{8.72}$$

其中 $\xi_{j1}^{(l)}$, $\xi_{j2}^{(l)}$, $\xi_{j3}^{(l)}$ ($\xi_{j1}^{(l)} \leqslant \xi_{j2}^{(l)} \leqslant \xi_{j3}^{(l)}$) 是 $\boldsymbol{\Sigma}_j^{(l)}$ 的三个特征值,$\boldsymbol{e}_{j1}^{(l)}$, $\boldsymbol{e}_{j2}^{(l)}$, $\boldsymbol{e}_{j3}^{(l)}$ 是对应的特征向量。同理可得

$$\mathrm{tr}(\boldsymbol{W}_j^{(l-1)} \cdot \boldsymbol{\Sigma}_j^{(l)})$$
$$= \sum_{d=1}^{3} \left(k^{-\frac{2}{3}} \cdot \xi_{jd}^{(l)} + (k^{\frac{4}{3}} - k^{-\frac{2}{3}}) \cdot \xi_{jd}^{(l)} \cdot (\boldsymbol{w}_{j3}^{(l-1)\mathrm{T}} \cdot \boldsymbol{e}_{jd}^{(l)})^2 \right) \tag{8.73}$$

考虑到 $\boldsymbol{e}_{j1}^{(l)}$, $\boldsymbol{e}_{j2}^{(l)}$ 和 $\boldsymbol{e}_{j3}^{(l)}$ 是三个相互垂直的单位向量,对于任意的单位向量 $\boldsymbol{s}$,

$$\sum_{d=1}^{3} (\boldsymbol{s}^{\mathrm{T}} \cdot \boldsymbol{e}_{jd}^{(l)})^2 = 1 \tag{8.74}$$

若 $\boldsymbol{w}_{j3}^{(l)} = \boldsymbol{e}_{j3}^{(l)}$,

$$\sum_{d=1}^{3} \left(\xi_{jd}^{(l)} \cdot (\boldsymbol{w}_{j3}^{(l)\mathrm{T}} \cdot \boldsymbol{e}_{jd}^{(l)})^2 \right) = \xi_{j3}^{(l)} \tag{8.75}$$

考虑到 ξ_{j3} 的值大于 ξ_{j1} 和 ξ_{j2},可得

$$\sum_{d=1}^{3} \left(\xi_{jd}^{(l)} \cdot (\boldsymbol{w}_{j3}^{(l)\mathrm{T}} \cdot \boldsymbol{e}_{jd}^{(l)})^2 \right) \geqslant \sum_{d=1}^{3} \left(\xi_{jd}^{(l)} \cdot (\boldsymbol{w}_{j3}^{(l-1)\mathrm{T}} \cdot \boldsymbol{e}_{jd}^{(l)})^2 \right) \tag{8.76}$$

否则 $\boldsymbol{w}_{j3}^{(l)} = \dfrac{\boldsymbol{u}_{j3}^{(l)} + \dfrac{t}{10}(\boldsymbol{w}_{j3}^{(l-1)} - \boldsymbol{u}_{j3}^{(l)})}{\left\|\boldsymbol{u}_{j3}^{(l)} + \dfrac{t}{10}(\boldsymbol{w}_{j3}^{(l-1)} - \boldsymbol{u}_{j3}^{(l)})\right\|_2}$,并且 ${\boldsymbol{w}_{j3}^{(l-1)}}^{\mathrm{T}} \cdot \boldsymbol{u}_{j3}^{(l)} \geqslant 0$. 易得

$$|{\boldsymbol{w}_{j3}^{(l)}}^{\mathrm{T}} \cdot \boldsymbol{e}_{j3}^{(l)}| \geqslant |{\boldsymbol{w}_{j3}^{(l-1)}}^{\mathrm{T}} \cdot \boldsymbol{e}_{j3}^{(l)}|$$
$$|{\boldsymbol{w}_{j3}^{(l)}}^{\mathrm{T}} \cdot \boldsymbol{e}_{j1}^{(l)}| \leqslant |{\boldsymbol{w}_{j3}^{(l-1)}}^{\mathrm{T}} \cdot \boldsymbol{e}_{j1}^{(l)}| \tag{8.77}$$
$$|{\boldsymbol{w}_{j3}^{(l)}}^{\mathrm{T}} \cdot \boldsymbol{e}_{j2}^{(l)}| \leqslant |{\boldsymbol{w}_{j3}^{(l-1)}}^{\mathrm{T}} \cdot \boldsymbol{e}_{j2}^{(l)}|$$

联合式 (8.74) 和 (8.77),不等式 (8.76) 在所有情况下成立。考虑到 $k^{\frac{4}{3}} - k^{-\frac{2}{3}}$ 是负数,式 (8.68) 成立。E 随着 $P_{ij}^{(l-1)} \to P_{ij}^{(l)}$ 的更新递减是显然的,所以不等式 (8.66) 随之成立,证毕。

参 考 文 献

[1] 徐辉雄, 谢晓燕, 吕明德, 等. 超声引导经皮热消融治疗肝细胞性肝癌. 中华肝胆外科杂志, 2005, 11(12): 809-811.

[2] 蒋天安, 陈燕, 敖建阳, 等. 实时影像虚拟导航系统在肝癌微创治疗中的初步应用. 中华超声影像学杂志, 2009, 18 (9): 768-771.

[3] 樊嘉, 王征. 肝癌外科治疗的进展. 实用医院临床杂志, 2011, 8(1): 16-19.

[4] 吴宇旋. 肝癌消融治疗技术实战图解. 北京: 科学技术文献出版社, 2013.

[5] Abdi H, Williams L J. Principal component analysis. Wiley Interdisciplinary Reviews: Computational Statistics, 2010, 2(4): 433-459.

[6] Ahn S J, Lee J M, Lee D H, et al. Real-time US-CT/MR fusion imaging for percutaneous radiofrequency ablation of hepatocellular carcinoma. Journal of Hepatology, 2017, 66(2): 347-354.

[7] Bhavikatti S S. Finite element analysis. New Age International, 2005.

[8] Birkfellner W, Watzinger F, Wanschitz F, et al. Calibration of tracking systems in a surgical environment. IEEE Transactions on Medical Imaging, 1998, 17(5): 737-742.

[9] Chapra S C, Canale R P. Numerical Methods for Engineers. Boston: McGraw Hill Higher Education, 2010.

[10] 陈敏华, Goldberg S N. 肝癌射频消融 —— 基础与临床. 北京: 人民卫生出版社, 2009.

[11] Chen M H, Yang W, Yan K, et al. Large liver tumors: protocol for radiofrequency ablation and its clinical application in 110 patients: Mathematic model, overlapping mode, and electrode placement process. Radiology, 2004, 232(1): 260-271.

[12] Chen R, Jiang T, Lu F, et al. Semiautomatic radiofrequency ablation planning based on constrained clustering process for hepatic tumors. IEEE Transactions on Biomedical Engineering, 2018, 65(3): 645-657.

[13] Chen R D, Lu F, Wu F, et al. An analytical solution for temperature distributions in hepatic radiofrequency ablation incorporating the heat-sink effect of large vessels. Physics in Medicine & Biology, 2018, 63(23): 235026.

[14] Crocetti L, Lencioni R. Percutaneous radiofrequency ablation in the treatment of primary liver cancers. Image-Guided Cancer Therapy, 2013: 293-301.

[15] Curto S, Taj-Eldin M, Fairchild D, et al. Microwave ablation at 915 MHz vs 2.45 GHz: A theoretical and experimental investigation. Medical Physics, 2015, 42(11): 6152-6161.

[16] Dickinson E J F, Ekstrom H, Fontes E. COMSOL multiphysics®: Finite element software for electrochemical analysis. A mini-review. Electrochemistry Communications, 2014, 40: 71-74.

[17] Dodd G D, Frank M S, Aribandi M, Chopra S, Chintapalli K N. Radiofrequency thermal ablation: computer analysis of the size of the thermal injury created by overlapping ablations. American Journal of Roentgenology, 2001, 177(4): 777-782.

[18] Du J, Li H L, Zhai B, et al. Radiofrequency ablation for hepatocellular carcinoma: utility of conventional ultrasound and contrast-enhanced ultrasound in guiding and assessing early therapeutic response and short-term follow-up results. Ultrasound in Medicine & Biology, 2015, 41(9): 2400-2411.

[19] Frangi A F, Niessen W J, Vincken K L, et al. Multiscale vessel enhancement filtering[M]//Medical Image Computing and Computer-Assisted Intervention — MICCAI'98. Berlin, Heidelberg: Springer, 1998: 130-137.

[20] Gao H J, Wu S C, Wang X R, et al. Temperature simulation of microwave ablation based on improved specific absorption rate method compared to phantom measurements. Computer Assisted Surgery, 2017, 22(sup1): 9-17.

[21] Goh G S H, Liow M H L, Lim W S R, et al. Accelerometer-based navigation is as accurate as optical computer navigation in restoring the joint line and mechanical axis after total knee arthroplasty: a prospective matched study. The Journal of Arthroplasty, 2016, 31(1): 92-97.

[22] Haemmerich D. Biophysics of radiofrequency ablation. Critical Reviews™ in Biomedical Engineering, 2010, 38(1): 53-63.

[23] Haemmerich D, Chachati L, Wright A S, et al. Hepatic radiofrequency ablation with internally cooled probes: effect of coolant temperature on lesion size. IEEE Transactions on Bio-Medical Engineering, 2003, 50(4): 493-500.

[24] Huang H W. Influence of blood vessel on the thermal lesion formation during radiofrequency ablation for liver tumors. Medical Physics, 2013, 40(7): 073303.

[25] Klein S, Staring M, Murphy K, et al. Elastix: a toolbox for intensity-based medical image registration. IEEE Transactions on Medical Imaging, 2010, 29(1): 196-205.

[26] Kroger T, Patz T, Altrogge I, et al. Fast estimation of the vascular cooling in RFA based on numerical simulation. The Open Biomedical Engineering Journal, 2010, 4:

16-26.
- [27] Lawson C L, Hanson R J. Solving Least Squares Problems. 15. SIAM, 1995.
- [28] Lee M W. Fusion imaging of real-time ultrasonography with CT or MRI for hepatic intervention. Ultrasonography, 2014, 33(4): 227-239.
- [29] Liang P, Dong B W, Yu X L, et al. Prognostic factors for percutaneous microwave coagulation therapy of hepatic metastases. American Journal of Roentgenology, 2003, 181(5): 1319-1325.
- [30] Liang P, Dong B W, Yu X L, et al. Computer-aided dynamic simulation of microwave-induced thermal distribution in coagulation of liver cancer. IEEE Transactions on Bio-Medical Engineering, 2001, 48(7): 821-829.
- [31] Liu F Y, Yu X L, Liang P, et al. Microwave ablation assisted by a real-time virtual navigation system for hepatocellular carcinoma undetectable by conventional ultrasonography. European Journal of Radiology, 2012, 81(7): 1455-1459.
- [32] Livraghi T, Goldberg S N, Lazzaroni S, et al. Hepatocellular carcinoma: radio-frequency ablation of medium and large lesions. Radiology, 2000, 214(3): 761-768.
- [33] Lu Y L, Nan Q, Li L, et al. Numerical study on thermal field of microwave ablation with water-cooled antenna. International Journal of Hyperthermia, 2009, 25(2): 108-115.
- [34] Milko S, Melvær E L, Samset E, et al. Evaluation of bivariate correlation ratio similarity metric for rigid registration of US/MR images of the liver. International Journal of Computer Assisted Radiology and Surgery, 2009, 4(2): 147-155.
- [35] Milko S, Melvær E L, Samset E, et al. A novel method for registration of US/MR of the liver based on the analysis of US dynamics//Medical Image Computing and Computer-Assisted Intervention – MICCAI. Berlin, Heidelberg: Springer, 2009: 771-778.
- [36] Nam W H, Kang D G, Lee D, et al. Automatic registration between 3D intra-operative ultrasound and pre-operative CT images of the liver based on robust edge matching. Physics in Medicine and Biology, 2012, 57(1): 69-91.
- [37] Nan Q, Zheng W Y, Fan Z T, et al. Analysis to a critical state of thermal field in microwave ablation of liver cancer influenced by large vessels. International Journal of Hyperthermia, 2010, 26(1): 34-38.
- [38] Peng J L, Dong F F, Chen Y M, et al. A region-appearance-based adaptive variational model for 3D liver segmentation. Medical Physics, 2014, 41(4): 1-11.
- [39] Harry H Pennes. Analysis of tissue and arterial blood temperatures in the resting human forearm. Journal of Applied Physiology, 1948, 1(2): 93-122.
- [40] Prakash P. Theoretical modeling for hepatic microwave ablation. The Open Biomedical Engineering Journal, 2010, 4: 27-38.
- [41] Reinhardt H, Meyer H, Amrein E, A computer-assisted device for the intraoperative CT-correlated localization of brain tumors. European Surgical Research, 1988, 20(1): 51-58.

参考文献

[42] Rieder C, Weihusen A, Schumann C, Zidowitz S, Peitgen H O. Visual support for interactive post-interventional assessment of radiofrequency ablation therapy. Computer Graphics Forum. 2010, 29: 1093-1102.

[43] Sethian J A. A fast marching level set method for monotonically advancing fronts. Proceedings of the National Academy of Sciences of the United States of America, 1996, 93(4): 1591-1595.

[44] Sipos E P, Tebo S A, Zinreich S J, et al. In vivo accuracy testing and clinical experience with the ISG viewing wand. Neurosurgery, 1996, 39(1): 194-204.

[45] Solbiati L, Ierace T, Goldberg S N, et al. Percutaneous US-guided radio-frequency tissue ablation of liver metastases: Treatment and follow-up in 16 patients. Radiology, 1997, 202(1): 195-203.

[46] Tebo S, Leopold D A, Long D M, et al. An optical 3D digitizer for frameless stereotactic surgery. IEEE Computer Graphics and Applications, 1996, 16(1): 55-64.

[47] Tungjitkusolmun S, Staelin S T, Haemmerich D, et al. Three-Dimensional finite-element analyses for radio-frequency hepatic tumor ablation. IEEE Transactions on Bio-Medical Engineering, 2002, 49(1): 3-9.

[48] Wein W, Brunke S, Khamene A, et al. Automatic CT-ultrasound registration for diagnostic imaging and image-guided intervention. Medical Image Analysis, 2008, 12(5): 577-585.

[49] Xu H X, Lu M D, Liu L N, et al. Magnetic navigation in ultrasound-guided interventional radiology procedures. Clinical Radiology, 2012, 67(5): 447-454.

[50] Alper Yildirim E. Two algorithms for the minimum enclosing ball problem. SIAM Journal on Optimization, 2008, 19(3): 1368-1391.

[51] Zeng H M, Zheng R S, Guo Y M, et al. Cancer survival in c hina, 2003-2005: A population-based study. International Journal of Cancer, 2015, 136(8): 1921-1930.

[52] Zhai W M, Xu J, Zhao Y N, et al. Preoperative surgery planning for percutaneous hepatic microwave Ablation //Medical Image Computing and Computer-Assisted Intervention-MICCAI. Berlin, Heidelberg: Springer, 2008: 569-577.

第四部分

术后评估篇

第 9 章 肿瘤影像的分割及疗效评估

> **本章主要内容**
> 1. 医学 CT 影像中肝肿瘤的自动分割
> 2. 肿瘤疗效评估
> 3. 总结与展望

9.1 医学 CT 影像中肝肿瘤的自动分割

9.1.1 肝癌分割的背景

原发性肝癌是目前我国第四位的常见恶性肿瘤及第三位的肿瘤致死病因，严重威胁我国人民的生命和健康[46]。原发性肝癌主要包括肝细胞癌 (hepatocellular carcinoma，HCC)、肝内胆管癌 (intrahepatic cholangiocarcinoma，ICC) 和肝细胞-胆管细胞 HCC-ICC 混合型三种不同病理类型。这三种肝癌在发病机制、生物学行为、组织学形态、治疗方法及预后等方面差异较大，其中肝细胞癌占到 85 %~90 %。由于原发性肝癌具有早期症状隐匿、发病迅速等特点，因此实现其早期诊断及精准治疗尤其重要。CT 是早期肝癌诊断的一种重要手段，常规采用螺旋 CT 平扫加增强扫描方式 (常用碘对比剂) 进行肝癌的早期筛查。如何在腹部 CT 影像中准确定位肿瘤并找出肿瘤的边界，对随后肿瘤的分析至关重要。近年来深度学习研究热度越来越高，在不同领域都取得了突破性进展。基于深度学习的医学图像分割方法也不断涌现出来，其中卷积神经网络在图像分割领域应用最为广泛。Çiçek 等[11] 提出了 U-Net 分割模型。Milletari 等[37] 提出了基于全连接卷积神经网络的 CT 肝脏探测模型。Parsoon 等[41] 组合了三个二维的卷积神经网络用于分割 MRI 图像中的膝关节软组织，取得了不错的效果。Li 等[32] 基于二维卷积神经网络分割二维的 CT 肝脏肿瘤切片。Chirst 等[10] 融合了级联的卷积神经网络和条件随机场自动分割肝脏 CT 数据中的肝脏肿瘤，并将此方法运用到 MRI 图像中的肝脏肿瘤自动分割。Kitrungrotsakul 等[27] 提出了 2.5D 全连接卷积神经网络模型，模型在编码和解码中还采用了 U-net 类似的连接。Chen 等[8] 引入了 ResNet 模块和 U-net 连接构建了 21 层的卷积神经网络模型。Hu 等[20] 提出了基于三维卷积神经网络和 Graph-cut 分割模型，取得了不错的分割结果。Li 等[33] 基于三维 DenseNet 和 U-net 构建了全自动同时分割肝脏和肿瘤的模型。Chen 等[8] 提出了基于 LSTM (long short term memory) 和二维 U-Net 的网络结构来分割三维电子显微影像。

9.1.2 CT 肝癌分割的难点

由于肝脏肿瘤的生物学行为、组织学形态复杂，其在 CT 影像上的表征非常复杂，肿瘤的灰度往往是不均匀且通常与其他组织器官类似，而且不同患者肿瘤影像表现各异，其识别准确性受阅片医生经验的影响极大。首先，肝脏肿瘤的大小不一，大部分集中在 1~10cm；其次，肝脏肿瘤的发病位置无规律可循，8 个肝段均有可能出现肿瘤；最后，肝脏肿瘤的 CT 信号强度不均匀，CT 数据序列多，不同肿瘤在不同期的信号变化巨大。因此肝脏肿瘤 CT 影像分割有两大挑战：① 如何精准定位肝脏肿瘤的位置；② 如何克服肝脏肿瘤 CT 影像的多样性、高噪声及弱边界。为了防止肝脏肿瘤 CT 信号强度和其他组织器官的相似性而将肿瘤定位到肝脏以外，本章基于三维的 DenseNet [21] 提出了一个从腹部 CT 图像中全自动分割肝脏肿瘤的模型。

9.1.3 CT 图像中全自动肝癌分割

数据预处理：本章用 294 个肝脏肿瘤患者的 CT 图像作为训练集，其中 279 例有 4 期图像，15 例有 3 期图像，共 1161 期图像 (图 9.1 展示某病人的肝脏肿瘤 4 期 CT 影像)。所有图像采集自浙江大学附属第一医院，全部是肝脏肿瘤患者的常规扫描，与医生常规阅片所用图像一致。所有数据分辨率都是 512×512，层厚为 5 mm，没有加入信息量更多的薄层数据。测试集数据总共 8 例，每例 4 期，共 32 期。首先每期数据按照数据头文件内自带的窗宽窗位进行归一化：

$$\hat{I} = \begin{cases} 1, & I > I_{\max} \\ \dfrac{I - I_{\min}}{I_{\max} - I_{\min}}, & I_{\min} \leqslant x \leqslant I_{\max} \\ 0, & I < I_{\min} \end{cases} \quad (9.1)$$

其中

$$I_{\min} = wc - \frac{ww}{2}, \quad I_{\max} = wc + \frac{ww}{2} \quad (9.2)$$

其中 wc 表示窗位，ww 表示窗宽。然后将图像层数统一成 40 层：对于少于 40 层的病例，首尾各补几层 512×512 的全黑图片，首尾补的层数差小于等于 1；对于层数大于 40，小于 80 层的病例，首尾各去除几层，为了保证数据处于中间，首尾去除的层数差小于等于 1；对于层数大于等于 80 层的病例，进行隔层采样，即在 Z 轴方向进行下采样，再统一成 40 层。全自动肝脏肿瘤 CT 分割是在全自动肝脏 CT 分割的基础上进行的，本章设计了基于 U-net 结构 [43] 的三维 DenseNet 网络。网络结构示意图如图 9.2 所示。

9.1 医学 CT 影像中肝肿瘤的自动分割

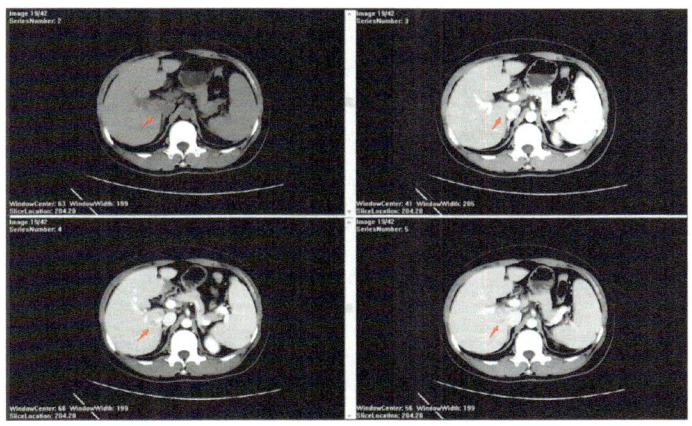

图 9.1 肝脏肿瘤 4 期 CT 图像,红色箭头标记处为肝癌

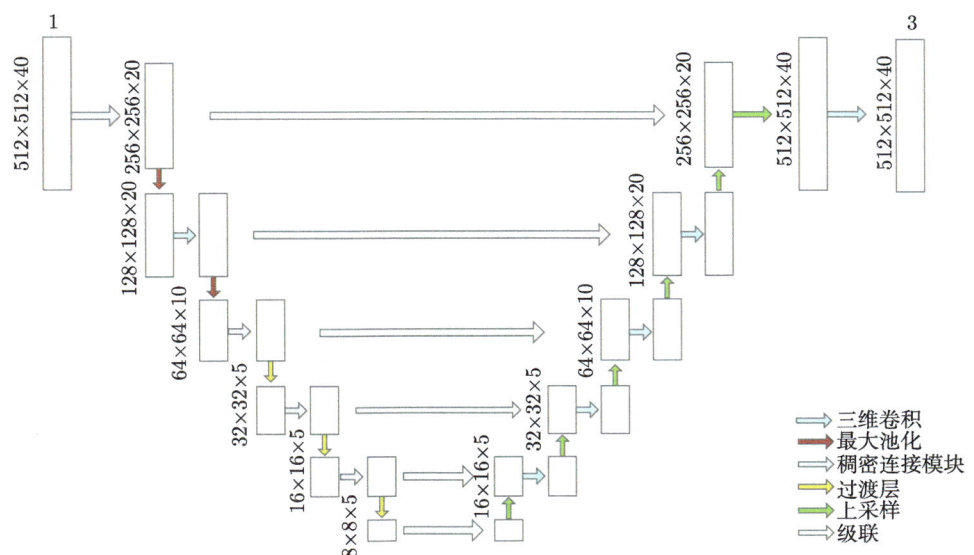

图 9.2 基于 U-Net 结构的三维 DenseNet 肝脏肿瘤 CT 分割神经网络示意图

输入层的图像为全自动肝脏 CT 分割的最终结果。这样可以将训练的重点放在肝脏内部,从而防止肿瘤定位到肝脏外部,也避免了肝脏外部组织与肿瘤组织灰度相近对训练带来的干扰。输入大小为 $512 \times 512 \times 40$ 的数据,通过卷积核大小为 $3 \times 3 \times 3$,步长为 $(2, 2, 2)$ 的卷积层,再通过卷积核大小为 $3 \times 3 \times 3$,步长为 $(2, 2, 1)$ 的卷积层,然后进行大小为 $3 \times 3 \times 3$,步长为 $(2, 2, 2)$ 的最大池化。随后作用 4 个稠密块 (dense block),其中稠密层 (dense layer) 数分别为 4, 6, 12, 8,生长率 (growth rate) 统一设置为 32。相邻的稠密块之间用过渡层 (transition layer) 进

行连接。因此经过四个稠密块作用后输出的特征维度为 $8\times 8\times 5$。为了得到和原图像分辨率相同的概率图，该模型在 DenseNet 后相应地加上了 U-Net 结构，即先上采样，再与前面维度相同的输出连接。激活函数统一用 ReLU，最后一层卷积层用 softmax 函数激活，以获得前景和背景对应的概率图。最后输出的是大小为 $512\times 512\times 40\times 3$ 的概率图，其中 3 表示通道数，分别对应背景、肝脏和肿瘤。网络优化器选取 Adam 优化器，损失函数选用加权的交叉熵：

$$C = -\frac{1}{n}\sum_i [\alpha \times y_1 \ln \widetilde{y_1} + \beta \times y_2 \ln \widetilde{y_2} + (1-\alpha-\beta)y_3 \ln \widetilde{y_3}] \tag{9.3}$$

其中 y_i 表示真实标签，$i=1,2,3$ 分别代表了背景、肝脏和肿瘤；$\widetilde{y_i}$ 表示网络输出的预测概率，α，β 表示权重，本章统一设置为 0.01。为了加快网络收敛速度，并且使得训练结果尽量准确，本章选用可变学习率来训练，学习率设置为如下公式：

$$\mathrm{lr} = \mathrm{lr}_0 \times \left(1 - \frac{n}{N+1}\right)^{0.9} \tag{9.4}$$

其中 lr_0 表示初始学习率，本实验设置为 0.0001，n 表示训练的周期，N 表示最大训练周期，本实验设置训练最大周期为 40。设计的网络使用 Python 基于 Tensorflow 库进行编写，训练在 NVIDIA GTX 1080 Ti GPU 上进行。用时 26 h，训练得到的概率图再用 Graph Cut 进行优化。网络输出结果如图 9.3 所示。

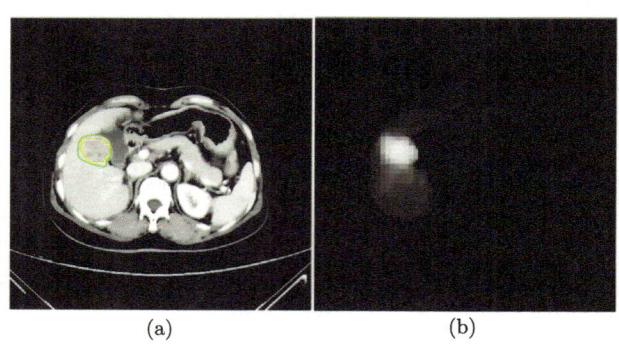

(a)   (b)

图 9.3 图 (a) 绿线为放射科专家勾画的标准分割，黄线为神经网络输出的概率图取阈值 0.7 二值化结果；图 (b) 神经网络输出的概率图

本章在神经网络输出的初始分割的基础上，应用基于局部区域的活动轮廓模型进行后处理。后处理流程包括：

(1) 取阈值 0.1，0.7，网络输出概率小于 0.1 的体素作为初始背景，网络输出概率大于 0.7 的体素作为初始前景。

(2) 基于初始分割求解如下能量泛函：

$$E(l) = \lambda E_D(l) + E_B(l) \tag{9.5}$$

9.1 医学 CT 影像中肝肿瘤的自动分割

其中 l 表示所有体素点的标签，λ 表示权重，E_B 表示边界项，定义为

$$E_B(l) = \int_{\partial\Omega} \frac{1}{1+\delta|\nabla I(x)|^2} dx \tag{9.6}$$

其中 δ 是一个正常数。区域能量项定义为

$$E_D(l) = \int_{\Omega} [\max(R(x),0)l_x + \max(-R(x),0)(1-l_x)] dx, \tag{9.7}$$

区域项由灰度、灰度直方图及网络输出的概率三项组成：

$$R(x) = \alpha \frac{(I(x)-I_{\max})(I(x)-I_{\min})}{(I_{\max}-I_{\min})^2} + \beta |\text{Hist}_{\text{local}}(x)|_{L1} - \gamma(P(x)-0.75) \tag{9.8}$$

其中，$I_{\min}$, $I_{\max}$ 分别表示初始前景灰度累积直方图 5% 和 95% 所对应的灰度，$|\text{Hist}_{\text{local}}(x)|_{L1}$ 表示以点 x 为中心的 $5\times5\times3$ 邻域的累积直方图与初始前景灰度累积直方图的 L_1 范数，α, β, γ 表示各项的权重。本实验用 Graph Cut 求解能量泛函，若 $R(x)$ 大于等于 0，则设定体素 x 到源点 S 的权重为 $R(x)$，反之则设体素 x 到汇点 T 的权重为 $-R(x)$；两个相邻体素之间的权重设定为 $\lambda \frac{1}{1+\delta|\nabla I(x)|^2}$。用极大流进行求解，得到最终分割。图 9.4 展示了一个测试样本某一层的网络输出概率图及最终的割分割结果，图 9.5 展示该样本肝脏和肿瘤分割的三维重建效果。

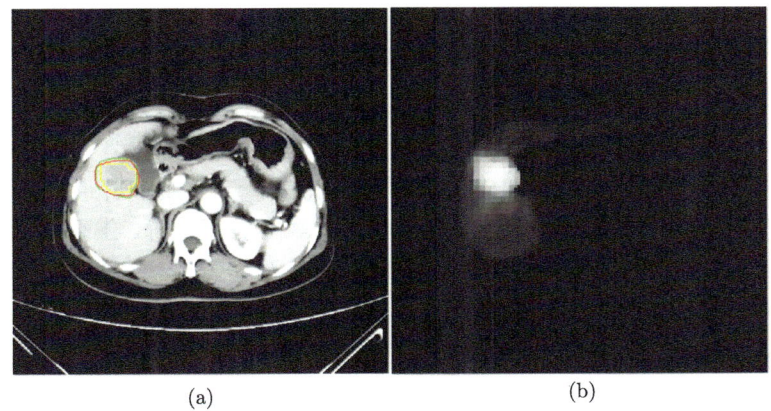

(a) (b)

图 9.4 图 (a) 截取测试样本中某个病例平扫期某一层，绿线为放射科专家勾画的标准分割，黄线为取阈值为 0.7 的网络输出的概率图，红线为后处理后的最终分割结果；图 (b) 神经网络输出的概率图

厚层数据信息量没有经过特殊重建的薄层数据多，厚层的溶剂效应也增加了分割的难度。本章提出的肝脏肿瘤自动分割模型能够全自动定位肝脏内部的肿瘤，并且较准确地分割腹部 CT 图像中不同期像的肝脏肿瘤，测试样本肝脏肿瘤分割

的 DICE 为 73.6%±3.8%，由于肝脏肿瘤区域灰度分布复杂性比肝脏高，且肝脏肿瘤比肝脏小很多，层厚为 5mm 的厚层图像大部分肿瘤在 10 层以内，因此 DICE 值比肝脏低。

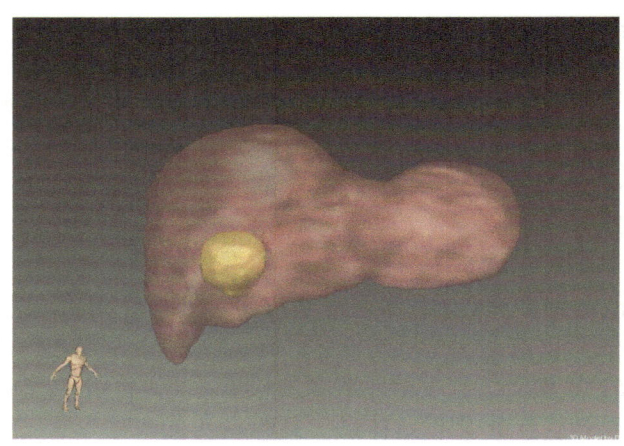

图 9.5　肝脏和肿瘤分割三维效果图

9.2　肿瘤疗效评估

9.2.1　肿瘤疗效评估背景

肿瘤在介入治疗、靶向治疗等非切除性手术治疗后的疗效评估是患者是否继续进行治疗和研究项目是否继续进行的依据。如何通过肿瘤患者治疗后的随访影像，定量地监测肿瘤的疗效是近年来的研究热点之一。常用的肿瘤疗效评价指标包括患者的生存期、临床受益反应、肿瘤治疗的客观有效率等。生存期包括总生存期、无病生存期、无疾病进展生存期和疾病进展生存期；临床受益反应包括体力状况、疼痛和体重；肿瘤治疗的客观有效率包括完全缓解、部分缓解、稳定、进展。

9.2.2　肿瘤疗效评估难点

世界卫生组织（WHO）标准和实体瘤疗效评价（RECIST）标准是最早提出，也是目前临床评估肿瘤疗效的主要方法，它们主要通过比较治疗前后肿瘤体积（肿瘤的最大径）大小的变化来进行评估，其观察时间长、准确率低。这对通过免疫治疗的肿瘤来说有着明显的局限性，因为免疫治疗后肿瘤体积往往没有太大变化，而肿瘤内部却可能出现坏死、水肿等。因此，如何定量地区分肿瘤内部的异质性是肿瘤疗效评估的难点之一。肿瘤异质性是恶性肿瘤的特征之一，其定义为肿瘤在生长过程中，经过多次分裂增殖，其子细胞呈现出分子生物学或基因方面的改变，从而使肿瘤的生长速度、侵袭能力、对药物的敏感性、预后等各方面产生差异[3]。广义而言，肿瘤异质性可分为肿瘤间异质性和肿瘤内异质性两类，其中前者指不同肿瘤的细胞之间的基因与表型不同，后者指相同肿瘤的不同细胞之间的基因与表型也不同。肿瘤内异质性又有空间异质性 (同一肿瘤不同区域的差异) 与时间异质性或生长异质性 (肿瘤不同时间的非同步表现或原发性与继发性肿瘤的不同) 之分[35]。因此，肿瘤疗效评估的难点之一是找出可靠、重复性好的评价肿瘤异质性的生物指标[42]。

9.2.3 肿瘤空间异质性的影像学定量方法进展

目前，放射组学常用于肿瘤空间异质性分析，其影像定量方法按功能可分为 3 类：① 量化参数分布，包括直方图分析等；② 量化空间复杂性，包括纹理分析、分形技术等；③ 量化肿瘤亚区，包括参数反应图、基于数据驱动的分割等。其中比较普遍的定量方法包括直方图分析、纹理分析及参数反应图，本节将一一概述其基本特征及临床应用。

1. 量化参数分布——直方图分析

(1) 灰度直方图：是图像灰度级的函数，其横坐标是灰度级，纵坐标表示图像中该灰度级出现的个数 (频率)。一幅图像的灰度分布范围、亮暗程度及对比度情况。直方图分析以定量的方式采用描述性指标描绘比较肿瘤生物指标的分布，这些参数主要包括平均值、方差、标准差、众数、最大值、最小值、百分位数、峰度、偏度等[23]。直方图中峰的数目也是一个重要特征，它是指同一灰度或邻近几种灰度级下，像素个数在整个图像中占的比例。通常灰度图像可分为单峰、双峰和多峰三类。单峰直方图反映了图像中在大幅背景下对象区域只占很小比例，灰度级相对单一。双峰直方图是最理想情况，它反映了图像中存在 2 个不同灰度级区域，1 个是研究的对象区域，1 个是背景区域。有 3 个以上波峰的直方图称为多峰直方图，这种图像相对复杂，但最为常见[6]。

(2) 直方图分析方法的优点：可以给出高效的初步分析结果，重复性较好及观察者之间的变异较小等。但其仍存在一些问题，譬如对噪声比较敏感，同时也没有考虑如图像纹理信息等更高层次的图像信息，未考虑像素的空间位置，对于复杂图像的分析通常不尽人意。由于直方图分析可以产生许多参数，需要进行多重对比校正，所花费的时间也相对较多。此外，直方图分析是将整个肿瘤作为分析对象，忽略了体素间内在的空间关系，可能降低了其在肿瘤评价中的敏感性，而且直方图分析至今尚无多中心评价结果报道。

(3) 临床应用：直方图分析参数的分布改变也可以鉴别肿瘤真性与假性进展、预测临床预后。Baek 等[2] 的研究显示脑胶质瘤患者治疗后发生假性进展者标准化脑血容量值的偏度、峰度呈正向变化,而真性进展则相反。接受替莫唑胺同步放化疗的神经胶质瘤患者,其可出现完全强化的病灶,此时直方图的第 5 位百分位数表观扩散系数 (apparent diffusion coefficienf, ADC) 是鉴别真性进展与假性进展的潜在指标 [44]。一系列研究提示肿瘤治疗后直方图 ADC 均值上升,而峰度与偏度下降。例如,与治疗前相比,头颈部鳞癌的放化疗后的直方图参数中 ADC 值平均值显著升高,峰度及偏度显著降低 [26]。对乳腺癌患者而言,动态对比增强 MRI (dynamic contrast-enhanced MRI, DCE-MRI) 相对信号强度 (relative signale intensity, RSI) 的平均值、第 10 位百分位数越低,肿瘤侵袭性越低、总生存期 (overall survival, OS) 越高。另外,乳腺癌患者新辅助治疗后 DCE-MRI 曲线幅度的标准差下降、峰度增加通透性参数容量转运常数 (volume transfer constant, K^{trans}) 标准差的下降均提示治疗有效。晚期卵巢癌平均值、第 10 位、第 25 位百分位数等多个 ADC 图直方图分析参数在早期增高、原发性腹膜癌患者 ADC 图直方图分析参数峰度、偏度减少也都提示化疗有效 [29]。对宫颈癌的研究也证明了 DCE-MRI 的直方图灌注参数及残留肿瘤体积可以早期预测原发肿瘤的控制及无进展生存期,也就是说,放疗 2 周左右直方图的第 5 位百分位数信号强度 (signal intensity, SI) 越低、残余肿瘤体积越大,无病生存期 (disease-free survival, DFS) 越低 [47]。

2. 量化空间复杂性——纹理分析

纹理是影像中大量规律性很强或很弱的相似元素或者图形结构,一般理解为影像灰度在空间上的变化和重复,或影像中反复出现的局部模式 (纹理单元) 和它们的排列规则。纹理分析是对图像灰度空间分布模式的提取和分析,该分析可分为三类,即统计方法、基于模型的方法、信号处理及结构方法。

(1) 统计方法:通过研究灰度的空间相关特性来描述纹理,主要描述三阶统计指标。一阶统计指标可从直方图像素强度中获取,已在直方图分析方法中提及,此处不再赘述。二阶统计指标由灰度共生矩阵法 (gray level co-occurrence matrix, GLCM)、长游程矩阵法 (the run-length matrix, RLM) 获取。GLCM 是通过研究灰度的空间相关特性来描述纹理的方法,是目前最常见、应用最广泛、效果最好的一种纹理统计分析方法。共生矩阵用两个位置的像素的联合概率密度来定义,即给定空间距离 d 和方向 θ 时,灰度以 i 为起点,出现灰度级为 j 的概率。其参数包括对比度、熵等,RLM 主要在一个特定的方向分析纹理,是对图像灰度关系的二阶统计。高阶统计学特征由邻接灰度共生矩阵计算,主要检查 $\geqslant 3$ 个体素的空间关系。与结构方法及信号处理方法相比,统计方法区分度更高、鲁棒性更强,即稳定性更好、效率更高。

(2) 基于模型的方法:基于模型的方法应用复杂的数学模型 (分形模型、自回归模型等) 标识纹理特征,通过评估模型参数分析图像,其不足为模型系数求解存在的计算复杂性。分形分析是一种模式或几何识别的方式，分形维数作为分形分析的重要特征和度量，主要测量图像的不规则及粗糙度，分形维数越大，纹理越粗糙[36]。这种方法将图像的空间信息和灰度信息简单而又有机地结合起来，能够兼顾纹理局部的随机性和整体上的规律性，并且具有很大的灵活性，因而在图像处理中备受人们的关注，但由于分形维数模型系数的求解有一定难度，对其应用造成了阻碍。

(3) 信号处理及结构方法：数学变换方法是在一个频率或尺度空间内分析图像纹理特征，主要包括 Gabor 滤波、傅里叶滤波及小波变换等。结构方法认为纹理是由纹理基元的类型和数目及基元之间的"重复性"的空间组织结构和排列规则所描述，数学形态学理论是其强有力的工具。由于结构方法只适合分析纹理基元排列较规则的图像，而医学图像纹理基元规律性不强，因此，结构方法对于一般的医学图像 (除细胞图像外) 常常失效。目前较少有研究应用结构方法分析医学影像纹理特征。

临床应用：与直方图分析相比，纹理分析在分析灰度信息的基础上将图像的空间信息结合进来，具有更强的鲁棒性。在临床应用方面与直方图分析类似，纹理分析的临床意义也主要体现在对肿瘤分型、分级、鉴别良恶性病变及预测临床预后等方面。采用 GLCM 方法对 DCE-MRI 图像纹理分析后发现，高级别神经胶质瘤的熵、一致性均高于低级别胶质瘤[38]。除了对肿瘤分级，GLCM 及 RLM 在肿瘤分型中应用也较广泛。游程非匀质性、灰度非匀质性、角二阶矩、能量、熵在鉴别多形性胶质母细胞瘤与恶性胶质神经元肿瘤时具有高度敏感性[19]。纹理分析参数作为预后指标广泛应用，且优于目前许多治疗反应评估方法。CT 纹理分析指标可评估经酪氨酸激酶抑制剂治疗的肾细胞癌转移患者的治疗反应[18]，也可以预测经细胞毒性治疗后大肠癌患者的预后及非小细胞肺癌 (non-small cell lung cancer，NSCLC) 患者的 OS [14]。类似地，DCE-MRI 图像的 GLCM 参数同质度、角二阶矩、熵可以用于预测胶质母细胞瘤患者 12 个月生存率[31]。对乳腺癌患者 T1、T2 图像纹理分析后发现，T1 图像熵越大，提示预后越差，而 T2 图像熵越小，提示预后越差。MRI 分形维数也可以预测接受贝伐单抗治疗的大肠癌患者及接受细胞毒性治疗的肉瘤患者的临床预后[25]。

3. 量化肿瘤亚区——参数反应图

(1) 功能弥散图：2005 年 Moffat 等[1] 提出了一种新的采用连续 ADC 图评估肿瘤反应的方法，称作功能弥散图 (functional diffusion map，fDM)。这是首次对治疗前、治疗中及治疗后连续 ADC 图空间配准后，通过研究逐个体素的定量改变评估治疗反应。2009 年，Galban 等[16] 将这种基于体素的分析方法应用到动态磁敏感对比剂增强 MRI (dynamic susceptibility contrast MRI，DSC-MRI) 获取的 rCBV

局部血容量 (regional cerebral blood volume, rCBV) 图中, 使该量化技术从单纯的 ADC 体素定量扩展到治疗后肿瘤血流动力学相关的多种影像参数的可视化评价, 故又将此技术称为参数反应图 (parametric response map, PRM)。

(2) PRM 是一种基于逐个体素的定量方法, 其首先要对肿瘤治疗前后的图像进行空间配准, 再计算某参数在逐个体素上治疗前后的变化, 并将这种变化用不同的颜色表示, 且可以百分数定量表示。例如, 用红色代表肿瘤内某参数值的升高 (高于限定的阈值) 的体素, 蓝色代表肿瘤内某参数值降低 (低于限定的阈值) 的体素, 绿色代表肿瘤内某参数没有变化 (参数值变化的绝对值在阈值范围之内) 的体素。每一类的体素均应用肿瘤的总体积校正, 得出三类体素的分数: PRM_+ (参数增加, 红色), PRM_- (参数降低, 蓝色), 和 PRM_0 (参数无变化, 绿色)。通过对体素的分类即可对肿瘤治疗反应的异质性进行定量。目前应用比较广泛的参数图主要是 MRI 的功能扩散图及灌注图, 即 DCE-MRI。功能扩散图参数单一, 主要是 MRI 扩散成像获得的 ADC 值。灌注图参数包括容量转运常数 (volume transfer constant) K^{trans}、局部脑血流量 (regional cerebral blood flow, rCBF) 及局部血容量 (regional cerebral blood volume, rCBV) 等血流相关的功能参数。

(3) 临床应用: PRM 的临床意义主要体现在通过比较肿瘤治疗前后的参数改变, 对肿瘤异质性进行可视化的影像学定量分析, 以达到早期评估治疗反应及明确疗效的目的, 并可有助于治疗方案的优化及预后的改善。PRM 可确定最有预测价值的反应指标, 即表现为某一参数值增加 (红色体素) 的相对肿瘤体积。应用 PRM 技术, 可以将体素的每一分类均作为预测性生物标志物, 以此 PRM 可能检测出先期耐药或迅速出现的耐药细胞群, 而这两者在空间上均表现为鲜明易辨 (依据参数的不同会有不同的颜色), 从而为了解肿瘤内治疗相关的空间异质性提供了可视化方案。PRM 还可用于药物注射时的空间导向, 即易于将药物注射至肿瘤内没有反应的体素区。通过上述空间定量方法, 实际上达到了对肿瘤内部空间亚区的确定。脑肿瘤患者治疗 2 周疾病进展 (progressive disease, PD) 患者的 PRM_{ADC0} 大于疾病稳定 (stable disease, SD)、部分缓解 (patial response, PR) 患者。而 PR 患者 PRM_{ADC+} 也大于 SD、PD 患者, 由此可推知 ADC 的早期改变可用预测早期预测疗效[15]。高级别胶质瘤患者经放化疗后 3 周, PD 患者的生存中值、疾病进展时间、OS 短于 SD、PR 患者, 治疗后 3 周 fDM 改变与放疗后 10 周的放疗反应密切相关, 也证实了参数反应图在早期预测肿瘤治疗疗效方面的价值。此外, fDM 所见早期肿瘤扩散值改变与生物学结局指标 (细胞死亡与存活) 高度相关, ADC 值与细胞密度呈反比相关, 因此可以根据 ADC 值的不同将脑组织灰白质、脑脊液区分开来, 特异性地评估疾病进展, ADC 值成为脑肿瘤细胞结构的有效生物标记物[9]。与传统的基于整个肿瘤的 rCBF、rCBV 变化百分比相比, 基于 PRM 的逐个体素分析获得的 rCBV 和 rCBF 更能准确预测高级别脑胶质瘤治疗后患者的总体生存率，并能鉴别肿瘤真性进展与假性进展，即 PRM_{rCBV-} 和 PRM_{rCBF-} 越低，生存时间更长，OS 越长[13]。PRM 也广泛应用于乳腺癌、前列腺癌骨转移、头颈部鳞癌等颅外肿瘤的预后评估，经新辅助化疗的乳腺癌患者治疗一个周期后，PRMSI+ 越高，治疗效果越好，而肿瘤大小、体积以及 K^{trans}，血管外细胞外间隙容积分数 (extracellular extravascular volume fraction) v_e 和比率常数 k_{ep} (K^{trans}/v_e) 等血流相关的功能参数则不能反映预后。有报道前列腺癌骨转移在抗雄激素治疗第 2 周转移灶 fDM 值增高与提示肿瘤治疗反应的前列腺特异性抗原水平降低具有相关性，说明 fDM 可以早期提示治疗反应。因此，研究认为 fDM 可以作为定量评估前列腺癌骨转移的治疗反应的影像标志物。多个基于直方图的研究分析发现，肿瘤治疗后 3 周 ADC 平均值增高，提示预后良好。但在不同病理类型头颈部鳞癌患者经放化疗联合治疗 3 周，ADC 值平均值未见显著升高，而 PRM_{ADC} 及基于 PRM_{ADC} 的肿瘤体积百分比在治疗前后却存在显著差异[17]。

总之，基于体素分析的 PRM 方法改善了肿瘤治疗相关变化的监测及其三维空间分辨的敏感度，从而最终有利于改善患者的治疗与预后。但其局限性在于，这种方法适用于治疗前后肿瘤体积变化不大的情况，若体积变化大则需要应用一些较烦琐的计算处理[7]，使其临床应用受到一定限制。

9.2.4 多 b 值 DWI 序列模型

弥散加权成像 (diffusion weighted imaging, DWI) 是一种检测组织内水分子扩散情况的功能成像技术，近年来在肿瘤与非肿瘤疾病诊断中的作用日益明显，并在临床上得到了广泛应用。DWI 的理论基础是组织内水分子自由运动符合高斯分布，通常认为水分子布朗运动引起的 DWI 信号随 b 值呈指数衰减，因此提出了以下几种扩散模型。

1) **表观扩散系数** (apparent diffusion coefficient, ADC) 反映了细胞中水分子的自由扩散运动。通过 MRI(磁共振成像) 中 DWI 序列可以计算得到图像对应的 ADC 图。ADC 的计算公式如下：

$$e^{-b \times \mathrm{ADC}} = \frac{S_b}{S_0} \tag{9.9}$$

其中 b 表示扫描 DWI 序列时候所设定的参数 b 值，S_b 表示特定 b 值时的信号强度，S_0 表示无扩散加权时的信号强度。人们根据两个 b 值 (通常选取 $0\,\mathrm{s/mm^2}$，$1000\,\mathrm{s/mm^2}$)，计算出 ADC 值来评估肿瘤内部的水分子扩散情况。然而由于 ADC 模型包含了组织内的扩散和灌注信息，没有考虑活体组织内血管内的微循环效应，因此 ADC 模型在复杂组织内，特别是肿瘤组织内的准确性不高。因为肿瘤组织内部复杂，通常血管丰富，因此 ADC 值很难准确定量地刻画肿瘤内部的水分子扩散情况。实际上，生物组织中的许多水分子并不遵循高斯分布，对这部分水分子运动的描述应选用非高斯分布,于是有许多学者提出了包括双指数模型、三指数模型、拉伸指数模型及扩散峰度模型等多种非高斯分布模型来描述体素内水分子运动。

2) **拉伸指数模型** (stretched-exponential model) 2003 年 Bennett 等[4] 基于 ADC 模型提出了一种新的衰减模型——拉伸指数模型,他们假设水分子在组织内的扩散是非高斯的。拉伸指数模型在 ADC 的基础上加上了一个指数参数。相比于 ADC 模型,拉伸指数模型可以直接表现不同微环境区间内水分子运动连续分布的扩散相关的信号衰减 (图 9.6)。拉伸指数模型通过描述水分子扩散速率的不均匀性及其扩散分布指数 (distributed diffusion coeflicient, DDC) 来反映组织生物学特征。DDC 的计算公式如下:

$$S_b = S_0 \times e^{-D \times b^\gamma} \tag{9.10}$$

其中 D 表示扩散分布指数,γ 表示拉伸指数,它反映了信号衰减与单指数模型的偏移程度。

图 9.6 给出了 ADC、DDC、DKI 及双指数模型的拟合结构比较。

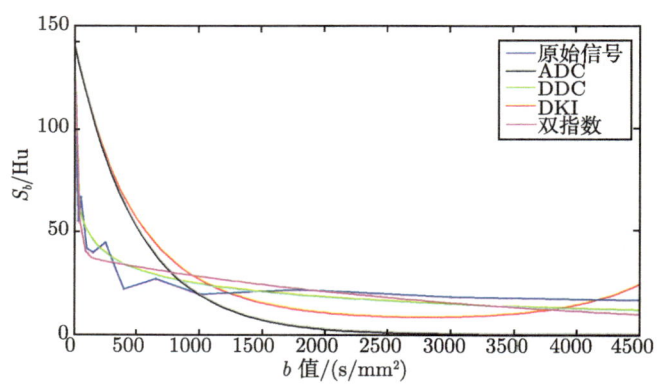

图 9.6 肝脏组织某个体素点的 ADC、DDC、DKI 及双指数拟合结果比较

3) **DKI 模型** 2005 年纽约大学 Jenson 教授等[22] 提出了扩散峰度成像 (diffusion kurtosis imaging,DKI) 模型,它也是一种无须建立体素内具体质子池数量的非高斯分布模型。一方面,它可以描述实际水分子运动与高斯分布扩散位移之间的偏离程度;另一方面,它还可以反映组织结构的受限与组织成分非高斯扩散部分的复杂程度。如上所述,当 b 值比较高的时候会出现非高斯扩散效应,此时单指数高斯模型不适用。DKI 就是非高斯模型之一。模型公式如下:

$$S_b = S_0 \times e^{-b \times D_{\rm app} + \frac{1}{6} b^2 \times D_{\rm app}^2 \times K_{\rm app}} \tag{9.11}$$

其中 $D_{\rm app}$ 表示扩散分布系数,$K_{\rm app}$ 表示扩散峰度系数,它反映了扩散偏离高斯分布的程度。相比于单指数 ADC 模型,DKI 指数项中加了一个二次项,因此它能一定程度上表现出非高斯特性。

9.2 肿瘤疗效评估

4) 双指数模型 又被称作体素不相干运动 (intravoxel incoherent motion, IVIM)，它基于包含快、慢扩散质子池的二室模型，将组织扩散和微循环灌注两方面分别开来[30]。越高 b 值的 DWI 所检测的对象与 AQP_s 转运的水分子越相近，因此超高的 b 值被引入 DWI 成像中来 ($2000 \sim 4500 \text{s/mm}^2$)，高 b 值的 DWI 不仅可以反映细胞内、外水分子的扩散情况，还可以反映维系二者交换的水通道蛋白 (aquaporins, AQP_s) 的水分子跨膜转运情况。双指数模型事先假设信号强度随 b 值的变化服从以下公式：

$$S_b = S_0 \times (e^{-b \times D_{\text{fast}}} + f \times e^{-b \times D_{\text{slow}}}) \tag{9.12}$$

其中 D_{slow} 表示慢速扩散系数，表示体素内水分子的扩散运动，D_{fast} 表示血液微循环灌注扩散系数，表示体素内快速的扩散运动，f 表示微循环灌注扩散的成分占总扩散成分的比值。但是双指数模型的计算比较复杂，不同的参数可能拟合出相同的结果。而且试管实验表明双指数模型中的分数 f 不符合胞内胞外体积分数。

9.2.5 本章提出的新参数

本章提出了分段的 ADC、ADC_{low}、ADC_{mid}、ADC_{high}。因为水分子扩散在不同 b 值下的表现是不一样的。因此本章将 b 值分段分析，在不同的 b 值算相应的 ADC。在 b 值大于 1000 时，传统的 ADC 反映不出 DWI 信号的衰减。因此我们将 b 值拆分成高、中、低三段 (一般 $0\sim1000$ 为低，$1000\sim2000$ 为中，$2000\sim3000$ 为高) (图 9.7)。本章设计的 ADC_{low}、ADC_{mid}、ADC_{high} 通过最小二乘法将对应高、中、低区间内所有 b 值与对应的信号强度进行拟合，得到的 ADC 更加贴合真实信号强度的衰减。

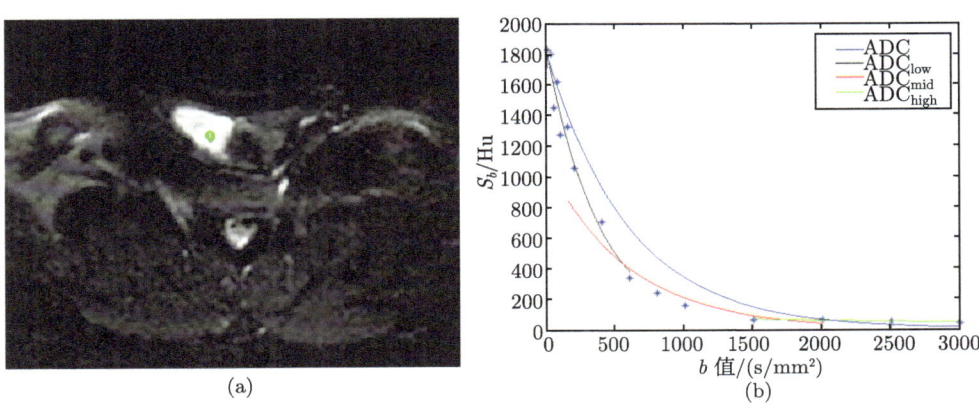

图 9.7 (a) 为甲状腺结节多 b 值 DWI 序列，(b) 为 ADC_{low}、ADC_{mid}、ADC_{high} 与常规 ADC 拟合结果

受微分流形纤维丛的启发，本章提出了几何扩散参数 (geometry diffusion coefficient, GDC)。1936 年瑞士数学家施蒂费尔考虑以微分流形的每一点为原点的有限个线性独立向量场, 引入流形的微分同胚不变量。1937 年美国数学家惠特尼把流形及以其上每一点为原点的线性独立的切向量组全体总括在一起而得到纤维丛的概念。把肿瘤看成一个超曲面, 这个曲面上每个像素点在单个时间点的多个 b 值对应的多个信号强度组成一个向量, 多个时间点组成了肿瘤的纤维丛。一个流形可以用这个曲面上的每个点的向量丛来表示, 通过研究单个像素点对应的向量间的关系来研究肿瘤的异质性。传统的模型是用一些已知的方程来模拟信号随着 b 值的升高而下降。这就有如下缺点: ① 传统模型必须事先给定一个方程, 即事先就假设了肿瘤内信号随 b 值下降是按照某个特定方程衰减的。② 传统模型都是需要将信号和 b 值拟合到一个方程上。拟合算法对噪声比较敏感, 随着模型复杂度升高, 计算量也会变大。GDC 模型主要考虑的是信号强度曲线的线下面积, 不需要事先假设曲线的类型。如果有治疗前后的数据, 或者不同时间点的数据, 那么不同曲线之间的积分就是 GDC, 本研究设计了两个 GDC 参数。首先肿瘤信号随 b 值衰减差异较正常组织差异相对明显, 因此为了研究肿瘤与其他组织的差异, 定义 GDC_1 为信号强度曲线关于 $\log b$ 的积分。其次, 肿瘤内部的异质性没有肿瘤与正常组织间的差异性明显, 而肿瘤内部的异质性往往是肿瘤良恶性鉴别、治疗方案制定及预后评估的关键。因此为了研究肿瘤内部的异质性, 本章先将信号强度进行归一化, 定义 GDC_2 为 S_b 除以 S_0 关于 $\log b$ 的积分:

$$\begin{aligned} GDC_1 &= \int S_b d(\log b) \\ GDC_2 &= \int \frac{S_b}{S_0} d(\log b) \end{aligned} \quad (9.13)$$

其中 S_b 表示信号强度。GDC 是一个求积分的过程, 因此计算量低, 对噪声不敏感。而且多个时间点之间的差别用 GDC 来描述更加直观。为了更直观地研究高、中、低 b 值下 DWI 对组织水分子扩散情况, 本章计算了高、中、低三段的 GDC 参数:

$$\begin{aligned} GDC_{low} &= \int_0^{1000} \frac{S_b}{S_0} d(\log b) \\ GDC_{mid} &= \int_{1000}^{2000} \frac{S_b}{S_0} d(\log b) \\ GDC_{high} &= \int_{2000}^{3000} \frac{S_b}{S_0} d(\log b) \end{aligned} \quad (9.14)$$

9.2.6　GDC 模型有效性实验验证

1. 大鼠肝脏缺血再灌注损伤 (Hepatic ischemia-reperfusion injury, HIRI) 实验

HIRI 多发生于肝移植、肝损伤等多种肝脏外科手术及休克之后, 肝脏 HIRI 的病理生理学机制涉及多方面因素, 包括线粒体损伤、氧自由基、白介素、细胞凋亡、

一氧化氮等，也有人提出与水通道蛋白 (Aquaporins, AQPs) 有关，其具体机制目前尚不十分明确。目前关于 HIRI 与 AQPs 的研究很少，此外也有研究通过扩散张量成像分析大鼠 HIRI 模型的影像表现，本研究将针对大鼠 HIRI 模型进行超高 b 值 DWI 与水通道蛋白 -4 的相关性分析 (图 9.8)。选取体重在 250～300g 的 42 只 SD 大鼠，按每组 6 只随机分配到 HIRI 后 6 小时、12 小时、1 天、3 天、7 天、14 天组及对照组。扫描 0 s/mm²、250 s/mm²、400 s/mm²、650 s/mm²、1000 s/mm²、1500 s/mm²、1800 s/mm²、2300 s/mm²、3000 s/mm² 一共 9 个 b 值。所有病例感兴趣区域 (region of interest) 均由两位经验丰富的放射科医生勾画：参考 T2WI 图像，在显示病灶最清楚的 DWI 图像上手动选取 ROI，尽量包含 DWI 明显高信号的区域，尽可能避开血管脂肪组织，为了避免容积效应，选取面积要略小于病灶，所有参数均应取多个层面的平均值。ADC 从两个 b 值 (0 s/mm², 1000 s/mm²) 根据单指数模型计算得到。ADC_{high} 则通过最小二乘法对多个高 b 值 (2000~4500 s/mm²) DWI 信号衰减曲线进行单指数模型拟合计算得到。ADC 在 HIRI 后 6 小时 $[(0.34 ± 0.03) × 10^3 \text{ s/mm}^2]$、12 小时 $[(0.32 ± 0.11) × 10^3 \text{ s/mm}^2]$、1 天 $[(0.26 ± 0.03) × 10^3 \text{ s/mm}^2]$、3 天 $[(0.30 ± 0.03) × 10^3 \text{ s/mm}^2]$、7 天 $[(0.30 ± 0.07) × 10^3 \text{ s/mm}^2]$ 组均比对照组 $[(0.08 ± 0.00) × 10^3 \text{ s/mm}^2]$ 明显增高 ($P<0.05$) (图 9.8)。术后 14 天 $[(0.09 ± 0.02) × 10^3 \text{ s/mm}^2]$ 恢复正常 ($P > 0.05$)。

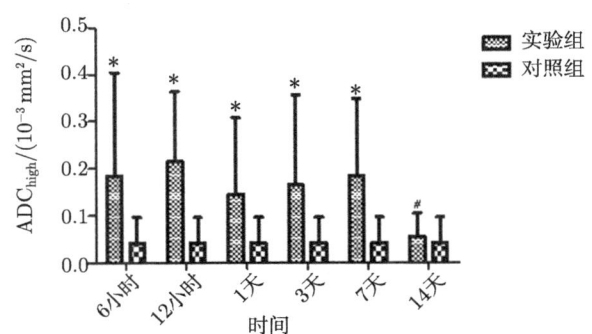

图 9.8　术后 6 小时、12 小时、1 天、3 天、7 天组 ADC_{high} 均比对照组明显增高，术后 2 周开始恢复正常

与对照组相比, * 表示 $p < 0.05$; # 表示 $p > 0.05$

2. 评估几何扩散系数模型 (GDC 模型) 对乳腺良性与恶性病变的诊断效率

乳腺癌是全世界妇女中最常见的恶性肿瘤。最近，MRI 已被用于检测乳腺病变，并帮助提供临床建议 [24]。MRI 对乳腺癌高度敏感，但特异性有待提高。DWI 是用于描述水分子在活体组织中的运动，受细胞密度、膜通透性和细胞外间隙 [12]

的影响。DWI 有助于鉴别乳腺良恶性病变，提高乳腺 MRI 检查的特异性[34]。然而，DWI 的敏感性和特异性在以往的报道中有所不同，而且由于 MRI 设备和感兴趣区域的差异，良、恶性病变之间的重叠很大。此外，扩散张量成像 (DTI)[39]、体素内非相干运动 (IVIM)[45] 和扩散峰度模型 (DKI)[28] 等 DWI 的先进扩散模型在乳腺病变的鉴别诊断中具有重要价值，在一些研究中甚至优于 DWI[40]。本节收集了 130 位经过乳房 X 射线或超声检查、证明患有乳腺肿瘤并打算在两周内接受手术或活检的妇女，被选者在 2016 年 9 月到 2017 年 7 月进行过乳房 MRI 检查。以下患者被排除在外：未接受手术的妇女 ($n=9$)；在 MRI 检查前接受乳腺手术、放疗或化疗的妇女 ($n=4$)；有囊性病变或乳房植入物的妇女 ($n=3$)；MRI 图像有实质性易感伪影的患者 ($n=2$)。因此被选入实验的有 112 名女性 (平均年龄±标准差：46.23 ± 12.92 岁；范围为 22~79 岁)，她们在 2016 年 9 月至 2017 年 7 月接受乳腺病变检查，良性与恶性各占一半为 56 人。GDC 模型采用 7 个 b 值 $0s/mm^2$、$500s/mm^2$、$1000s/mm^2$、$1500s/mm^2$、$2000s/mm^2$、$2500s/mm^2$ 和 $3000s/mm^2$，ADC 模型采用 2 个 b 值 $0s/mm^2$ 和 $1000s/mm^2$。所有乳腺 MRI 图像采集使用 3.0 T 临床 MRI 系统 (3.0 T 实现；Philips healthcare) 和一个双侧专用的 7 通道相控阵乳腺线圈，患者取俯卧位。常规乳腺 MR 检查包括轴向旋转回波 T1 加权成像 [609 ms /8 ms；36 片；视场 (field of view, FOV)280 mm × 340 mm；基质尺寸 352 × 423；层厚 3.85 mm] 和 T2 加权脂肪抑制成像 (光谱预饱和衰减恢复，Spair TR / TE, 1250 ms/ 70 ms; 36 片; FOV, 280 mm × 340 mm; 矩阵大小 352 × 423；切片厚度 3.85 mm)。获得 DWI 图像是由双侧轴向单次喷射自旋回波平面成像序列 (TR / TE: 5098 ms/ 70 ms; 32 片; FOV, 350 mm × 240 mm; 基质尺寸 140 × 93；层厚为 5 mm) (图 9.9)。所有图像都由两名放射科医生评估，进行 ROI 勾画。

参数计算，分别从 b 值：0 至 $1000s/mm^2$、1000 至 $2000s/mm^2$、2000 至 $3000s/mm^2$，通过式 (9.11) 计算出三个 GDC 值：GDC_{low}、GDC_{mid}、GDC_{high}，ADC 值由 b 值 $0s/mm^2$ 和 $1000 s/mm^2$ 计算得到。

通过 t 检验来评估 ADC 值和 GDC 模型的 GDC_{low}、GDC_{mid}、GDC_{high} 对良性和恶性病差异性。ROC 分析方法被运用于评价诊断乳腺病变中各项参数的敏感性和特异性。用 Kruskal-Wallis 检验比较不同疾病组间的各项指标。应用 ROC 曲线分析检测良、恶性病变的阈值，评价各项参数的敏感性、特异性和准确性。良性与恶性病变参数的对比：

通过 ROC 分析评价其诊断恶性病变的价值，发现平均 GDC_{mid}、GDC_{high} 的 AUC 值 (分别为 0.783 和 0.800) 高于 ADC 组 (0.758)。GDC_{high} 灵敏度 (73.2 %) 和准确度 (76.8 %)，截断值为 0.052 (s/mm^2)。GDC_{mid} 的特异性最高 (89.3 %)，与 ADC 相同 (图 9.10)。

9.2 肿瘤疗效评估

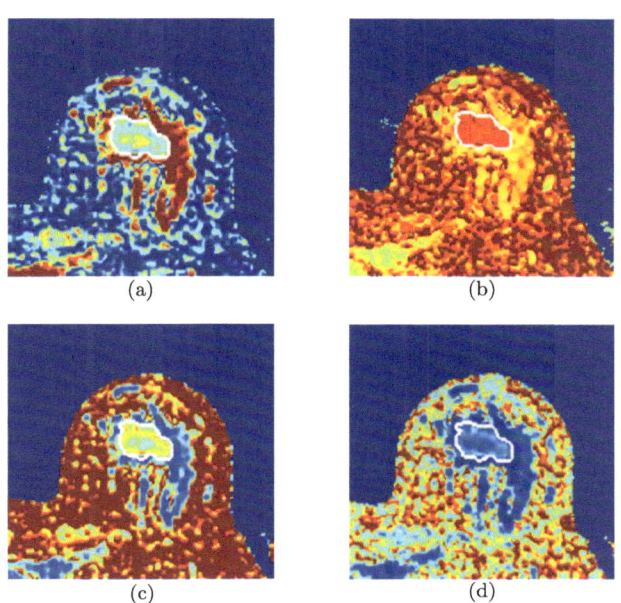

图 9.9 一例 57 岁浸润型导管癌患者的参数伪彩图。(a) 为 ADC；(b) 为 GDC_{low}；(c) 为 GDC_{mid}；(d) 为 GDC_{high}

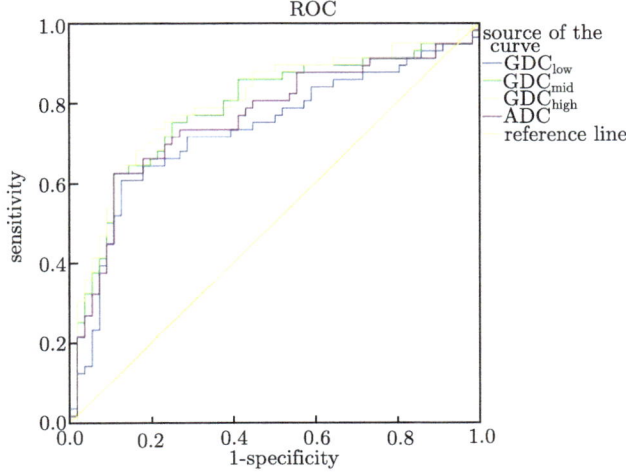

图 9.10 GDC_{low}、GDC_{mid}、GDC_{high} 及 ADC 的 ROC 曲线

结果：在良恶性病变之间，各项参数均有显著不同 ($P = 0.000$，all)。与良性病变相比，恶性病变 ADC 值低，GDC_{low}、GDC_{mid}、GDC_{high} 值更高。ROC 分析显示，平均 GDC_{mid}、GDC_{high} 有较高的 AUC 值 (分别为 0.783 和 0.800) 高于

ADC(0.758)。GDC_{high} 显示最高灵敏度 (73.2 %) 和准确度 (76.8 %)，其截止值是 0.052。浸润性导管癌和浸润性特殊癌仅在 GDC_{high} 表现出差异。在良性病变中，纤维腺瘤和乳腺炎的所有参数均不同 ($P = 0.001$, all)，而纤维腺瘤和增生之间只有 GDC_{mid}、GDC_{high} 不同 (P 分别为 0.027 和 0.021)。不同恶性病的参数：Kruskal-Wallis 检验显示浸润性导管癌、导管原位癌和浸润性特殊癌的 GDC 模型参数和 ADC 值有显著性差异 (GDC_{low}, $H = 11.5666$, $P = 0.003$; GDC_{mid}, $H = 13.788$, $P = 0.001$, GDC_{high}, $H = 14.338$, $P = 0.001$; ADC, $H = 12.588$, $P = 0.002$)。进一步配对比较，浸润性导管癌的 GDC_{low}、GDC_{mid}、GDC_{high} 值均显著高于导管原位癌 (分别为 $Z = 2.898$, $P = 0.011$; $Z = 3.192$, $P = 0.004$; $Z = 3.250$, $P = 0.003$)，而 ADC 值则相反 ($Z = -3.013$, $P = 0.008$)。浸润性导管癌的 GDC_{high} 值明显高于浸润性特殊癌 ($Z = 2.422$, $P = 0.046$)，而其 ADC 值无显著性差异 ($Z = -2.316$, $P = 0.062$)。不同良性病的参数：对良性病变，Kruskal-Wallis 试验发现纤维腺瘤、增生、乳腺炎、导管内乳头状瘤和良性乳腺组织的 GDC_{low}、GDC_{mid}、GDC_{high} 和 ADC 差异有显著性 (依次分别为 $H = 18.648$, $P = 0.001$; $H=21.100$, $P=0.000$; $H = 21.195$, $P=0.000$; $H = 18.704$, $P = 0.001$)。进一步配对比较，纤维腺瘤的 GDC_{low}、GDC_{mid}、GDC_{high} 值明显低于乳腺炎，ADC 值明显高于乳腺炎(依次是 $Z = -3.819$, $P = 0.001$; $Z = -3.888$, $P = 0.001$; $Z = -3.894$, $P = 0.001$; $Z = 3.827$, $P = 0.001$)。纤维腺瘤的 GDC 中，高值明显低于增生 (分别是 $Z = 2.998$, $P = 0.027$; $Z = -3.079$, $P = 0.021$)，而纤维腺瘤和增生的 ADC 值并无显著差异 ($Z = 2.600$, $P = 0.093$)。本章结果证明了 GDC 模型在乳腺病变定性中的潜在用途。在本研究中，GDC 模型的 GDC_{low}、GDC_{mid}、GDC_{high} 值和 ADC 值在恶性病变与良性病变之间均有显著性差异。恶性病变的 ADC 值低于良性病变，这与以前的研究[5] 一致。平均 GDC_{mid}、GDC_{high} 值分别为 0.783 和 0.800，高于 ADC(0.758)，应用 GDC_{high} 可使乳腺良恶性病变的诊断灵敏度 (73.2 %) 和准确性 (76.8 %) 高于 ADC(分别为 62.5 % 和 75.9 %)，显示出较好的诊断价值。GDC 中的特异性最高 (89.3 %)，与 ADC 相同。ADC、GDC_{low}、GDC_{mid}、GDC_{high} 可鉴别乳腺良恶性病变。GDC 模型可以改善乳腺肿瘤的病变特征，提高诊断的可信度。此外，我们的结果表明，GDC 模型有助于鉴别乳腺良恶性病变的组织学类型。目前，正在对大量样本进行检查，以明确 GDC 在乳腺成像中的好处。在未来，乳腺 GDC 模型也可以作为一种非对比度的乳腺 MRI 技术，防止不必要的活检和手术。纤维腺瘤的 ADC 值较低，这是由纤维成分的存在所致。纤维腺瘤的 GDC_{mid}、GDC_{high} 值明显低于增生组，而 ADC 值在纤维腺瘤和增生组之间无显著性差异 ($P > 0.05$)。这一结果可能对无创鉴别诊断很重要。

9.2.7 基于 GDC 的功能参数图

为了克服均值表达异质性效果较差的缺点，功能弥散图 (functional diffusion mapping) 计算了点与点之间的关系。首先对治疗前后的 DWI 图像进行配准，然后计算治疗前后的参数值。分别勾画肿瘤病灶区域和正常组织区域，通过统计正常组织治疗前后参数值的差，计算出 95% 的置信区间。将治疗前后的肿瘤区域的 ADC 值的差与正常区域 95% 的置信区间进行比较，大于 95% 置信区间的表示参数值上升，区间内的参数值无明显变化，小于 95% 置信区间的参数值下降。9.2.6 小节的实验已经证明，GDC 能够描述肿瘤内水分子扩散情况，并且某些情况相比传统 ADC 还具有一定的优势。

GDC 上升分数 (fractional increased GDC, f_iGDC)、GDC 下降分数 (fractional decreased GDC, f_dGDC)、GDC 升降比的计算公式如下：

$$\begin{aligned} f_i\text{GDC} &= \frac{i\text{GDC}}{N} \\ f_d\text{GDC} &= \frac{d\text{GDC}}{N} \\ \text{PMR}_{\text{ratio}} &= \frac{f_i\text{GDC}}{f_d\text{GDC} + 0.01} \end{aligned} \quad (9.15)$$

通过功能弥散图，医生可以直观地看到肿瘤组织在治疗后水分子扩散受到阻碍的区域，进而评估肿瘤内部细胞是否出现坏死等 (图 9.11)。f_iGDC、f_dGDC 和 $\text{PRM}_{\text{ratio}}$ 可以更加精确地评估肿瘤内 GDC 变化的比例。

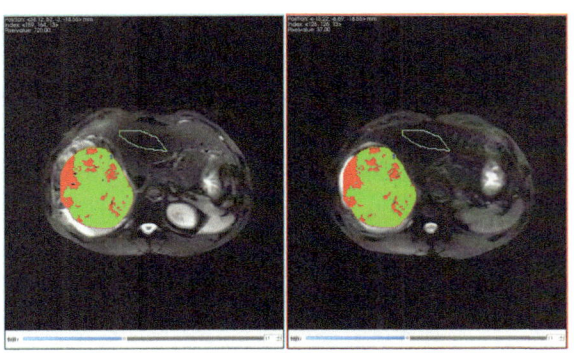

图 9.11 图中红色表示 GDC 上升的点，绿色表示 GDC 基本没变化的点，蓝色表示 GDC 下降的点

9.3 总结与展望

本章提出了三维的全自动 CT 肝脏肿瘤分割模型。用肝脏分割的结果作为训

练集,建立基于三维 DenseNet 的三维分割的神经网络,对网络训练得到的概率图进行后处理最终得到肝脏肿瘤的分割结果。与真实分割结果对比,本章提出的模型能取得较准确的分割结果。针对 MRI 图像中 DWI 序列信号强度随扫描参数 b 值升高而衰减的研究问题,本章提出了几个新的参数,并进行实验验证,取得了较好的结果。针对肿瘤疗效评估问题中治疗前后肿瘤体积变化不大的病例,本章点对点地对治疗前后 DWI 序列的 GDC 进行比较,计算了弥散功能图、直观地评价治疗的疗效计算了参数上升和下降的提速比例及升降比定量地给出评估结果。

参 考 文 献

[1] Alic L, Van Vliet M, Van Dijke C F, et al. Heterogeneity in DCE-MRI parametric maps: A biomarker for treatment response? Physics in Medicine & Biology, 2011, 56(6): 1601.

[2] Baek H J, Kim H S, Kim N, et al. Percent change of perfusion skewness and kurtosis: a potential imaging biomarker for early treatment response in patients with newly diagnosed glioblastomas. Radiology, 2012, 264(3): 834-843.

[3] Bedard P L, Hansen A R, Ratain M J, et al. Tumour heterogeneity in the clinic. Nature, 2013, 501(7467): 355-364.

[4] Bennett K M, Schmainda K M, Bennett R T, et al. Characterization of continuously distributed cortical water diffusion rates with a stretched-exponential model. Magnetic Resonance in Medicine, 2010, 50(4): 727-734.

[5] Bostan Bozkurt Tuğba, Koç G, Sezgin G, et al. Value of apparent diffusion coefficient values in differentiating malignant and benign breast lesions. Balkan Medical Journal, 2016, 33(3): 294-300.

[6] Bull J G, Saunders D E, Clark C A. Discrimination of paediatric brain tumours using apparent diffusion coefficient histograms. European Radiology, 2012, 22(2): 447-457.

[7] Ceschin R, Kurland B F, Abberbock S R, et al. Parametric response mapping of apparent diffusion coefficient as an imaging biomarker to distinguish pseudoprogression from true tumor progression in peptide-based vaccine therapy for pediatric diffuse intrinsic pontine glioma. American Journal of Neuroradiology, 2015, 36(11): 2170-2176.

[8] Chen J X, Yang L, Zhang Y Z, et al. Combining fully convolutional and recurrent neural networks for 3D biomedical image segmentation. In Advances in Neural Information Processing Systems, New York: Cornell University, 2016: 3036-3044.

[9] Cho N, Im S A, Park I A, et al. Breast cancer: early prediction of response to neoadjuvant chemotherapy using parametric response maps for MR imaging. Radiology, 2014, 272(2): 385-396.

[10] Christ P F, Elshaer M E A, Ettlinger F, et al. Automatic liver and lesion segmentation in CT using cascaded fully convolutional neural networks and 3D conditional ran-

dom fields. In International Conference on Medical Image Computing and Computer-Assisted Intervention, New York: Springer, 2016: 415-423.

[11] Çiçek Özgün, Abdulkadir A, Lienkamp S S, et al. 3D U-Net: learning dense volumetric segmentation from sparse annotation. In International Conference on Medical Image Computing and Computer-Assisted Intervention, New York: Springer, 2016: 424-432.

[12] Koh D M, Collins D J. Diffusion-weighted MRI in the body: Applications and challenges in oncology. American Journal of Roentgenology, 2007, 188(6): 1622-1635.

[13] Ellingson B M, Malkin M G, Rand S D, et al. Validation of functional diffusion maps (fDMs) as a biomarker for human glioma cellularity. Journal of Magnetic Resonance Imaging, 2010, 31(3): 538-548.

[14] Ng F, Ganeshan B, Kozarski R, et al. Assessment of primary colorectal cancer heterogeneity by using whole-tumor texture analysis: Contrast-enhanced CT texture as a biomarker of 5-year survival. Radiology, 2013, 266(1): 177-184.

[15] Galbán C J, Chenevert T L, Meyer C R, et al. Prospective analysis of parametric response map-derived MRI biomarkers: identification of early and distinct glioma response patterns not predicted by standard radiographic assessment. Clinical Cancer Research, 2011, 17(14): 4751-4760.

[16] Galbán C J, Chenevert T L, Meyer C R, et al. The parametric response map is an imaging biomarker for early cancer treatment outcome. Nature Medicine, 2009, 15(5): 572-576.

[17] Galbán C J, Mukherji S K, Chenevert T L, et al. A feasibility study of parametric response map analysis of diffusion-weighted magnetic resonance imaging scans of head and neck cancer patients for providing early detection of therapeutic efficacy. Translational Oncology, 2009, 2(3): 184-190.

[18] Goh V, Ganeshan B, Nathan P, et al. Assessment of response to tyrosine kinase inhibitors in metastatic renal cell cancer: CT texture as a predictive biomarker. Radiology, 2011, 261(1): 165-171.

[19] Holli K, Lääperi A L, Harrison L, et al. Characterization of breast cancer types by texture analysis of magnetic resonance images. Academic Radiology, 2010, 17(2): 135-141.

[20] Hu P J, Wu F, Peng J L, et al. Automatic 3D liver segmentation based on deep learning and globally optimized surface evolution. Physics in Medicine & Biology, 2016, 61(24): 8676-8698.

[21] Huang G, Liu Z, Van Der Maaten L, et al. Densely connected convolutional networks. In Proceedings of the IEEE Conference on Computer Vision and Pattern Recognition, 2017: 4700-4708.

[22] Jensen J H, Helpern A, Ramani J A, et al. Diffusional kurtosis imaging: The quantification of non-Gaussian water diffusion by means of magnetic resonance imaging.

Magnetic Resonance in Medicine, 2005, 53(6): 1432-1440.

[23] Just N. Improving tumour heterogeneity MRI assessment with histograms. British Journal of Cancer, 2014, 111(12): 2205-2212.

[24] Kul S, Cansu A, Alhan E, et al. Contribution of diffusion-weighted imaging to dynamic contrast-enhanced MRI in the characterization of breast tumors. AJR. American Journal of Roentgenology, 2011, 196(1): 210-217.

[25] Kim J H, Ko E S, Lim Y, et al. Breast cancer heterogeneity: MR imaging texture analysis and survival outcomes. Radiology, 2016, 282(3): 665-675.

[26] King A D, Chow K K, Yu K H, et al. Head and neck squamous cell carcinoma: Diagnostic performance of Diffusion-weighted MR imaging for the prediction of treatment response. Radiology, 2013, 266(2): 531-538.

[27] Kitrungrotsakul T, Han X H, Iwamoto Y, et al. A 2.5 d cascaded convolutional neural network with temporal information for automatic mitotic cell detection in 4d microscopic images. In 2018 14th International Conference on Natural Computation, Fuzzy Systems and Knowledge Discovery (ICNC-FSKD), IEEE, 2018: 202-205.

[28] Sun K, Chen X S, Chai W M, et al. Breast cancer: Diffusion kurtosis MR imaging-diagnostic accuracy and correlation with clinical-pathologic factors. Radiology, 2015, 277(1): 46-55.

[29] Kyriazi S, Collins D J, Messiou C, et al. Metastatic ovarian and primary peritoneal cancer: Assessing chemotherapy response with diffusion-weighted MR imaging — value of histogram analysis of apparent diffusion coefficients. Radiology, 2011, 261(1): 182-192.

[30] Bihan D L, Moonen C T, van Zijl P C, et al. Measuring random microscopic motion of water in tissues with MR imaging: a cat brain study. Journal of Computer Assisted Tomography, 1991, 15(1): 19-25.

[31] Lee J, Jain R, Khalil K, et al. Texture feature ratios from relative CBV maps of perfusion MRI are associated with patient survival in glioblastoma. American Journal of Neuroradiology, 2016, 37(1): 37-43.

[32] Li W, Jia F C, Hu Q M. Automatic segmentation of liver tumor in CT images with deep convolutional neural networks. Journal of Computer and Communications, 2015, 3(11): 146-151.

[33] Li X M, Chen H, Qi X J, et al. H-DenseUNet: Hybrid densely connected UNet for liver and tumor segmentation from CT volumes. IEEE Transactions on Medical Imaging, 2018, 37(12): 2663-2674.

[34] Iima M, Le Bihan D, Okumura R, et al. Apparent diffusion coefficient as an MR imaging biomarker of low-risk ductal carcinoma in situ: A pilot study. Radiology, 2011, 260(2): 364-372.

[35] Meacham C E, Morrison S J. Tumour heterogeneity and cancer cell plasticity. Nature,

2013, 501(7467): 328-337.

[36] Michallek F, Dewey M. Fractal analysis in radiological and nuclear medicine perfusion imaging: A systematic review. European Radiology, 2014, 24(1): 60-69.

[37] Milletari F, Navab N, Ahmadi S A. V-Net: Fully convolutional neural networks for volumetric medical image segmentation. In 2016 Fourth International Conference on 3D Vision (3DV), IEEE, 2016: 565-571.

[38] Molina D, Pérez-Beteta J, Luque B, et al. Tumour heterogeneity in glioblastoma assessed by MRI texture analysis: A potential marker of survival. The British Journal of Radiology, 2016, 89(1064): 20160242.

[39] Nissan N, Furman-Haran E, Shapiro-Feinberg M, Gro bgeld D, Degani H. Diffusion-tensor MR imaging of the breast: hormonal regulation. Radiology, 2014, 271(3): 672-680.

[40] Nogueira L, Brandão S, Matos E, et al. Application of the diffusion kurtosis model for the study of breast lesions. European Radiology, 2014, 24(6): 1197-1203.

[41] Parsoon A, Petersen K, Igel C, et al. Deep feature learning for knee cartilage segmentation using a triplanar convolutional neural network. In International Conference on Medical Image Computing and Computer-Assisted Intervention, Berlin: Springer, 2013: 246-253.

[42] Robinson S P, McIntyre D J O, Checkley D, et al. Tumour dose response to the antivascular agent ZD6126 assessed by magnetic resonance imaging. British Journal of Cancer, 2003, 88(10): 1592.

[43] Ronneberger O, Fischer P, Brox T. U-Net: Convolutional networks for biomedical image segmentation. In International Conference on Medical Image Computing and Computer-Assisted Intervention, New York: Springer, 2015: 234-241.

[44] Song Y S, Choi S H, Park C K, et al. True progression versus pseudoprogression in the treatment of glioblastomas: A comparison study of normalized cerebral blood volume and apparent diffusion coefficient by histogram analysis. Korean Journal of Radiology, 2013, 14(4): 662.

[45] Teruel J R, Goa P E, Sjøbakk T E, et al. A simplified approach to measure the effect of the microvasculature in diffusion-weighted MR imaging applied to breast tumors: Preliminary results. Radiology, 2016, 281(2): 373-381.

[46] Torre L A, Bray F, Siegel R L, et al. Global cancer statistics, 2012. CA: A Cancer Journal for Clinicians, 2015, 65(2): 87-108.

[47] Yuh W T C, Mayr N A, Jarjoura D, et al. Predicting control of primary tumor and survival by DCE-MRI during early therapy in cervical cancer. Investigative Radiology, 2009, 44(6): 343-350.

后 记

　　数学源于人类早期的生产活动，在人类历史发展和社会生活中发挥着不可替代的作用，也是现代科学技术必不可少的基本工具。众所周知，数学在物理、力学、工程、材料等诸多领域中应用广泛，然而，遗憾的是，数学在医学 (尤其是临床医学) 中的应用，目前研究成果还不够丰富。自 2008 年以来，我们研究团队一直致力于数学和医学的交叉研究，在国际上率先提出了"数理医学"的概念，并取得了一些成果，同时举办了一系列的学术活动，譬如，2012 年 10 月由浙江大学举办的"数理医学前沿问题"学术讨论会、2015 年 5 月由中华医学会与浙江大学联合举办的西湖论坛"数理医学及其在临床诊疗中的应用"等会议。目前数理医学已经发展成为一个独立的学科，并派生出不同的分支，譬如数理影像学、数理骨科、数理超声介入学、数理放疗学、数理外科等，同时一些相关研究机构也相继成立，如浙江大学医学院附属第一医院数理骨科实验室、杭州求是数理医学研究院等。2015 年 11 月 7 日，该领域相关专家在杭州率先成立了浙江省数理医学学会 (属于省一级学会)，目前会员已达 3000 多人，主要由医学、数学、数据科学、人工智能、计算机科学与技术及生物医学工程等领域的研究人员组成。截至目前，该学会已成立"精准超声介入与智能诊断"等 22 个专业分会，它已经发展成为研究数理医学的一个重要学术交流平台。不少省份也成立了或正在筹建类似学会。2018 年底，中国工业与应用数学学会正式批准成立数学与医学交叉专业委员会。国家天元数学西北中心将 2019 年列为"数据科学与医疗健康"年，将举办一系列有关数理医学方面的学术活动，譬如"典型疾病智能诊断主流数学方法""智能诊断可解释性和安全性问题""医学影像分析建模和基础算法新进展""多模态智能医疗影像分析""医学图像质量评价和面向诊断目标的图像重建"等研讨会。特别地，2016 年由国家自然科学基金委员会数理科学部、信息科学部、医学科学部与政策局联合举办的第 156 期双清论坛"支持精准医疗的医学影像分析与处理的数学技术"在杭州举行，我作为论坛联合主席兼任学术秘书组组长参与本次活动，并在本次会议上介绍了数理医学最新研究成果，引起了大家的重视。

　　自 2008 年"数理医学"概念提出以后，这一领域已取得一系列研究成果。譬如，利用数理医学相关理论，我们研究团队开发出了 DE 超声甲状腺疾病辅助智能诊断系统。该系统通过甲状腺超声图像能够快速探测甲状腺结节、标出结节的具体位置、给出其大小值，特别是可以甄别其良恶性。该系统在浙江大学医学院附属第一医院 (简称浙大一院) 超声医学科已进行了大量临床应用，结果表明对甲状腺结节的检出率达到 95% 以上，良恶性诊断准确率达到 85% 以上。该成果被中央电视台科教频道《走近科学》栏目"人工智能：数据、计算和算法"给予重点报道 (2017 年 2 月 14 日，见后记图)。该系统目前已经在浙江大学医学院附属第一医院、火箭军总医院、新疆喀什地区第一人民医院、杭州市西湖区蒋村街道社区卫生服务中心等单位成功使用，阿里云等平台已经上线使用。此外，该系统还应邀参加由国家卫生健康委能力建设和继续教育中心主办的"全国首届超声读片大赛"，针对 40 个患者数据 (包括个人电子病例及超声影像)，全国有 100 多家医院、200 多名优秀选手参赛，参赛选手平均用时 45 分钟，准确率 74.46%，而该系统用时 1 分 36 秒，其准确率达 90%。中共中央政治局委员、国务院副总理孙春兰于 2018 年 5 月 22 日在浙大一院视察并调研"DE 超声甲状腺疾病辅助智能诊断系统"临床应用情况。

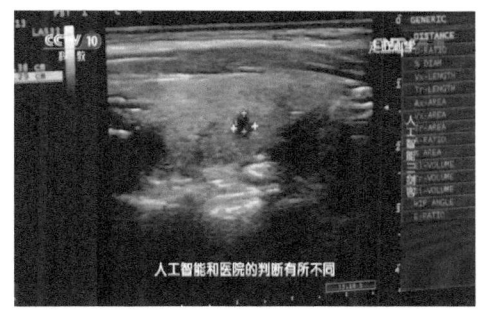

后记图　中央电视台科教频道《走近科学》栏目重点报道该成果截屏

此外，基于数理医学最新理论与算法，我们开发出了"腹部医学影像三维可视化系统"。浙大一院肝移植科使用了该软件系统，事实证明该软件系统能够为活体肝移植进行准确的术前评估，并有助于降低肝移植手术风险，取得了良好的社会效益和经济效益。特别地，2010 年 12 月 6 日浙大一院与印度尼西亚联合肝移植中心也使用了该系统，为浙大一院肝移植团队在海外成功开展高难度的活体肝移植手术提供了准确的术前评估，为中国外科手术首次成功走出国门做出了重要贡献，受到了包括印度尼西亚方面医师的一致好评。该系统目前已经在中国人民解放军总医院 (北京 301 医院)、广州中山肿瘤医院等 12 家医院得到了成功应用。2018 年 12 月在浙大一院举行的国家自然科学基金委员会重大研究计划项目"医学影像精准分析与典型疾病智能诊疗的数学技术"立项讨论会上，徐宗本院士肯定了我们团队在数理医学研究方面的成果，并特别指出："数理医学是一个重要的研究方向。"

为贯彻落实基础研究多元化投入体系的创新性举措，加快推进数理医学基础研究，浙江省自然科学基金委员会与浙江省数理医学学会于 2018 年设立数理医学联合基金，每年出资 1000 万元资助浙江省数理医学领域内的重大问题研究。国家自然科学基金委员会与科学技术部陆续推出一些理工医相交叉的国家科研项目，科学基金的设立与项目实施对数理医学学科的发展起到十分重要的推动作用。可以预期，数理医学必将迎来快速发展时代，不仅能够推动智能医学的发展，造福人民，而且能给其他相关学科的发展带来积极影响。

孔德兴

2019 年 2 月 17 日于玉泉